Elvira Martin

Essen und Ernährung im Alter

3. Auflage

Bestellnummer 6766

Bildungsverlag EINS

Haben Sie Anregungen oder Kritikpunkte zu diesem Produkt?
Dann senden Sie eine E-Mail an 6766_003@bv-1.de
Autorin und Verlag freuen sich auf Ihre Rückmeldung.

www.bildungsverlag1.de

Bildungsverlag EINS GmbH
Sieglarer Straße 2, 53842 Troisdorf

ISBN 978-3-8237-**6766**-4

Inhaltsverzeichnis

Basiswissen

Basiswissen

Fachwissen

Fachwissen

Lernfeld 2.2
Alte Menschen bei der Wohnraum- und Wohnfeldgestaltung unterstützen

Fachwissen

Vorwort

Die in den vergangenen Jahren gewonnenen Forschungsergebnisse deuten darauf hin, dass nur eine optimale personen- und situationsbezogene Ernährung – auch im Alter – größtmögliche Gesundheit und Wohlbefinden gewährleistet. So gut versorgt zu sein, dass alte Menschen sich wohlfühlen, angemessenes und schmackhaftes Essen erhalten, das bedeutet für mich: „in Würde alt werden". Auch dann, wenn die Senioren in einer Einrichtung leben.

Deshalb wünsche ich mir, dass das Thema Essen und Ernährung im Alter in der Zukunft einen breiteren Raum in der Altenpflege einnehmen möge. Dazu hoffe ich mit diesem Buch beizutragen.

Der Aufbau des Buches ist nach den in der neuen Ausbildungsverordnung vorgegebenen Lernfeldern gegliedert. Zunächst ist unter Lernfeld 1.3 das Basiswissen Ernährung zusammengefasst. Daran anschließend wird die Ernährungspflege bei ausgewählten chronischen Erkrankungen dargestellt. Meiner Meinung nach ist die Ernährungstherapie von Erkrankungen nur zu verstehen, wenn dafür ein Basiswissen im Bereich der Ernährung vorliegt. Dieses Basiswissen ist so knapp wie möglich zusammengefasst.

Einstiegs- und Fallbeispiele sollen den Zugang zum Arbeitsalltag vorbereiten. Bewährt hat sich dabei die Arbeit in Zweiergruppen. Da die Auszubildenden beim Bearbeiten von Fallbeispielen, Projektaufgaben oder Rollenspielen durchaus zu unterschiedlichen Lösungen kommen können, sind auch keine Lösungen vorgegeben. Es geht dabei nicht um falsche oder richtige Lösungen, sondern um das kreative Bearbeiten einer Situation im Arbeitsalltag unter Einbeziehung des in der Theorie Gelernten.

Viele Anregungen verdanke ich den Schülern, die ich in den vergangenen Jahren unterrichten durfte.

Für Hinweise, Korrekturen und die tatkräftige Unterstützung bedanke ich mich bei meinem Mann Theo Martin.

Dettingen, im August 2010

Elvira Martin

Alte Menschen personen- und situationsbezogen pflegen

Yasemin, Marco und Julia machen eine Ausbildung in der Altenpflege in einem Heim mit 180 Pflegeplätzen. Das Heim betreut weitere 40 Personen in der Tagespflege. Ganz neu wurde eine gerontopsychiatrische Station mit Wohnküche eröffnet. Alle Wohngruppen verfügen über ein eigenes kleines Speisezimmer. Alle Azubis müssen im Laufe ihrer Ausbildung alle diese Bereiche durchlaufen.

Yasemin ist 25 Jahre alt und im 3. Ausbildungsjahr. Sie hatte zuvor eine Ausbildung als Floristin gemacht, dann aber bemerkt, dass sie lieber einen Beruf haben möchte, bei dem sie Menschen versorgen kann. Marco ist 17 Jahre alt und im 1. Ausbildungsjahr. Für ihn bedeutet die Ausbildung eine große Umstellung seines Alltages, von der Schule zu einem ganztägigen Arbeitsplatz. Julia ist 19 Jahre alt und im 2. Ausbildungsjahr. Sie kennt sich im Heimalltag schon gut aus. Alle drei gehen in die gleiche Berufsschule.

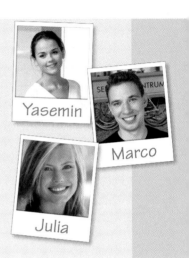

Yasemin

Marco

Julia

1 Basiswissen Ernährung (personenbezogene Ernährungspflege)

1.1 Die derzeitige Ernährungssituation von Senioren

Aufgrund der hohen Lebenserwartung umfasst das „Alter" heute einen Zeitraum von 40 Jahren und mehr. Dies ist eine lange Zeitspanne, in der sich noch vieles im Leben eines Menschen ändern kann. Es hat sich daher als hilfreich erwiesen, die über 60-Jährigen in drei Gruppen einzuteilen: die jungen Alten von 61–75 Jahren, die alten Alten von 76–90 Jahren, die Hochbetagten über 91 Jahre.

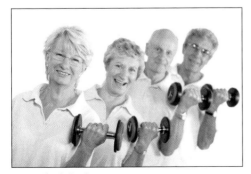

Junge Alte beim Sport

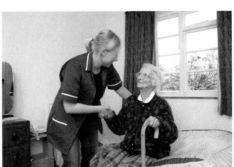

Alte Alte in der Pflege

1.1.1 Die Ernährungssituation der „jungen Alten"

Der Ernährungszustand der jungen Alten ist in erster Linie gekennzeichnet durch Überernährung (zu viel Essen) und Fehlernährung (falsches Essen). Daraus ergeben sich Konsequenzen für den Gesundheitszustand dieser Altersgruppe *(Lernfeld 1.3, 2.3, 2.4)*. Nicht selten ist eine Pflegebedürftigkeit das Resultat einer jahrelangen Überernährung z. B. erleiden diese Menschen einen Schlaganfall, einen Herzinfarkt durch Diabetes oder sie erblinden.

Folgen von Über- und Fehlernährung für die Gesundheit:

Überernährung	Fehlernährung
– Diabetes mellitus Typ 2 – Bluthochdruck – Fettstoffwechselstörungen – Arteriosklerose und infolgedessen Herzinfarkt und Schlaganfall – Gicht – Gallensteine – Skelettschäden – Gelenkbeschwerden – erhöhtes Unfallrisiko – erhöhtes Krebsrisiko	– Karies mit Zahnverlust und der Notwendigkeit von Zahnprothesen – Osteoporose – Leberzirrhose – Verstopfung und Divertikulose – Kropf

Divertikulose = sackartige Ausstülpungen des Dickdarms durch langjährige Verstopfung

Folgen von Überernährung

1.1.2 Die Ernährungssituation der „alten Alten" und Hochbetagten

Während bei den jungen Alten die Überernährung das Hauptproblem ist, ist die Situation bei den alten Alten, insbesondere bei den Hochbetagten, Unter- und Mangelernährung *(Lernfeld 1.3, 2.6)*. Auch dies hat weitreichende Folgen für den Gesundheitszustand und die Lebenserwartung.

Folgen von Unter- und Mangelernährung für die Gesundheit
◆ Kachexie
◆ Vitamin- und Mineralstoffmangel
◆ erhöhte Infektanfälligkeit
◆ erhöhtes Dekubitusrisiko
◆ häufigere Stürze
◆ häufigere Frakturen
◆ erhöhte Sterblichkeit von unterernährten Senioren gegenüber normalgewichtigen Senioren

Kachexie = Kräfteverfall, Auszehrung, Fraktur = Knochenbruch

1.2 Ernährungspflege

In den angelsächsischen Ländern hat sich der Begriff „Ernährungspflege" durchgesetzt. Darunter versteht man alle pflegerischen Maßnahmen, die im Bereich von Ernährung und Essen für einen pflegebedürftigen Menschen anfallen können. Ernährungspflege ist ein eigenständiger Bereich innerhalb aller pflegerischen Maßnahmen.

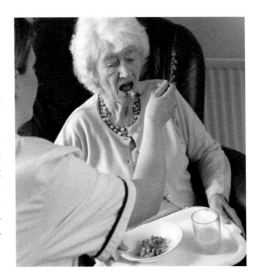

Von einfachen Handgriffen, wie dem Zerkleinern von Fleisch, über die Gewichtskontrolle bis hin zur Verabreichung von Sondenkost, ist die Ernährungspflege ein sehr weites Feld, das entsprechende Aufmerksamkeit benötigt, weil sie in direktem Zusammenhang mit Gesundheit und Wohlbefinden des Pflegebedürftigen steht.

1.2.1 Die Rolle des Pflegenden bei der Ernährung alter Menschen

Essen und Ernährung spielen in jedem Lebensalter eine wichtige Rolle. Im Alter ist der Einfluss einer optimalen Ernährung auf die Gesundheit größer als in anderen Lebensphasen, weil im Alter weniger körpereigene Reserven zur Verfügung stehen und der Körper nicht mehr so rasch auf physiologische Veränderungen reagieren kann.

Viele alte Menschen benötigen bei der Ernährung und beim Essen Hilfe oder Unterstützung. Die bedarfsgerechte Ernährung (*Lernfeld 1.3, 1.3–1.11*) ist von großer Bedeutung für das Wohlergehen alter Menschen.

Daraus ergeben sich vielfältige theoretische und praktische Aufgaben für Pflegende in der Altenpflege:

Aufgaben im Altenpflegeheim	
Praktische Aufgaben	**Theoretische Aufgaben**
– Verteilen und Anrichten von Speisen – Zerkleinern von Speisen – Eingeben von Essen – Anbieten von Hilfe beim Essen – Erkennen von Bedürfnissen und Wünschen des Heimbewohners und Rücksprache mit der Küche – Gestalten von gemeinsamen Mahlzeiten – Vorbereiten und Durchführen von Festen im Jahresverlauf (Lernfeld 2.2) – Verabreichen und Überwachen von Sondenkost (Lernfeld 1.3, 2.9)	– Kontrolle ob, wie, was und wie viel gegessen wird (Lernfeld 1.3, 1.15) – Kontrolle des Gewichtsverlaufs (Lernfeld 1.3, 1.13–1.15) – Überwachen von besonderen Kostformen in Absprache mit dem Arzt und der Küche – Ernährungsberatung von Heimbewohnern und ihren Angehörigen (Lernfeld 1.4) – Ermitteln des individuellen Nährstoff- und Energiebedarfs des Heimbewohners (Lernfeld 1.3, 1.3)

Aufgaben in der häuslichen Pflege	
Praktische Aufgaben	**Theoretische Aufgaben**
– Einschätzen, ob regelmäßig und ausreichend gegessen wird (Lernfeld 1.3, 1.13–1.15) – Eventuell Einschalten eines ambulanten Verpflegungsdienstes – Verabreichen und Überwachen von Sondenkost (Lernfeld 1.3, 2.9)	– Beratung von Angehörigen hinsichtlich notwendiger Kostformen (Lernfeld 1.4) – Einschätzen des Ernährungszustandes des Pflegebedürftigen (Lernfeld 1.3, 1.14) – Rücksprache mit dem Arzt bezüglich des Ernährungszustandes des Pflegebedürftigen (Lernfeld 1.4)

1.3 Was braucht der Mensch zum Leben?

Durch langjährige Forschung ist es heute möglich, recht exakt sagen zu können, welche Nahrung ein Mensch – gleich welchen Lebensalters – zu einem gesunden Leben benötigt.
Die Kenntnis dieser Dinge ist wichtig, um den Ernährungszustand eines alten Menschen einschätzen zu können, Verbindungen zu Krankheiten zu verstehen und pflegerisch richtig handeln zu können.

1.3.1 Der Energiebedarf, oder wie viel darf's denn sein?

Alle Lebensvorgänge in der Natur und alle Prozesse in der Technik benötigen etwas, was sie antreibt und in Gang hält, nämlich ENERGIE.
Diese Energie kann aus ganz unterschiedlichen Quellen stammen.

Der menschliche Körper braucht ständig Energie, selbst im Schlaf muss er rund um die Uhr alle Körpervorgänge aufrecht erhalten. Aber woher nimmt er diese Energie? Der Mensch bezieht seine Energie aus dem Essen bzw. aus den Nahrungsmitteln. Die Energie steckt verpackt in Form von Nährstoffen in den Nahrungsmitteln.

Energie wird gebraucht, um die vielfältigen Funktionen des Körpers aufrecht zu erhalten:

- *für alle Organfunktionen z.B. Herzarbeit, Verdauung, Ausscheidung*
- *für die Muskelbewegung*
- *zur Aufrechterhaltung der Körpertemperatur*
- *zur Krankheitsabwehr*
- *für Wachstum und Zellerneuerung*
- *zur Fortpflanzung*

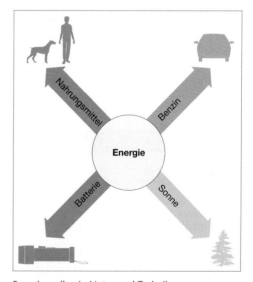

Energiequellen in Natur und Technik

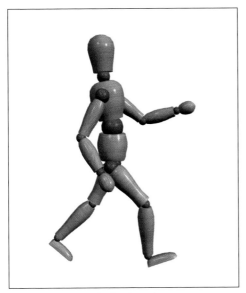 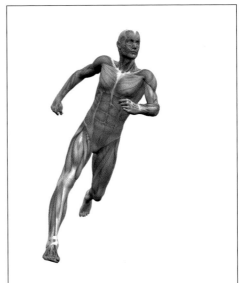

Muskelbewegung erfordert Energie

1.3.2   Die Maßeinheit der Energie

Während ein Auto zur Energiegewinnung nur eine Sorte Benzin benötigt, kann der Mensch seinen Energiebedarf aus Tausenden verschiedener Lebensmittel decken.
Die Energie, die in Nahrungsmitteln steckt, und die Energie, die der Körper braucht, misst man mit der Einheit:

Kilojoule = kJ

oder

Kilokalorie = kcal

Dabei gilt Folgendes:

1000 Joule (J)   =   1 Kilojoule (1 kJ)
1000 Kalorien (cal)   =   1 Kilokalorie (1 kcal)

1 kJ   =   0,24 kcal
dementsprechend ist dann
1 kcal   =   4,2 kJ

Diese beiden Einheiten sorgen immer für etwas Verwirrung, da angenommen wird, dass die Angaben in Kilojoule höher seien als die in Kilokalorien. Aber es ist lediglich so, als gäbe man eine Strecke in Meter oder in der alten Einheit Fuß an. Die Strecke, die angegeben wird, bleibt dabei die gleiche.

Erwünscht ist, alle Energieangaben in Kilojoule vorzunehmen. Im Hausgebrauch werden aber heute noch häufig die Angaben in Kilokalorien gemacht. Viele Tabellen geben ihre Werte in beiden Einheiten an.

Nun sind wir nicht in der Lage, uns Energiemengen vorzustellen. Um eine Energiemenge von 1 Joule = 0,001 kJ zu verbrauchen, muss man z. B. eine 100-g-Tafel Schokolade einen Meter hoch heben.

1.3.3   Der Gesamtenergiebedarf oder wie viel Energie benötigt ein Mensch?

Julia

Yasemin

Heute war auf der Station viel Laufarbeit notwendig. Ständig musste Julia hin und her flitzen, um ihren Aufgaben nachzukommen. Zum Dienstende beklagt sie sich bei Yasemin, dass sie bei der Rennerei heute bestimmt eine doppelte Portion Mittagessen vertragen könne. Beide überlegen, wie viel Energie bzw. Essen sie täglich wohl so brauchen.

Wie viel Energie ein Mensch täglich benötigt, hängt von sehr vielen verschiedenen Faktoren ab, die sich im Laufe des Lebens ändern. Deshalb hat auch jeder Mensch einen ganz eigenen Energiebedarf.

Die Energiemenge, die ein Mensch an einem Tag benötigt, wird als Gesamtenergiebedarf bezeichnet.

Der Gesamtenergiebedarf setzt sich zusammen aus dem
♦ Grundumsatz und dem
♦ Leistungsumsatz.

| Grundumsatz | → | Gesamtenergiebedarf | ← | Leistungsumsatz |

Der Grundumsatz ist die Energiemenge, die ein Mensch im Liegen, bei völliger Ruhe und einer Raumtemperatur von 20 °C innerhalb von 24 Stunden braucht, um Wachstum, Stoffwechsel und Organfunktionen aufrechtzuerhalten.

Er ist abhängig von:
– Alter
– Geschlecht
– Körperoberfläche (Körpergröße)
– Klima

Der Leistungsumsatz ist die Energiemenge, die der Körper bei jeder Art von Bewegung und Muskeltätigkeit braucht.

Er ist abhängig von:
– der Art und
– der Dauer der Muskelbewegung

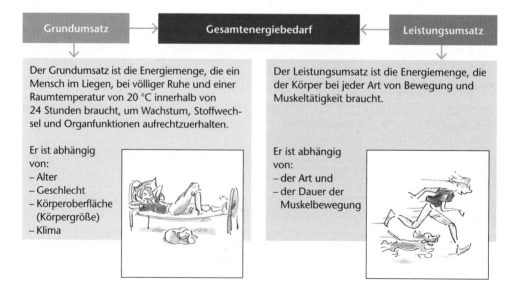

1.3.4   Wie ermittelt man den Grundumsatz (GU)?

Der Grundumsatz macht knapp ⅔ des Gesamtenergiebedarfs aus. Manchmal wird er auch als Ruheenergieumsatz bezeichnet. Seine Höhe ist abhängig von der fettfreien Körpermasse. Er lässt sich annähernd folgendermaßen bestimmen und bezieht sich auf das Körpergewicht und wird stets für 24 Stunden angegeben:

GU Männer benötigen: 4,2 kJ (1 kcal) pro kg Körpergewicht und Stunde
GU Frauen benötigen: 3,78 kJ (0,9 kcal) pro kg Körpergewicht und Stunde

Beispiel:

Herr Adler wurde neu auf die Station von Marco aufgenommen. Er ist nach einem Krankenhausaufenthalt bettlägerig. Die Stationsleitung möchte wissen, wie hoch der Grundumsatz von Herrn Adler ist, und lässt Marco das berechnen. Der Grundumsatz gibt für bettlägerige Personen an, wie hoch der Energiebedarf während dieser Zeit ist und wie viel daher gegessen werden sollte. Herr Adler wiegt 72 kg und ist normalgewichtig.

GU Männer benötigen: 4,2 kJ (1 kcal) pro kg Körpergewicht und Stunde

GU von Herr Adler = 4,2 kJ x 72 x 24 = 7 258 kJ = 1 782 kcal

Die Berechnung des Grundumsatzes ist notwendig, um abschätzen zu können, wie viel Energie die Nahrung von bettlägerigen Menschen haben muss, oder um zu berechnen, wie viel Sondennahrung eine Person bekommen sollte.

1.3.5   Der Leistungsumsatz (LU)

Der Leistungsumsatz kann von Person zu Person erheblich schwanken, denn er richtet sich nach der körperlichen Leistung im Beruf und den körperlichen Aktivitäten in der Freizeit. Dabei wird der Leistungsumsatz für den Normalgebrauch nicht gesondert berechnet. Dies ist nur notwendig für Hochleistungssportler. Der Leistungsumsatz geht bei der üblichen Berechnungsform im Gesamtenergiebedarf auf, denn dieser Wert muss bekannt sein, wenn das Gewicht oder die Nahrungsaufnahme beurteilt werden sollen.

Der Gesamtenergiebedarf wird als Vielfaches des Grundumsatzes angegeben. Für das Vielfache des Grundumsatzes wird der Begriff PAL = **p**hysical **a**ctivity **l**evel gebraucht.

PAL = physical activity level = das Vielfache des Grundumsatzes, der durch körperliche Arbeit benötigt wird.

Die folgende Tabelle gibt Aufschluss darüber, wie viel Energie bei unterschiedlicher körperlicher Belastung im Beruf benötigt wird.
Für sportliche Betätigungen oder anstrengende Freizeitaktivitäten mit einer Dauer von 30 bis 60 Minuten und einer Häufigkeit von vier- bis fünfmal pro Woche kann zusätzlich pro Tag ein Mehrfaches des Grundumsatzes von 0,3 dazugerechnet werden.

Beispiele für den durchschnittlichen täglichen Energieumsatz bei unterschiedlichen Berufs- und Freizeittätigkeiten von Erwachsenen finden Sie auf der nächsten Seite.

Arbeitsschwere und Freizeitverhalten	PAL	Beispiele
ausschließlich sitzende oder liegende Lebensweise	1,2	alte, gebrechliche Menschen
ausschließlich sitzende Tätigkeit mit wenig oder keiner anstrengenden Freizeitaktivität	1,4–1,5	Büroangestellte, Feinmechaniker
sitzende Tätigkeit, zeitweilig auch zusätzlicher Energieaufwand für gehende und stehende Tätigkeiten	1,6–1,7	Laboranten, Kraftfahrer, Studierende, Fließbandarbeiter
überwiegend gehende und stehende Arbeit	1,8–1,9	Hausfrauen, Verkäufer, Kellner, Mechaniker, Handwerker
körperlich anstrengende berufliche Arbeit	2,0–2,4	Bauarbeiter, Landwirt, Waldarbeiter, Bergarbeiter, Leistungssportler

(Deutsche Gesellschaft für Ernährung, Österreichische Gesellschaft für Ernährung, Schweizerische Gesellschaft für Ernährungsforschung, Schweizerische Vereinigung für Ernährung, Referenzwerte für die Nährstoffzufuhr, 2000, S. 27, Tab. 3)

Gesamtenergiebedarf =

Grundumsatz x Mehrfaches des Grundumsatzes + Sport in der Freizeit
         (PAL Faktor)   *(Freizeitfaktor= GU x 0,3)*

Beispiel:
Yasemin ist 25 Jahre alt und wiegt 67 kg. Sie ist normalgewichtig und in der Ausbildung zur Altenpflegerin. Sie geht viermal pro Woche joggen.

Wie hoch ist ihr Gesamtenergiebedarf an Arbeitstagen? Wie hoch ist ihr Gesamtenergiebedarf an Arbeitstagen, an denen sie zusätzlich joggen geht?

*GU = 3,78 kJ x 67 x 24 = 6 078 kJ = **1447 kcal***

Gesamtenergiebedarf = GU x (PAL Faktor + Freizeitfaktor)

*Gesamtenergiebedarf = 3,78 kJ X 67 kg x 24 x 1,8 = 10 941 kJ = **2 605 kcal***

*Gesamtenergiebedarf = GU x (1,8 + 0,3) = 6 078 kJ x 2,1 = 12 764 kJ = **3 039 kcal***

an Tagen, an denen sie joggt.

1.3.6   Der Energiebedarf im Alter

Mit zunehmendem Alter geht der Energiebedarf zurück. In den Jahren zwischen 20 und 50 Jahren verringert sich der Energiebedarf um 3 % pro Jahrzehnt. Das spüren Frauen deutlich nach der Menopause. Jenseits der 60 Jahre liegt der Rückgang des Energiebedarfs sogar bei 10 % pro Lebensjahrzehnt. Insgesamt kann man von folgenden Zahlen ausgehen:

Rückgang des Energiebedarfs mit fortschreitendem Alter (pro Tag)

25–65 Jahre	Frauen	Männer
Entspricht etwa gegenüber dem Ausgangswert einem Rückgang um	1000–2100 kJ (250–500 kcal)	1600–3000 kJ (400–700 kcal)

Der verminderte Energiebedarf im Alter beruht auf dem altersbedingten Rückgang der Muskelmasse, dem verlangsamten Ablauf des Stoffwechsels und einer erniedrigten Körpertemperatur.

Erhöhter Energiebedarf im Alter

Das oben Gesagte gilt für gesunde Menschen. Es gibt allerdings eine ganze Reihe von Erkrankungen, die den Energiebedarf auch im Alter erhöhen. Darauf ist sowohl bei der Kost als auch bei der Kontrolle des Gewichtsverlaufs zu achten.

Ein erhöhter Energiebedarf besteht auch im Alter bei:

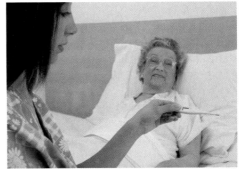

Fieber erhöht den Energiebedarf

◆ Untergewicht
◆ Fieber
◆ Tumorerkrankungen
◆ schweren Infektionen
◆ Morbus Parkinson
◆ mehrfachen Knochenbrüchen
◆ nach Operationen

Fallbeispiel: Mehr-Generationen-Familie
Arbeitsform: Einzelarbeit
Zeitdauer: 25 Minuten
Material: Taschenrechner
Lernfeldbezug: LF 1.3

In Österreich lebt eine Sechs-Generationenfamilie zusammen.
Johanna 118 Jahre (48 kg), Rentnerin, braucht Hilfe bei der Körperpflege und Verpflegung, sitzt am liebsten tagsüber in ihrem Ohrensessel. Deren Tochter Katharina, 95 Jahre (54 kg), ebenfalls Rentnerin, kann noch alleine aufstehen und teilweise allein die Körperpflege durchführen.
Ihr Sohn Richard, 73 Jahre (87 kg), Rentner und begeisterter Gärtner, seine Tochter Karola, 49 Jahre (74 kg) arbeitet als Krankenschwester, deren Tochter Christina, 27 Jahre (61 kg), als Bürokauffrau. Christinas Sohn Sven ist 3 Jahre (20 kg).

– *Für welche lebenserhaltenden Funktionen benötigen diese Personen Energie? Bitte differenzieren Sie nach dem Alter.*
– *Berechnen Sie den Gesamtenergiebedarf der einzelnen Familienmitglieder.*
– *Vergleichen Sie Ihre Ergebnisse mit denen der Klasse.*

1.4   Energie ist nicht alles – die Nährstoffe kommen ins Spiel

Die Energie steckt in den Nahrungsmitteln verpackt in Form sogenannter **Nährstoffe**. Als Nährstoffe bezeichnet man Substanzen, auf deren Zufuhr der menschliche Körper angewiesen ist, weil er sie nicht oder nur teilweise selbst herstellen kann.

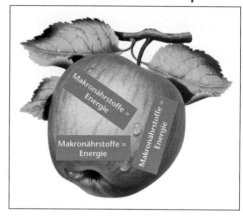

1.4.1   Makro- und Mikronährstoffe

Die Nährstoffe werden je nach ihrer Funktion in zwei Gruppen unterteilt, in die Makronährstoffe und die Mikronährstoffe.

Makronährstoffe = energieliefernde Nährstoffe	Mikronährstoffe = nicht energieliefernde Nährstoffe
Die Makronährstoffe sind die Träger der Energie in den Nahrungsmitteln. Sie liefern die Energie zum Aufbau und Wachstum des Körpers und zur Aufrechterhaltung des Stoffwechsels. Zu den Makronährstoffen zählen:	Mikronährstoffe liefern keine Energie, sie steuern aber die Körperfunktionen und den Stoffwechsel. Einige Mikronährstoffe tragen zum Körperaufbau bei. Zu den Mikronährstoffen zählen:
– Eiweiße 17 kJ/g (4 kcal/g) – Fette 38 kJ/g (9 kcal/g) – Kohlenhydrate 17 kJ/g (4 kcal/g)	– Vitamine – Mineralstoffe – Wasser

1.4.2   Die Nährwertrelation

Für den menschlichen Organismus ist es nicht nur entscheidend, dass die oben genannten Substanzen mit der Nahrung aufgenommen werden, sondern auch, in welchen Mengen und in welchem Verhältnis zueinander sie konsumiert werden.
Das Verhältnis der Nährstoffe zueinander wird als Nährstoffrelation bezeichnet. Für den optimalen Ablauf der Körperfunktionen ist es wichtig, dass die Nährstoffe in einem ganz bestimmten Verhältnis aufgenommen werden.
Empfehlenswerte Nährwertrelation:

Nährstoffe	junge Erwachsene	Senioren
Eiweiß	10–12%	15%
Fette	30%	30%
Kohlenhydrate	60%	55%

Diese Empfehlungen werden nur von wenigen Menschen erreicht. In Deutschland werden zu viel Fett, Alkohol und zu wenig Kohlenhydrate konsumiert, während der Eiweißbedarf gut gedeckt ist.

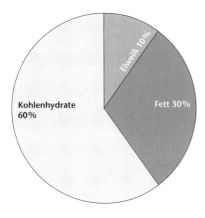

erwünschte Nährwertrelation

tatsächliche Nährwertrelation

Energiebombe, aber kein Nährstoff

Die Makronährstoffe sind die Substanzen, die den Körper mit Energie versorgen. Es gibt aber noch eine Substanz, die ebenfalls Energie liefert, die aber kein Nährstoff ist: der Alkohol. Er liefert pro 1 g rund 28 kJ (7 kcal) und kommt so in seinem Energiegehalt den Fetten am nächsten.

Alles verstanden?

1. Was ist der Unterschied zwischen Makronährstoffen und Mikronährstoffen?
2. Welchen Energiegehalt haben die einzelnen Makronährstoffe?
3. Was versteht man unter „Nährwertrelation"?
4. Welche Substanz, die wir zu uns nehmen, liefert Energie, ist aber trotzdem kein Nährstoff?

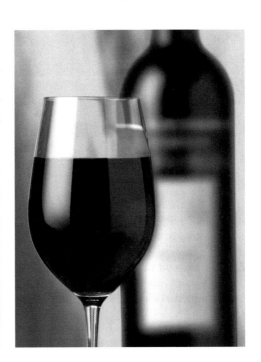

1.5 Eiweiß

Marco erzählt Julia, dass er gestern zum ersten Mal im Fitnessstudio trainiert hat, weil er mehr Muskeln aufbauen will. Er erklärt ihr auch, dass man ihm dort geraten hat, jetzt zusätzlich Eiweißshakes zu sich zu nehmen, da die Eiweißmenge des normalen Essens nicht ausreichen würde. Julia ist skeptisch. Wie viel Eiweiß braucht ein Mensch normalerweise und in welchen Lebensmitteln steckt es?

Marco

Julia

Eiweiße setzen sich aus der Kombination von 19 verschiedenen Untereinheiten zusammen, die man Aminosäuren nennt. Von diesen Aminosäuren sind neun für den Menschen unentbehrlich, weil sie der menschliche Körper nicht selbst herstellen kann. Sie müssen daher dem Körper über die Nahrung zur Verfügung gestellt werden.

1.5.1   Wozu braucht der Körper Eiweiß?

Jede menschliche Zelle enthält etwa 4 000 bis 5 000 verschiedene Eiweiße. Diese dienen:

♦ zum Aufbau und Erhalt von Muskulatur, Organen, Nägeln, Haaren und Bindegewebe
♦ als Transportmittel (z. B. Hämoglobin, Lipoproteine)
♦ als Stoffwechselregulatoren (= Enzyme)
♦ als Botenstoffe (Hormone)
♦ als Abwehrstoffe (Immunglobuline)

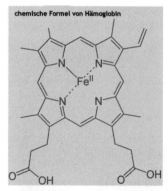
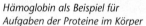

Hämoglobin als Beispiel für
Aufgaben der Proteine im Körper

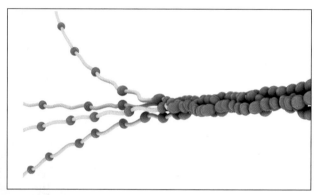

Kollagenfasern als Beispiel für Eiweiße im menschlichen Körper

1.5.2   Wie viel Eiweiß wird gebraucht?

Der Tagesbedarf an Eiweiß beträgt für einen gesunden Erwachsenen:

0,8 g pro kg Körpergewicht = 0,8 g/kg KG

Beispiel:
Marco wiegt 76 kg. Wie hoch ist sein Tagesbedarf an Eiweiß?

Tagesbedarf = 0,8 g x 76 = 60,8 g

Marco hat einen Tagesbedarf an Eiweiß von 60,8 g.

Gesunde Senioren haben weder einen erhöhten noch einen verminderten Eiweißbedarf. Es ist daher möglich, mit den gleichen Bedarfszahlen zu rechnen wie bei jungen Menschen.

Achtung bei Krankheit

Bei bestimmten Krankheiten kann der Eiweißbedarf stark ansteigen. Dies ist bei Senioren besonders der Fall:

♦ bei Dekubitus
♦ bei schweren und lang anhaltenden Infektionen
♦ nach ausgedehnten Operationen
♦ bei Tumorerkrankungen
♦ bei bestimmten Nierenerkrankungen

Der Tagesbedarf an Eiweiß beträgt dann:

1,2–1,5 g/kg Körpergewicht

1.5.3 Eiweißmangelerscheinungen bei Senioren

In Deutschland ist der Eiweißbedarf für alle Altersstufen sehr gut bis überdurchschnittlich gut gedeckt. Bei Senioren, insbesondere bei Hochbetagten, kann es jedoch zu einem Eiweißmangel kommen, denn ihre Eiweißspeicher sind geringer. Zu einem Mangel kann es kommen bei den erwähnten Erkrankungen, bei sehr geringer Nahrungsaufnahme und Nahrungsverweigerung. Schon zehn Tage mit geringer bis keiner Eiweißzufuhr können so zu einem Mangel führen, der sich folgendermaßen zeigt:

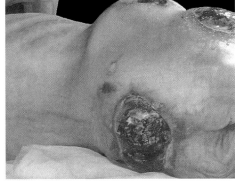

♦ Schwäche
♦ Leistungsminderung
♦ Blutarmut
♦ verschlechterte Wundheilung
♦ Entstehen von Dekubitus
♦ Ödeme
♦ Verlust von Muskel- und Organeiweiß
♦ Abbau des Herzmuskels

Dekubituswunde

Alles verstanden?

1. Wozu braucht der Körper Eiweiß?
2. Wie viel Eiweiß braucht der Körper unter normalen Umständen?

1.5.4   Mit welchen Lebensmitteln lässt sich der Eiweißbedarf decken?

Eiweiß kommt sowohl in Lebensmitteln pflanzlicher als auch tierischer Herkunft vor. Die verschiedenen Nahrungseiweiße versorgen den Körper unterschiedlich gut, d. h. der Körper kann aus Eiweißen tierischer Herkunft besser körpereigenes Eiweiß aufbauen als aus Eiweißen pflanzlicher Herkunft.

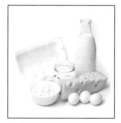 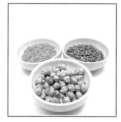 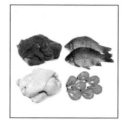 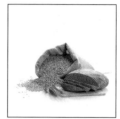

Ein Verhältnis von ⅓ Eiweiß tierischer Herkunft und ⅔ Eiweiß pflanzlicher Herkunft ergibt eine sehr gute und günstige Eiweißzusammensetzung und ist daher anzustreben.

Eiweiße pflanzlicher Herkunft	Eiweiße tierischer Herkunft
– Getreide und Getreideprodukte – Brot – Mehl – Backwaren – Teigwaren – Grieß – Müsli – Haferflocken – Kartoffeln – Hülsenfrüchte (Linsen, Erbsen, Bohnen) – Sojabohnen und Sojaprodukte	– Fleisch (Rind, Schwein, Kalb, Lamm, Wild, Geflügel) – Wurst – Fisch – Schalen- und Krustentiere – Eier und Eiprodukte – Milch- und Milchprodukte – Joghurt – Quark – Dickmilch – Kefir

1.5.5   Wie sieht die Eiweißversorgung von Vegetariern aus?

Vegetarier sind Personen, die auf den Verzehr von Lebensmitteln von toten Tieren, Fleisch, Fisch verzichten. Veganer dagegen essen keinerlei Lebensmittel tierischer Herkunft, auch keine Eier, Milchprodukte und Honig.

Wird eine vegetarische Ernährung bevorzugt, so lässt sich der Eiweißbedarf durch geschickte Kombination eiweißhaltiger Lebensmittel in einer Mahlzeit gut decken, denn sie ergänzen sich gegenseitig. Folgende Kombinationen haben sich bewährt:

♦ Kartoffeln und Ei
♦ Linsen und Spätzle
♦ Müsli und Milch
♦ Brot und Käse
♦ Nudelauflauf und Käse
♦ Grieß- und Reisbrei
♦ Maisfladen und Bohnen

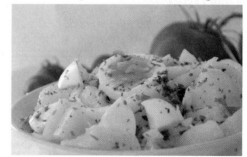

Kartoffeln und Ei

Fallbeispiel: Johanna aus der Großfamilie (*LF 1.3, 1.3.6*)
Arbeitsform: Zweiergruppe, Abgleich der Ergebnisse mit der Klasse
Zeitdauer: 25 Minuten
Lernfeldbezug: LF 1.3

Johanna erkrankt schwer und leidet mehrere Wochen an Fieber.
– *Welche Auswirkungen hat das auf ihren Energiebedarf?*

Während der Krankheit ist Johanna bettlägerig und entwickelt ein Druckgeschwür.
Sie wiegt nun noch 45 kg. Wie wirkt sich das Druckgeschwür auf den Eiweißbedarf aus?
– *Errechnen Sie den Eiweißbedarf von Johanna und danach den Eiweißbedarf, der sich durch das Druckgeschwür ergibt.*

Johanna fällt das Kauen auch zunehmend schwerer.
– *Machen Sie eiweißreiche Kostvorschläge, die für Johanna gut zu kauen sind.*
– *Welche Vitamine sind besonders wichtig für den Heilungserfolg bei Dekubitus?* (Lernfeld 1.3, 1.9.2)
– *Vergleichen Sie Ihr Ergebnis mit denen der Klasse.*

1.6 Fette

Yasemin hat erfahren, dass in der Küche ihres Pflegeheimes neuerdings nur noch mit Rapsöl gekocht wird. Da sie selbst Olivenöl und Sonnenblumenöl verwendet, was sie für gesund hält, fragt sie sich, ob Rapsöl besonders gut für alte Menschen ist.

Yasemin

Fette sind Substanzen, die sich aus einer Gerüstsubstanz (= Glycerin) und anhängenden **Fettsäuren** zusammensetzen. Diese Fettsäuren haben eine unterschiedliche Länge (kurz-, mittel-, oder langkettig) und einen unterschiedlichen inneren Aufbau. Dadurch bestimmen sie die Eigenschaften der Fette

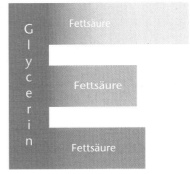

1.6.1 Unterschiede mit Folgen

Aufbau der Fette

Es gibt drei verschiedene Arten von Fettsäuren:

♦ gesättigte Fettsäuren z. B. Stearinsäure

♦ einfach ungesättigte Fettsäuren, z. B. Ölsäure

♦ mehrfach ungesättigte Fettsäuren z. B. Linolsäure

Wie auf den Abbildungen zu sehen ist, sind diese drei Arten von Fettsäuren unterschiedlich gebaut. Diese Unterschiede machen die Verschiedenartigkeit der Fette und Öle aus und sind unterschiedlich wichtig für den menschlichen Körper.

Eigenschaften der Fettsäuren

gesättigte Fettsäuren	einfach ungesättigte Fettsäuren	mehrfach ungesättigte Fettsäuren
– machen das Fett fest z. B. Butter, Palmin	– machen das Fett flüssig z. B. Olivenöl	– machen das Fett flüssig z. B. Maiskeimöl
– kann der menschliche Körper selbst herstellen	– kann der menschliche Körper selbst herstellen	– *kann der menschliche Körper nicht selbst herstellen, sie müssen daher mit der Nahrung aufgenommen werden*

1.6.2   Wozu braucht der Körper Fett?

Fette haben im Allgemeinen ein sehr schlechtes Image und man fragt sich, wieso sie zu den Makronährstoffen gehören und wozu sie gebraucht werden. Der Körper ist in der Lage, im Bindegewebe, unter der Haut und im Bauchraum Fette als Energiereserve zu speichern. Bei Normalgewicht speichert ein Mann 8–15 kg Fett eine Frau 10–20 kg. Diese Fette werden aufgebraucht bei Energiemangel z. B.:

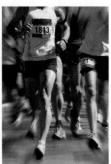
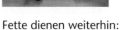

♦ bei einer sehr großen körperlichen Anstrengung (Marathonlauf)
♦ im Hungerzustand
♦ bei schweren Krankheiten wie Infektionen,
♦ bei Tumorleiden
♦ nach Operationen und schweren Unfällen

Fette dienen weiterhin:

♦ als Isolation gegen Kälte
♦ zur Polsterung von Niere und Augapfel
♦ zur Aufnahme fettlöslicher Vitamine (*Lernfeld 1.3, 1.9.1, 1.9.2*)
♦ als Träger von Geschmack- und Aromastoffen

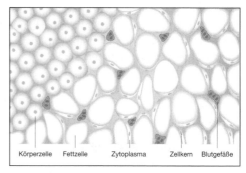

Fettgewebe

Tiefer geblickt: Funktionen von Fettsäuren im menschlichen Körper

Neben den Funktionen der Fette als Energiespeicher haben einzelne Fettsäuren entsprechend ihres inneren Aufbaus weitere Funktionen und Wirkungen im Körper. Dies gilt ganz besonders für die mehrfach ungesättigten Fettsäuren. Aus der Tabelle ist ersichtlich, wie weitreichend Fettsäuren in den Aufbau und den Stoffwechsel jeder Zelle hineinwirken und damit über Gesundheit und Krankheit mit entscheiden.

gesättigte Fettsäuren	– erhöhen das „böse" Cholesterin (Lernfeld 1.3, 2.3.2, 2.4.5)
einfach ungesättigte Fettsäuren	– senken das „böse" Cholesterin (Lernfeld 1.3, 2.3.2, 2.4.5) und verbessern die Insulinempfindlichkeit
mehrfach ungesättigte Fettsäuren	– werden benötigt zum Aufbau aller Zellmembranen – senken das „böse" Cholesterin (Lernfeld 1.5, 2.4.5) – senken die Triglyceride (Lernfeld 1.5, 2.4.5) und den Blutdruck (Lernfeld 1.5, 2.3.1) – verbessern Herzrhythmusstörungen und beugen Herzinfarkt vor – sind beteiligt an entzündlichen Prozessen und allergischen Reaktionen

1.6.3   Wie viel Fette tun gut?

Gesamtfettzufuhr

Bei der in Deutschland verbreiteten Ernährungsweise werden durchschnittlich 130 g Fett pro Person und Tag konsumiert. Dies entspricht einer Energiemenge von knapp 5 000 kJ (1170 kcal). Diese Fettmenge ist etwa doppelt so hoch, wie sie unter normalen Umständen verbraucht werden kann. Der Fettverzehr eines gesunden, mobilen Erwachsenen sollte eine Menge von 70 g pro Tag nicht überschreiten. Dies entspricht etwa der empfehlenswerten Energiezufuhr von 30 % durch Fette.

Empfehlenswerte tägliche Fettzufuhr = 30 % des Energiebedarfs, etwa 70 g

Die eine Hälfte davon in Form von ...	Die andere Hälfte in Form von ...
... **versteckten Fetten** in Fleisch, Wurst, Fisch, Milchprodukten, Gebäck, Knabbereien, Nüssen, Pommes frites, Eis, Süßigkeiten	... **Kochfetten** ein bis zwei Esslöffel hochwertiger Pflanzenöle für Salate, zum Dünsten, Kochen und zur Soßenherstellung ... **Streichfetten** ein Esslöffel Butter oder hochwertige Pflanzenmargarine

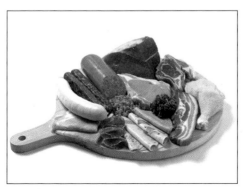

Versteckte Fette

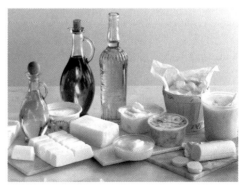

Koch- und Streichfette

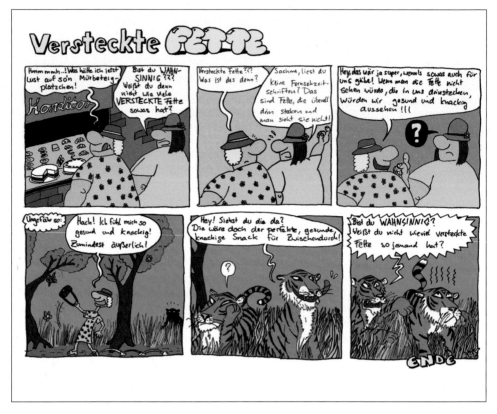

Geeignetes Fettsäuremuster

Mit einer täglichen Aufnahme von 70 g Fett ist noch nichts über die Qualität der Fette gesagt. Die mehrfach ungesättigten Fettsäuren sind für den Menschen lebensnotwendig und müssen daher täglich mit der Nahrung aufgenommen werden. Fettsäuren haben eine Reihe positiver als auch negativer Wirkungen (Tabelle unter 1.6.2) auf den Organismus, die man beim Konsum beachten sollte.

Lebensnotwendig = essenziell, mehrfach ungesättigte Fettsäuren sind essenziell.

Die DGE empfiehlt daher folgenden Fettsäurekonsum:

Maximal 10% gesättigte Fettsäuren	versteckte Fette, Fette tierischer Herkunft
10–15% einfach ungesättigte Fettsäuren	Rapsöl, Olivenöl
7% mehrfach ungesättigte Fettsäuren	Fettfische, Leinöl, Sonnenblumenkernöl, Maiskeimöl

Beispiel:
Frau Carsten ist 47 Jahre alt, sie ist die Mentorin von Marco und Yasemin. Sie geht einmal pro Woche zum Walken. Sie hat einen Energiebedarf von 10 000 kJ (2 380 kcal). Wie viel Fette in g kann sie täglich verzehren?

Gesamtenergie pro Tag = 10 000 kJ = 100 %

Davon 30 % in Form von Fetten = 3 000 kJ (714 kcal)

1 g Fett = 38 kJ (9 kcal)

*3 000 kJ (714 kcal) : 38 kJ (9 kcal) = **79 g** Fett darf sie täglich verzehren*

Wie sollten diese 79 g Fett aufgeteilt sein, wenn sie einem empfehlenswerten Fettsäuremuster entsprechen sollen?

79 g Fett = 30 %

- *10 % gesättigte Fettsäuren = ca. 26 g gesättigte Fettsäuren*

- *10–15 % einfach ungesättigte Fettsäuren = ca. 34 g einfach ungesättigte Fettsäuren*

- *7 % mehrfach gesättigte Fettsäuren = 18 g mehrfach ungesättigte Fettsäuren*

1.6.4   Mit welchen Lebensmitteln lässt sich der Bedarf an Fetten decken?

Fette kommen sowohl in Lebensmitteln pflanzlicher als auch tierischer Herkunft vor. Einen nennenswerten Gehalt an lebensnotwendigen mehrfach ungesättigten Fettsäuren haben nur Fettfische und Pflanzenöle.

Fette pflanzlicher Herkunft		Fette tierischer Herkunft	
Kokosfett = Biskin Palmfett = Palmin	gesättigte Fettsäuren		
Rapsöl Oliven, Olivenöl Haselnüsse Haselnussöl	einfach ungesättigte Fettsäuren	Fleisch Wurst Speck	
Kürbiskernöl Maiskeimöl Distelöl Sojaöl Sonnenblumenkernöl Weizenkeimöl Pflanzenmargarine Halbfettmargarine Nüsse Avocados Mohn Sesam Leinsamen	mehrfach ungesättigte Fettsäuren vom Ω-6-Typ	Eier fette Milchprodukte Käse Sauerrahm Sahne Crème fraiche Butter Schmalz Talg	gesättigte Fettsäuren
Leinöl	mehrfach ungesättigte Fettsäuren vom Ω-3-Typ	Fettfische: Hering Makrele Lachs Thunfisch	mehrfach ungesättigte Fettsäuren vom Ω-3-Typ

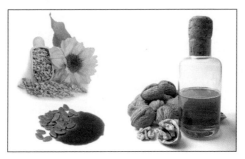 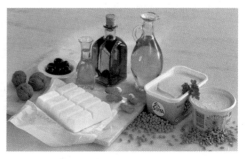

Fette pflanzlicher Herkunft

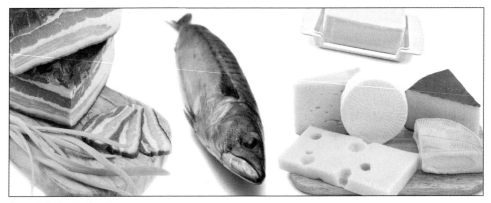

Fette tierischer Herkunft

Alles verstanden?

1. Welche Arten von Fettsäuren gibt es?
2. Welche Wirkungen haben die einzelnen Fettsäurearten auf den menschlichen Körper?
3. Erklären Sie jetzt, warum es sinnvoll ist, dass die Heimküche Rapsöl verwendet.

Fallbeispiel: Fette beurteilen
Arbeitsform: Einzelarbeit, Abgleich mit der Klasse
Zeitdauer: 5 Minuten
Lernfeldbezug: LF 1.3

Marco erzählt Julia, was er am Tag zuvor alles gegessen hat und überlegt, wo sich die versteckten Fette „versteckt" haben. Außerdem hat er das Gefühl, dass es viel zu wenig mehrfach ungesättigte Fettsäuren in seinem Speiseplan gibt. Gemeinsam überlegen sie. Marco hat Folgendes gegessen:

– Vollmilchkakao
– Magermilchjoghurt mit Müsli
– Knäckebrot mit Butter
– Roggenbrot mit Leberwurst
– Scheibe geräucherten Schinken
– Rindfleisch mit Soße
– Kartoffelbrei mit Butter verfeinert

– Erbsen in Sahnesoße
– Blattsalat mit Olivenöl angemacht
– Vanillepudding
– Apfelkuchen
– Fleischsalat in Mayonnaise
– Brötchen mit Gouda
– Chips

Bitte unterteilen Sie die genannten Lebensmittel in:
- *versteckte Fette*
- *Koch- und Streichfette*
- *Fette mit mehrfach ungesättigten Fettsäuren*

1.7 Kohlenhydrate

Yasemin ist ganz entsetzt. Sie hat beobachtet, wie Frau Arland, eine Heimbewohnerin, hintereinander drei Packungen Kekse und eine Schachtel Pralinen gegessen hat. Bei den regulären Mahlzeiten hat sie dann nur noch wenig zu sich genommen. Als Yasemin die alte Dame darauf anspricht, dass das doch nicht gesund sei, winkt diese ab und meint: „Ich habe ein schweres Leben gehabt, da brauche ich auch heute noch Nervennahrung. Zucker ist Nervennahrung."
Yasemin grübelt, ob das wohl stimmt.

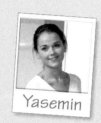

Es gibt drei verschiedene Arten von Kohlenhydraten:

Einfachzucker = Monosaccharide bestehen aus einem Baustein.

Beispiele: Traubenzucker = Glukose

Fruchtzucker = Fruktose

Schleimzucker = Galaktose

Zweifachzucker = Disaccharide bestehen aus zwei miteinander verbundenen Bausteinen.

Beispiele: Rohr- und Rübenzucker (= Saccharose)

Traubenzucker + Fruchtzucker = Saccharose

Milchzucker (= Laktose)

Traubenzucker + Schleimzucker = Laktose

Mehrfachzucker = Polysaccharide bestehen aus vielen hundert miteinander verbundenen Einfachzuckerbausteinen, meist aus Glukose.

Beispiel: Stärke, Glykogen

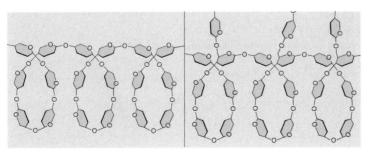

Aufbau von Stärke a) und b)

1.7.1 Wozu braucht der Körper Kohlenhydrate?

Aus Kohlenhydraten kann der Körper sehr schnell Energie gewinnen. Sie sind daher der wichtigste Brennstoff für den Körper. Energie wird ständig zur Aufrechterhaltung aller Körpervorgänge und zur Muskelarbeit benötigt (*Lernfeld 1.3, 1.3*).

Weiterhin werden Kohlenhydrate als Bausteine für zahlreiche Verbindungen im Stoffwechsel benötigt. Andere Kohlenhydrate wiederum sind notwendig für eine gesunde Darmflora und für die Aufnahme von Calcium aus dem Darm.

Alles verstanden?

Ordnen Sie die aufgeführten Kohlenhydrate ihrer jeweiligen Gruppe zu (Monosaccharide = 1, Disaccharide = 2, Polysaccharide = 3).
Glukose, Saccharose, Stärke, Laktose, Fruktose, Maltose, Galaktose

1.7.2 Wie viel schnelle Energielieferanten werden pro Tag gebraucht?

Da Kohlenhydrate die Hauptenergielieferanten sind, sollte etwa die Hälfte der täglichen Gesamtenergie (55–60%) über Kohlenhydrate gedeckt werden. Diese Empfehlung gilt auch für Senioren. Die Kohlenhydrate werden in Form von Glykogen (viele Hundert miteinander verbundene Glukosebausteine, (Abb. unter 1.7) in der Leber und der Muskulatur gespeichert. Die Speicher betragen etwa 400 g und reichen für zwei bis drei Tage.

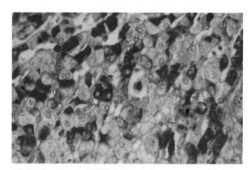

Glykogen (rot gefärbt) in der Leber

Pro Tag sollten nicht mehr als 10% der Kohlenhydrate in Form von Mono- und Disacchariden, also von Süßem gegessen werden. Der weitaus überwiegende Teil der konsumierten Kohlenhydrate sollte aus Polysacchariden bestehen.

1.7.3 Der Körper im Kohlenhydratmangel

Der Körper ist in der Lage, in Notsituationen und bei außergewöhnlicher Anstrengung aus Fetten und Eiweiß Energie zu gewinnen. Trotzdem benötigt der Mensch pro Tag eine **minimale Kohlenhydratmenge** in Form von **180 g Glukose**, weil
◆ die Gehirnzellen (140 g) und
◆ die roten Blutkörperchen (40 g)
ihre Energie ausschließlich aus Glukose gewinnen können.

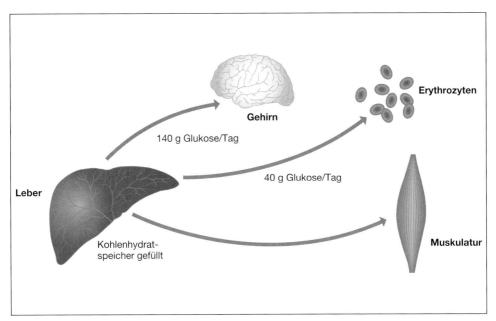

Glukosefluss im Normalzustand

Bei völligem Fasten oder bei totaler Nahrungsverweigerung werden keinerlei Kohlenhydrate mehr aufgenommen. Hält dieser Zustand länger als drei Tage an, so beginnt der Körper Eiweiß abzubauen und in Glukose umzuwandeln. Damit werden wertvolle Eiweißreserven in der Skelettmuskulatur, in den Organen und dem Blut aufgebraucht. Dauert dieser Zustand über einen längeren Zeitraum an, so wird schließlich auch das Eiweiß der Herzmuskulatur zugunsten der Glukosegewinnung aufgebraucht. Die Folge davon ist der Tod.

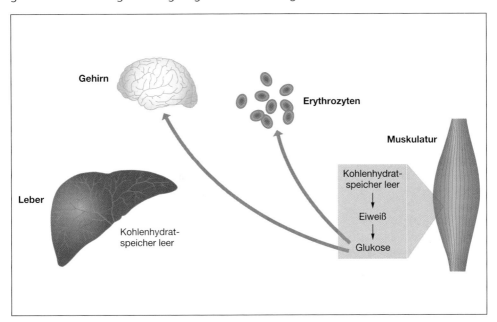

Glukosefluss im Hungerzustand

1.7.4 Mit welchen Lebensmitteln lässt sich der Kohlenhydratbedarf decken?

Kohlenhydrate kommen in nennenswerten Mengen nur in Lebensmitteln pflanzlicher Herkunft vor. Kohlenhydrate können aber isoliert oder in Verbindung mit Ballaststoffen (*Lernfeld 1.3, 1.8*) und Vitaminen (*Lernfeld 1.3, 1.9*) vorkommen. Diese Kohlenhydrate, die in Verbindung mit Ballaststoffen und Vitaminen vorkommen, sind am wertvollsten.

Ballaststoff- und vitaminarme Kohlenhydratträger	Ballaststoff- und vitaminreiche Kohlenhydratträger
Glukose	Obst
Fruktose	Trockenobst
Saccharose	
Laktose	Gemüse
Honig	Salate
Brauner Zucker	
	Kartoffeln
Süßigkeiten	
Softgetränke	
Säfte	
Weißmehl	Vollkorngetreide
Helles Brot	Vollkornbrot
Kuchen	Müsli
Gebäck	Vollkornteigwaren
Helle Teigwaren	Ungeschälter Reis
Geschälter Reis	
Stärke	
Puddingpulver	

Fallbeispiel: Nahrungsverweigerung
Arbeitsform: Zweiergruppe
Zeitdauer: 15 Minuten
Lernfeldbezug: LF 1.3

Frau Bess hat sich beim Essen verschluckt und sich so sehr geängstigt, dass sie fortan die Nahrungsaufnahme verweigert. Bis dahin hat sie gut und ausreichend gegessen.
- *Wie hoch sind ihre Reserven an Glukose (Glykogen)?*
- *Nach wie vielen Tagen ist die Glukose in etwa aufgebraucht, wenn Frau Bess nichts mehr isst?*
- *Wie stellt sich der Stoffwechsel bei länger andauernder Nahrungsverweigerung um, damit die minimale tägliche Glukoseversorgung gesichert ist?*
- *Welche Folgen hat das **langfristig** für Frau Bess?*

Fallbeispiel: Zuviel Zucker?
Arbeitsform: Zweiergruppe
Zeitdauer: 20 Minuten
Material: Nährwerttabelle, Taschenrechner
Lernfeldbezug   LF 1.3

Frau Arland aus dem Einstiegsbeispiel, die so gerne Gebäck und Süßigkeiten isst, hat einen Energiebedarf von 1900 kcal pro Tag.
Wie viel Prozent davon darf sie in Form von Zucker zu sich nehmen?
Entwerfen Sie eine Liste mit Süßigkeiten und süßen Lebensmitteln für Frau Arland, die sie pro Tag essen darf, ohne dabei das Limit zu überschreiten.

Hilfe: 1 g Zucker = 4 kcal

1.8   Ballaststoffe, die anderen Kohlenhydrate

Ballaststoffe sind Pflanzenfasern, die den Pflanzen als Bau- und Gerüststoffe dienen können. Mit einer Ausnahme sind alle Ballaststoffe Kohlenhydrate. Sie unterscheiden sich aber von den bisher besprochenen Kohlenhydraten dadurch, **dass sie vom Menschen nicht verdaut werden können**. Da sie nicht verdaut werden können, gelangen sie unverändert in den Dickdarm, wo sie von den dort angesiedelten Darmbakterien teilweise zu Fettsäuren und Gasen abgebaut werden.

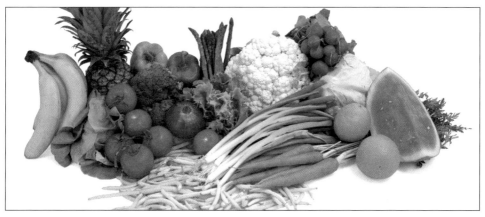

Ballaststoffhaltige Lebensmittel

1.8.1   Ballaststoffe sind vielfältig

Die einzelnen Ballaststoffe haben einen unterschiedlichen inneren Aufbau und daher auch unterschiedliche physikalische und physiologische Eigenschaften. Sie werden nach ihrer Wasserlöslichkeit in Quellstoffe und Füllstoffe eingeteilt.

Füllstoffe = unlösliche Ballaststoffe	Quellstoffe = lösliche Ballaststoffe
– lösen sich nicht in Wasser auf, können aber viel Wasser binden – werden durch die Darmflora kaum abgebaut Beispiele – Cellulose in Weizen – Lignin in Mais	– lösen sich im Wasser auf und bilden dabei eine zähflüssige Lösung – werden von der Darmflora abgebaut Beispiele – Pektin in Obst – Hemicellulose in Hülsenfrüchten – Fructosane in Zwiebeln, Spargel

1.8.2 Ballaststoffe und ihre Wirkungen

Ballaststoffe entfalten im Körper eine ganze Reihe unterschiedlicher gesundheitsfördernder Wirkungen.

Wirkung	Folgen
Ballaststoffe verzögern die Magenentleerung.	Die Sättigung hält länger an.
Ballaststoffe verzögern die Kohlenhydrat-verdauung.	Der Blutzucker steigt langsamer an, das ist günstig für Diabetiker
Ballaststoffe binden Gallensäuren.	Da Gallensäuren aus Cholesterin gebildet werden, wird auf diese Weise dem Körper Cholesterin entzogen. Dies bewirkt ein Absinken des Cholesterinspiegels. Weiter beugt es der Bildung von Gallensteinen vor.
Manche Ballaststoffe fördern eine gesunde Darmflora.	Diese stärkt die Abwehrkräfte.
Ballaststoffe vergrößern durch ihr Quellvermögen und ihre Wasserbindungskapazität das Stuhlvolumen und -gewicht.	Der Darminhalt wird weich und aufgelockert. Die Dickdarmbewegungen werden gefördert. Die bei Abbau von Ballaststoffen entstehenden Fettsäuren wirken Fäulnisprozessen entgegen. Auf diese Weise wird Verstopfung vorgebeugt.

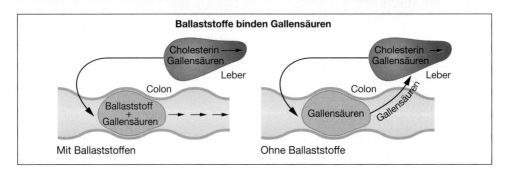

Ballaststoffe und Verstopfung

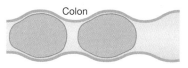

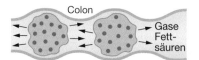

Ohne Ballaststoffe: Darminhalt trocken, hart, Darm schlaff

Mit Ballaststoffen: Darminhalt weich, feucht, Fettsäuren und Gase üben Reize auf die Dickdarmmuskulatur aus

1.8.3 Der Tagesbedarf an Ballaststoffen

Um die genannten Wirkungen zu erzielen, wird eine Ballaststoffaufnahme von mindestens 30 g pro Tag empfohlen. Für Senioren gilt diese Empfehlung auch.

30 g Ballaststoffe/Tag

1.8.4 Lebensmittel, vollgepackt mit Ballastsstoffen

Da Ballaststoffe die Gerüstfasern der Pflanzen sind, kommen sie natürlicherweise nur in Lebensmitteln pflanzlicher Herkunft vor. Je naturbelassener ein Lebensmittel ist, desto höher ist sein Gehalt an Ballaststoffen. Aus der nachfolgenden Tabelle ist ersichtlich, dass Getreide und Getreideprodukte von allen Lebensmitteln den höchsten Ballaststoffgehalt haben.

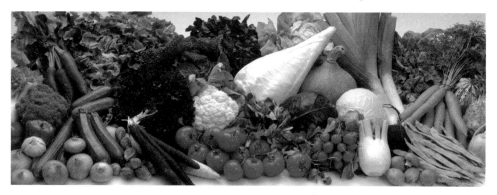

Ballaststoffhaltige Lebensmittel

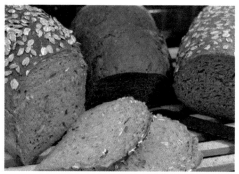

Ballaststoffgehalt von Lebensmitteln

Lebensmittel	Ballaststoffgehalt in g pro 100 g Lebensmittel (=%)
Weizenvollkornmehl	10
Roggenvollkornmehl	13,5
Weizenmehl Type 405	3,2
Weizenvollkornbrot	6,9
Weizenkleie	49
Haferflocken	9,5
Müsli je nach Zusammensetzung	14,3
Naturreis	4
Polierter Reis	3,7
Kartoffeln	1,9
Hülsenfrüchte	2,8–8,3
Gemüse	0,9–4,4
Obst	0,2–4,9
Nüsse	2,9–9,8

Getreide haben den höchsten Gehalt an Ballaststoffen

1.8.5 Am Anfang nicht übertreiben

Alle ballaststoffhaltigen Lebensmittel erfordern kräftiges Kauen, was alten Menschen häufig Schwierigkeiten bereitet. Diese meiden daher ballaststoffhaltige Lebensmittel und Speisen und neigen eher zu Verstopfung als junge Menschen. Es kann daher notwendig werden, sie mit isolierten Ballaststoffen zu versorgen. Dazu zählt man:

♦ Weizenkleie
♦ Leinsamen
♦ Haferkleie
♦ eingeweichtes Trockenobst

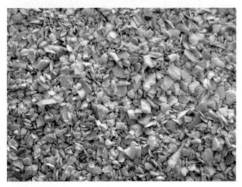

Weizenkleie

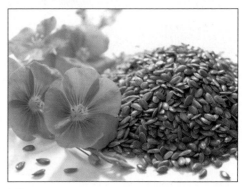

Leinsamen

Bei der Gabe von isolierten Ballaststoffen ist immer darauf zu achten, dass **ausreichend getrunken** wird, damit die Ballaststoffe aufquellen können. Bei zu wenig Flüssigkeit droht ein Darmverschluss.

Zu Beginn einer ballaststoffreichen Ernährung kann es zu Blähungen kommen. Es sollte daher mit kleinen Mengen begonnen werden, die dann im Wochenrhythmus gesteigert werden können:

♦ am Anfang: 2 Teelöffel pro Tag
♦ am Ende: bis zu 3 Esslöffel pro Tag

Leinsamen sollte niemals höher als 2 Esslöffel pro Tag dosiert werden, da dieser einen hohen Blausäuregehalt aufweist.
Isolierte Ballaststoffe sollten möglichst nicht mit Fruchtsäften zusammen aufgenommen werden. Sie führen in dieser Kombination häufig zu Blähungen.

1.9 Vitamine

Marco ist aufgefallen, dass ein Heimbewohner, den er täglich versorgt, immer weniger isst und er fragt sich, ob er denn dann auch noch ausreichend Vitamine bekommt. Er diskutiert das mit seiner Mentorin und sie überlegen sich gemeinsam, was Vitamine eigentlich sind, ob alte Menschen diese auch benötigen, woher man sie bekommt und welche Funktionen sie genau haben.

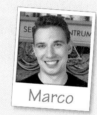

Marco

Vitamine sind für den Stoffwechsel des Menschen essenzielle Verbindungen, die vom Organismus nicht selbst hergestellt werden können. Deshalb müssen sie regelmäßig mit der Nahrung zugeführt werden.
Vitamine werden weder als Energielieferanten noch als Baumaterial für die Körpersubstanz gebraucht. Vielmehr haben sie steuernde und schützende Funktionen.

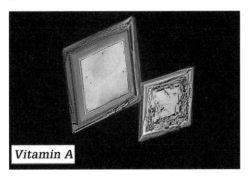

Vitamin A

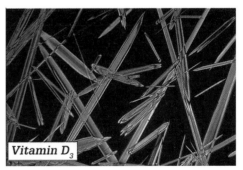

Vitamin D_3

essenziell = lebensnotwendig
Provitamin = Vorstufe zu einem Vitamin

Vitamine werden nur in sehr kleinen Mengen benötigt. Der Tagesbedarf der einzelnen Vitamine ist sehr unterschiedlich und liegt im Bereich zwischen Mikrogramm und Milligramm.

1 Milligramm = 1 mg = 1 Tausendstel g = 1/1 000 g
1 Mikrogramm = 1 µg = 1 Millionstel g = 1/1 000 000 g

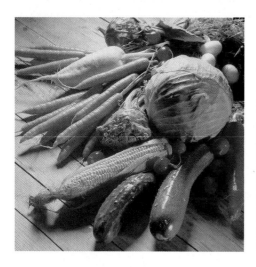 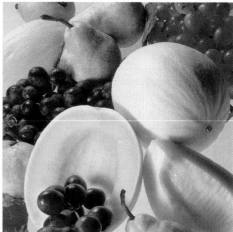

1.9.1   Die Einteilung der Vitamine

Die heute noch gängige Einteilung der Bezeichnungen der Vitamine mit Großbuchstaben geht auf die Zeit zurück, als ihre Struktur und ihre Aufgaben im Körper noch nicht bekannt waren. Man unterschied deshalb die Vitamine nach ihrer Löslichkeit in Wasser und Öl. Daher werden sie in wasserlösliche und fettlösliche Vitamine eingeteilt.

fettlösliche Vitamine	wasserlösliche Vitamine
A = Retinole D = Calciferole E = Tocopherole K = Phyllochinone	B_1 = Thiamin B_2 = Riboflavin Niacin B_6 = Pyridoxin Folsäure Pantothensäure Biotin B_{12} = Cobalamin C = Ascorbinsäure

1.9.2   Bedarf, Vorkommen, Aufgaben und Mangelerscheinungen

Vitamine sind eine sehr vielfältige Stoffgruppe mit sehr unterschiedlichen Aufgaben im Körper. Ihr Bedarf liegt im Bereich von wenigen Tausendstel bis sogar nur Millionstel Gramm und sie kommen nicht nur in Obst und Gemüse vor.

Vitamine	Empfohlene Zufuhr/ Richtwert/Schätzwert pro Tag*	Vorkommen	Aufgaben	Mangelerscheinungen	Zusatzbemerkung: Senioren (Anmerkung der Autorin)
A	0,8–1,0 mg	Leber, Butter, Ei	Am Sehvorgang beteiligt; hält Haut und Schleimhäute gesund, stärkt Immunsystem	Hautschäden, Lichtscheu, herabgesetzte Sehschärfe bei Dämmerung, Nachtblindheit, Austrocknung der Tränendrüsen und Augenbindehaut, Erblindung, erhöhte Infektanfälligkeit	bei Mangel erhöhte Infektanfälligkeit
β-Carotin	2–4 mg	Tiefgelbe, orangefarbene Früchte und Gemüse z. B. Karotten, grünes Blattgemüse, Spinat, Brokkoli, Grünkohl	Vorstufe von Vitamin A, antioxidative Wirkung (möglicher Schutzfaktor vor Krebs)	s. o.	
D	5,0 μg ab 65 Jahre 10,0 μg	Fettfische (Hering, Makrele), Leber, Lebertran, Margarine, Eigelb Besonderheit: Es wird bei UV-Lichteinwirkung in der Haut selbst gebildet	Regulation des Calcium- und Phosphatstoffwechsels, Mineralisierung und Härtung der Knochen	Entkalkung der Knochen, Knochenerweichung, Rachitis bei Kindern, Osteomalazie bei Erwachsenen, Störung der Knochenbildung	Die Vit. D-Synthese in der Haut nimmt mit dem Alter ab
E	12–15 mg	Pflanzenöle (z. B. Weizenkeimöl, Sonnenblumenöl, Rapsöl), Weizenkeime, Haselnüsse, Mandeln	schützt mehrfach ungesättigte Fettsäuren (z. B. in Membranlipiden) vor der Zerstörung (Oxidation)	Mangel tritt äußerst selten auf. Als Folge einer Anhäufung von Radikalen kommt es zu verschiedenen Ausfallerscheinungen, welche die Funktionen der Zellmembran, das Nervensystem und die Muskulatur betreffen.	

Vitamine	Empfohlene Zufuhr/ Richtwert/Schätzwert pro Tag*	Vorkommen	Aufgaben	Mangelerscheinungen	Zusatzbemerkung: Senioren (Anmerkung der Autorin)
K	60–80 µg	Grüngemüse, Milch und Milchprodukte, Fleisch, Eier, Obst, Gemüse, Getreide	An der Bildung von Blutgerinnungsfaktoren beteiligt	Kommen bei gesunden Erwachsenen nicht vor; bestimmte Krankheiten können Mangel verursachen: dann besteht erhöhte Neigung zu Blutungen und Blutgerinnungsstörungen	Unter Koagulantientherapie ist keine Vit. K-arme Ernährung nötig
B₁ (Thiamin)	1,0–1,3 mg	Fleisch (besonders vom Schwein), Leber, Vollkornprodukte, Hülsenfrüchte, Kartoffeln, einige Fischarten (Scholle, Thunfisch)	Wichtige Aufgaben im Energie- und Kohlenhydratstoffwechsel; Erhaltung von Nervengewebe und Herzmuskel	Störungen des Kohlenhydratstoffwechsels, bei schwerem Mangel Beri-Beri-Krankheit mit Skelettmuskelschwund, Ödeme, Herzmuskelschwäche	Die Vitamine der B-Reihe können Neuroapathien bessern
B₂ (Riboflavin)	1,2 – 1,5 mg	Milch und Milchprodukte, Fleisch, Fisch, Eier, bestimmte Gemüsearten, Vollkornprodukte	Wichtige Aufgaben im Energie- und Eiweißstoffwechsel	Hautrisse der Mundwinkel, Wachstumsstörungen, Entzündungen der Mundschleimhaut und Zunge, Blutarmut	
Niacin	13,0 – 17,0 mg	mageres Fleisch, Fisch, Innereien, Milch, Eier, Getreideprodukte	Beteiligt am Auf- und Abbau von Aminosäuren, Fettsäuren und Kohlehydraten und an der Zellteilung	Treten in unseren Breiten selten auf; Schleimhautveränderungen des Mundes und der Zunge sowie im Magen-Darm-Bereich, Hautveränderungen, insbesondere an dem intensiven Licht	

Vitamine	Empfohlene Zufuhr/ Richtwert/Schätzwert pro Tag*	Vorkommen	Aufgaben	Mangelerscheinungen	Zusatzbemerkung: Senioren (Anmerkung der Autorin)
				ausgesetzten Stellen (Pellagra), psychische Veränderungen	
B₆ (Pyridoxin)	1,2–1,6 mg	Hühner- und Schweinefleisch, Fisch, Getreideprodukte, Kartoffeln, Gemüse (Kohl, grüne Bohnen, Linsen, Feldsalat), Bananen, Weizenkeime	Beteiligt am Aminosäurenstoffwechsel sowie an der Blutbildung; Unterstützung der Immunabwehr, Funktionen der Nervensysteme	Störungen im Eiweißstoffwechsel, Hautentzündungen im Augen-, Nasen- und Mundbereich, Störungen der Nervenbahnen, Anämie	Mangel bewirkt starke Veränderungen der Gehirnfunktion im Alter
Folat	400 µg Nahrungsfolat	Grünes Blattgemüse (Spinat), Kohlarten, Brokkoli, Vollkornprodukte, Weizenkeime, Fleisch, Orangen, Weintrauben, Leber, Eier, Milch und Milchprodukte	Zellteilung und Zellneubildung (…)	Störungen bei der Zellneubildung (besonders betroffen: Schleimhautzellen, rote Blutkörperchen), Anämie, Schwangerschaftskomplikationen (Früh- und Fehlgeburten, Fehlbildungen des Säuglings)	Folsäure, Vit. B₁₂ und B₆ in ausreichenden Mengen verhindern erhöhte Homocysteinkonzentrationen im Blut und vermindern so das Arterioskleroserisiko
Pantothensäure	6,0 mg	Leber, Muskelfleisch, Fisch, Milch, Vollkornprodukte, Hülsenfrüchte	Abbau von verschiedenen Aminosäuren, Kohlenhydraten und Fetten	Mangelerscheinungen sind sehr selten; bei unterernährten Menschen werden Empfindungsstörungen („Kribbeln") in Armen und Beinen beobachtet	

Vitamine	Empfohlene Zufuhr/ Richtwert/Schätzwert pro Tag*	Vorkommen	Aufgaben	Mangelerscheinungen	Zusatzbemerkung: Senioren (Anmerkung der Autorin)
Biotin	30–60 µg	Leber, Eigelb, Sojabohnen, Nüsse, Haferflocken, Champignons, Linsen, Spinat	Beteiligt am Eiweiß-, Fett- und Kohlenhydratstoffwechsel	Mangel wird bei den üblichen Ernährungsgewohnheiten nicht beobachtet	
B$_{12}$ (Cobalamin)	3,0 µg	Fast ausschließlich in tierischen Lebensmitteln: Leber, Fleisch, Fisch, Milch, Ei, Käse, pflanzliche Lebensmittel, die einer Bakteriengärung unterworfen sind, enthalten Spuren (Sauerkraut)	Abbau einzelner Fettsäuren, Reifung von roten Blutkörperchen	Störung der Blutneubildung, Blutarmut, Schädigungen des Rückenmarks	
C (Ascorbinsäure)	100 mg	Obst und Gemüse (Schwarze Johannisbeeren, Zitrusfrüchte, Paprikaschoten, Brokkoli), Kartoffeln	Bildung von Bindegewebe, Wundheilung, antioxidative Wirkung	Skorbut (schwerster Mangel): Blutungen in der Haut, den Schleimhäuten, der Muskulatur und den inneren Organen, erhöhte Infektanfälligkeit	Vermeidet Linsentrübung

* für Erwachsene (19 bis unter 65 Jahre)

(Quelle: Deutsche Gesellschaft für Ernährung, Österreichische Gesellschaft für Ernährung, Schweizerische Gesellschaft für Ernährungsforschung, Schweizerische Vereinigung für Ernährung: Referenzwerte für die Nährstoffzufuhr, 2008)

1.9.3 Alarmstufe rot: Vitaminmangel bei Senioren

Der Bedarf an Vitaminen ist bei gesunden Senioren im Vergleich zu jungen Erwachsenen weder erhöht noch erniedrigt. Dennoch ist bei Senioren Vitaminmangel verbreitet. Untersuchungen zeigen, dass die Vitaminversorgung alter Menschen in folgenden Bereichen mangelhaft ist:

♦ Folsäure
♦ Vitamin B_{12}
♦ Vitamin D

Vitaminmangel äußert sich bei Senioren meist in Form unspezifischer Beschwerden wie Antriebsminderung, Schläfrigkeit, Appetitlosigkeit, Infektanfälligkeit, Gewichtsverlust und verminderter Konzentrations- und Merkfähigkeit. Diese Beschwerden werden vorschnell dem Alterungsprozess zugeschrieben, obwohl sie nur Zeichen eines Vitaminmangels sind.

1.9.4 Ursachen von Vitaminmangel bei Senioren

Die Ursachen, die im Alter zu Vitaminmangel führen, sind vielfältig.

Ursachen	betroffenes Vitamin
– einseitige Ernährung durch Kau- und Schluckstörungen – einseitige Nahrungsmittelauswahl durch Verdauungsbeschwerden – Appetitlosigkeit – Immobilität: erschwerter Einkauf und Speisenzubereitung, Behinderung beim Essen – schwere, lang anhaltende Infektionen – nach Operationen	alle Vitamine
– Lichtmangel im Winter und bei Bettlägrigkeit – Senioren haben erhöhten Bedarf an Vitamin … – gesteigerter Bedarf bei Osteoporose	D
– hoher Alkoholkonsum	B_1, Niacin, B_6, Pantothensäure, Folsäure
– Dialyse – Rauchen	C
– Lebererkrankungen	A, D
– erhöhte Schilddrüsentätigkeit	alle B-Vitamine
– Mehrbedarf bei arteriosklerotischen Gefäßerkrankungen	Folsäure
– unzureichende Bildung von Magensäure und Intrinsic Factor	B_{12}

Intrinsic Factor = eine Verbindung, die im Magen gebildet wird und an die Vitamin B_{12} sich ankoppeln muss. Nur in dieser Form kann Vitamin B_{12} im Dünndarm auch resorbiert werden.

Medikamente: ein besonderes Problem bei der Vitaminversorgung

Medikamente beeinflussen auf sehr unterschiedliche Weise den Vitaminstatus des Körpers. Medikamente können sich auf die Aufnahme aus dem Dünndarm, auf die Verarbeitung im Körper und die Ausscheidung auswirken. Im Folgenden sind die Medikamentengruppen aufgeführt, die häufig bei alten Menschen eingesetzt werden.

Medikamentengruppe	Erhöht den Bedarf an:
Antazida = gegen zu viel Magensäure	B_1, D
Antibiotika = gegen bakterielle Infektionen	B_{12}, Folsäure, K, B_6, C
Antihypertensiva = gegen Bluthochdruck	B_6
Schmerzmittel	C
Chemotherapeutika = hemmen das Wachstum von Tumorzellen	Folsäure
Diuretika = harntreibende Mittel	C, B-Vitamine
Laxanzien = Abführmittel	alle wasserlöslichen Vitamine
Psychopharmaka	C, D, B_2, Folsäure, B_6, K
Antiepileptika	K, D, Folsäure
Zytostatika = hemmen das Wachstum von Tumorzellen	B_1, Folsäure

Alles verstanden?

1. *Welchen Vitaminmangel wird ein alter, wenig mobiler Mensch entwickeln, wenn er Fisch, Eier, Margarine und Innereien nicht essen möchte?*
2. *Welches Vitamin wird ganz besonders gebraucht, wenn eine Dekubituswunde gut verheilen soll?*

Vorbeugen und behandeln

Aus den beiden oben stehenden Tabellen ist ersichtlich, dass alte Menschen rasch und auf vielfältige Weise in einen Vitaminmangel geraten können. Eine bedarfsgerechte Ernährung, wie sie hier besprochen wird, ist die beste Präventionsmaßnahme gegen Vitaminmangel. Weiterhin ist die Nahrungsaufnahme zu dokumentieren, um frühzeitig einschreiten zu können, wenn sich Mangel abzeichnet (*LF 1.5, 2.6*).

Und wenn die normale Ernährung nicht mehr ausreicht?

Während Vitaminzusätze in Lebensmitteln und Nahrungsergänzungsmitteln für gesunde Erwachsene eigentlich unnötig sind, kann es bei Senioren notwendig werden, Vitamine zusätzlich zuzuführen.

Eine optimale und preisgünstige zusätzliche Versorgung lässt sich mit einem halben bis einem Glas eines handelsüblichen Multivitaminsaftes pro Tag erreichen. Vitamine in Tablettenform, Nahrungsergänzungsmittel sowie mit Vitaminzusätzen angereicherte Lebensmittel (= Functional Food) zusätzlich zu einer optimalen Ernährung sind ebenfalls geeignet.

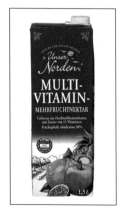

Nahrungsergänzungsmittel = Nach der Nahrungsergänzungsmittelverordnung von 2004 (NemV) sind Nahrungsergänzungsmittel:
– Lebensmittel, die dazu bestimmt sind, die allgemeine Ernährung zu ergänzen.

Multivitaminsaft

Sie enthalten:
– Konzentrate von Nährstoffen oder sonstigen Stoffen mit ernährungsphysiologischer Wirkung, allein oder in Kombination.
– Sie werden in konzentrierter Form (Tabletten, Kapseln) in Verkehr gebracht.
– Sie dienen nicht dazu, vermehrt Energie und Hauptnährstoffe zuzuführen, sondern die Ernährung mit Mikronährstoffen und anderen physiologisch bedeutsamen Nahrungsbestandteilen zu ergänzen.
– Sie dürfen die normale Ernährung ergänzen, jedoch keine pharmakologische Wirkung haben.

1.9.5   Vitaminverluste durch Speisenzubereitung

Vitaminverluste durch Speisenzubereitung

In Nährwerttabellen sind Vitamingehalte verschiedener Lebensmittel angegeben. In der Praxis dürften diese Werte selten erreicht werden, denn Vitamine sind ausgesprochen empfindlich gegenüber Licht, Luftsauerstoff, Wasser und Hitze.
Das bedeutet, dass sie durch die genannten Einflüsse mehr oder weniger stark zerstört werden. Der Umgang mit Lebensmitteln, nämlich
♦ die Lagerdauer
♦ die Lagerbedingungen
♦ die Garmethode und
♦ die Warmhalte- oder Wiedererwärmzeiten
haben einen entscheidenden Einfluss auf Vitaminverluste. Im Heim lebende Senioren und über „Essen auf Rädern" verpflegte Senioren haben aus naheliegenden Gründen eine weniger gute Vitaminversorgung.

Durchschnittliche Vitaminverluste bei schonender Zubereitung	
Verlust in %	**Betroffene Vitamine**
Weitgehend stabil	D, K, Niacin, Panthotensäure, Biotin
10	E
12	B_{12}
20	A, B_2, B_6
30	B_1, C, Pantothensäure
35	Folsäure

(Küpper, Ernährung älterer Menschen, 1997, S. 40)

Wie können Speisen vitaminschonend zubereitet werden?

Bei der Speisenzubereitung sollte auf einige grundlegende Dinge geachtet werden, um die Vitaminverluste möglichst gering zu halten.

Wasser: Gemüse und Obst gründlich, aber kurz in kaltem Wasser waschen. Erst danach zerkleinern. Salate nicht wässern. Alles rasch weiterverarbeiten.

Sauerstoff: Zubereitete Speisen möglichst bald verzehren, nicht stehen lassen. Bei Standzeiten unbedingt abdecken. Fruchtsäfte und Öl stets verschlossen aufbewahren.

Licht: Lebensmittel stets dunkel lagern, z. B. im Keller und Kühlschrank (Vergleich mit der Aufbewahrung im Supermarkt!). Fruchtsäfte und Öle am besten in dunklen Flaschen aufbewahren. Zubereitete Speisen abdecken.

Hitze: Zubereitete, vorgefertigte Speisen bis zum Verzehr stets im Kühlschrank aufbewahren. Geeignete Töpfe und Gargefäße wählen, um die Kochzeit zu verkürzen. In wenig Wasser dünsten, das ist die vitaminschonendste Zubereitungsmethode. Das Kochwasser, außer bei Hülsenfrüchten, stets weiterverwenden. Warmhaltezeiten vermeiden, eher erneut aufwärmen.

Lernsituation:	Vitamine visualisieren
Arbeitsform:	Gruppenarbeit
Zeitdauer:	30 Minuten
Voraussetzungen:	farbige Kartons, Klebstoff, Prospekte von Lebensmitteldiscountern
Lernfeldbezug:	LF 1.3

Die Klasse wird in fünf Gruppen aufgeteilt, je eine Gruppe für Vitamin A, Vitamin D, Vitamin B_1, Folsäure und Vitamin C.
Die Aufgabe für jede Gruppe besteht darin, aus den mitgebrachten Lebensmittelprospekten die Lebensmittel, in denen ihr Vitamin vorkommt, herauszusuchen, auszuschneiden und auf das Poster zu kleben.
Die gestalteten Poster sollen im Klassenzimmer aufgehängt werden, damit sich durch deren wiederholte Betrachtung ein Wissen um vitaminreiche Lebensmittel bildet.

1.10   Mineralstoffe und Spurenelemente

Mineralstoffe und Spurenelemente sind anorganische Substanzen, die der menschliche Organismus nicht selbst produzieren kann. Sie sind wie die Vitamine essenziell und müssen mit der Nahrung aufgenommen werden. Mineralstoffe liefern keine Energie, sondern haben steuernde, schützende und aufbauende Funktionen.

1.10.1   Die Einteilung der Mineralstoffe und Spurenelemente

Die Mineralstoffe werden aufgrund ihres Tagesbedarfs für den Menschen in Mengenelemente und Spurenelemente eingeteilt. Meist spricht man aber einfach von Mineralstoffen.

Mengenelemente	Spurenelemente
(Tagesbedarf über 50 mg)	(Tagesbedarf unter 50 mg)
Natrium	Eisen
Kalium	Jod
Calcium	Fluorid
Magnesium	Zink
Chlorid	Kupfer
Phosphor	Mangan, Chrom, Cobal, Molybdän, Selen

1.10.2   Wozu werden Mineralstoffe gebraucht?

Mineralstoffe haben im Organismus keine einheitlichen Funktionen. Sie werden hauptsächliche für folgende Aufgaben benötigt:

Aufgaben und Funktionen	Mineralstoff
zum Aufbau und Erhalt von Knochen und Zähnen	Calcium, Fluorid, Phosphor, Magnesium
für das Bindegewebe	Mangan
als Bestandteil von Hämoglobin und Myoglobin	Eisen
zur Aktivierung und als Bestandteil von Enzymen	Magnesium, Molybdän, Mangan, Zink, Kalium
als Bestandteil der Schilddrüsenhormone	Jod
zur Regulation und Konstanthaltung der Gewebespannung, des Wasserhaushaltes, des pH-Wertes und des osmotischen Druckes	Natrium, Kalium, Chlorid

1.10.3 Mineralstoffe: Bedarf, Vorkommen, Aufgaben und Mangelerscheinungen

Mineralstoffe	Empfohlene Zufuhr/Richt- wert/Schätzwert pro Tag*	Vorkommen	Aufgaben	Mangel- erscheinungen
Natrium und Chlorid (Kochsalz = Natriumchlorid)	550 mg Natrium 830 mg Chlorid 6 g Natriumchlo- rid (Kochsalz)	Wurst, Käse, Würzmittel, Brot, Salzgebäck	erhalten die Gewebespan- nung, Regulation des Wasserhaus- haltes; Chlorid ist Bestandteil der Salzsäure im Magen, Natrium aktiviert Enzyme	Es besteht die Gefahr einer Überversorgung, diese kann zu Bluthochdruck führen; Mangel ist äußerst selten, Anzeichen: niedriger Blut- druck, Muskel- krämpfe
Kalium	2 g Mindest- bedarf	Obst (Bananen), Kartoffeln, Spinat, Champig- nons	Gewebespan- nung, Reizleitung	Muskelschwäche, Muskelerschlaf- fung, Funktions- störung des Herzens
Calcium	1000 mg	Milch und Milch- produkte, einige Mineralwässer, einige Gemüse- arten (Brokkoli, Grünkohl, Lauch)	Bausteine für Zähne und Knochen, Beteiligung an Blutgerinnung und Muskelkon- traktionen	Entkalkung von Knochen und Zähnen; im Alter kann es zu Osteoporose kommen; Übererregbarkeit von Muskeln und Nerven
Phosphor	700 mg	Brot, Milch, Fleisch, Eier, sowie als Zusatz- stoff in Lebens- mitteln	mit Calcium am Aufbau von Knochen und Zähnen beteiligt; Zellbaustein zur Aufrechterhaltung des ph-Wertes, Energiebereit- stellung	treten in unseren Breiten nicht auf; Überversorgung mit Phosphat stört den Calciumstoff- wechsel; Mangel führt zu allgemei- ner körperlicher Schwäche
Magnesium	300–400 mg	Vollkorngetreide- produkte, Milch und Milchproduk- te, Leber, Geflü- gel, Fisch, Kartof- feln, viele Gemüse (besonders Hül- senfrüchte), mag- nesiumhaltige Mineralwässer	Aktivierung von Enzymen, Erregbarkeit der Muskulatur, fördert Knochen- mineralisierung	Mangel: nur bei einseitiger Ernährung und hohem Alkohol- konsum Funktionsstörung der Herz- und Skelettmuskula- tur, Krämpfe

Eisen	10–15 mg	Leber, Fleisch und Fleischwaren, Vollkornprodukte, Gemüse (Spinat, Schwarzwurzeln, Erbsen)	Baustein des roten Blutfarbstoffes, Sauerstofftransport, Blutbildung, Bestandteil von Enzymen	herabgesetzte Leistungsfähigkeit, Störung der Wärmeregulation, erhöhte Infektanfälligkeit
Jod	180–200 µg	Seefisch, Milch, Eier, jodiertes Speisesalz und damit hergestellte Lebensmittel (z. B. Brot, Wurst, Käse, Fertiggerichte)	Bestandteil der Schilddrüsenhormone, Beeinflussung von Energieumsatz, Wachstum und Wärmeregulation	Vergrößerung der Schilddrüse (Kropf); während der Schwangerschaft: Kretinismus beim Neugeborenen (= Schwachsinn und Kleinwuchs)
Fluorid	3,1–3,8 mg	Schwarztee, mit Gräten verzehrte Fische (Sprotten, Sardinen), Getreideprodukte, Fleisch, Leber	Festigung der Knochenstruktur, härtet den Zahnschmelz, beugt Karies vor	
Zink	7–10 mg	Fleisch, Fisch, Schalentiere, Eier, Milch und Milchprodukte, Vollkornprodukte	Bestandteil oder Aktivator zahlreicher Enzyme und Hormone	Wachstumsverzögerung; Beeinträchtigungen des Geschmacksempfindens sowie der Infektabwehr und Wundheilung, entzündliche Veränderungen der Haut, Appetitlosigkeit

(DGE, Referenzwerte für die Nährstoffzufuhr, 2008)   * *für Erwachsene (19 bis 65 Jahre und älter)*

Was noch zu beachten ist

Eisen: Die Resorption von Eisen aus tierischen Lebensmitteln beträgt etwa 20 %, die aus pflanzlichen Lebensmitteln dagegen nur 5 %. Vitamin C begünstigt die Resorption von Eisen aus der Nahrung. Gehemmt wird sie dagegen durch hohe Mengen Weizenkleie, Calciumsalze (z. B. aus Medikamenten), Milchprodukte, Schwarztee und Kaffee.

Calcium: Bei guter Versorgung des Körpers wird wenig Calcium resorbiert, bei schlechter Versorgung wird die Resorption erhöht.
Weiter spielt der Vitamin-D-Status eine entscheidende Rolle, denn Calcium kann nur bei ausreichender Vitamin-D-Versorgung aus dem Darm resorbiert werden.
Die Verfügbarkeit aus pflanzlichen Lebensmitteln liegt bei nur 5 %, die aus Milch und Milchprodukten bei rund 40 %. Aus Mineralwässern wird Calcium wahrscheinlich sehr gut resorbiert. Aus calciumangereicherten Fruchtsäften am besten, wenn es sich um Calcium-Citrat-Malat handelt.

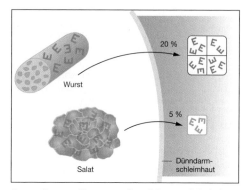

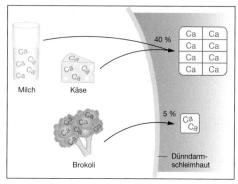

Resorption von Eisen aus pflanzlichen und tierischen Lebensmitteln

Resorption von Calcium

Jod: Jodid wird aus den Gesteinen der Erde durch Wasser gelöst und gelangt ins Meer. Das Sonnenlicht führt über den Meeren zur Oxidation von Jodid zu Jod, das flüchtig ist und mit dem Regen wieder auf Land- und Wasserflächen abgeregnet wird. Auf diese Weise kommen nur sehr geringe Mengen Jod in die Böden, weshalb sowohl pflanzliche Lebensmittel als auch tierische Lebensmittel nur extrem geringe Jodmengen aufweisen.

Die einzige mengenmäßig ausschlaggebende Jodmenge enthält Seefisch.

Seit 1993 wird bei uns das Speisesalz mit der Menge von 15–25 mg Natriumjodat pro kg Salz angereichert. 5 g jodiertes Speisesalz führen zu einer Aufnahme von 100 µg Jod.

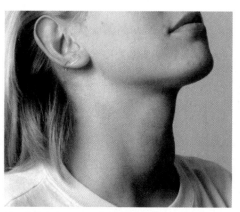

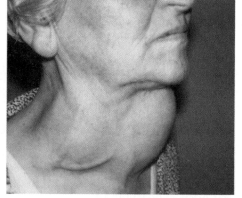

Kropf als Folge von Jodmangel

Alles verstanden?

Ordnen Sie die nachfolgend aufgeführten Mineralstoffe ihrer Funktion im Stoffwechsel zu (Aufbau und Erhalt von Knochen und Zähnen = 1, Aufbau des Bindegewebes = 2, Hämoglobin und Myoglobin = 3, Schilddrüsenhormone = 4, Wasserhaushalt = 5).

Chlorid, Phosphat, Kalium, Jod, Natrium, Calcium, Fluorid, Eisen, Mangan, Magnesium

1.10.4 Mineralstoffmangel im Alter

Der Bedarf an Mineralstoffen ist bei Senioren im Vergleich zu jungen Erwachsenen weder erhöht noch erniedrigt. Es hat sich gezeigt, dass bei Senioren in Deutschland eine Mangelversorgung mit folgenden Mineralstoffen vorliegt:

♦ Calcium
♦ Zink
♦ Jod

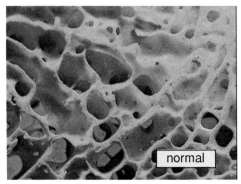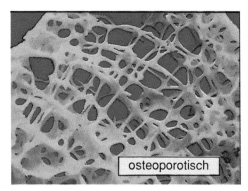

Osteoporose als Folge von Calciummangel

Ursachenforschung

Die Ursachen des Mineralstoffmangels im Alter sind ähnlich gelagert wie beim Vitaminmangel.

Ursachen	betroffener Mineralstoff
einseitige Ernährung durch Kau- und Schluckstörungen, insbesondere der Verzicht auf Fleisch, Vollkornprodukte, Hülsenfrüchte, Gemüse und Salate	alle Mineralstoffe
Meiden von Milch- und Milchprodukten, weil eine Milchzuckerunverträglichkeit Verdauungsbeschwerden verursacht	Calcium
zu geringe Bildung von Magensäure	Eisen, Zink
überhöhter Alkoholkonsum	Zink, Selen, Magnesium
Stress, chirurgische Eingriffe	Zink
höhere Verluste im Harn durch Diabetes	Zink

Und auch hier: Medikamenteneinnahme beachten.

Medikamente beeinflussen den Mineralstoffstatus ähnlich wie den Vitaminstatus. Deutlich wird hier, wie rasch sich ein Calciummangel entwickeln kann. Aufgeführt sind hier nur die Medikamentengruppen, die alten Menschen häufig verabreicht werden.

Medikamentengruppe	erhöht den Bedarf an
Antazida = vermindern die Magensäurebildung	Calcium, Phosphat, Eisen
Antibiotika	Calcium, Kalium, Magnesium
Cortison = gegen Entzündungen	Calcium, Kalium
Diuretika	Calcium, Kalium, Zink, Magnesium
Laxanzien	Calcium, Kalium
Psychopharmaka	Calcium
salicylsäurehaltige Schmerzmittel	Eisen
Clofibrat = senkt Blutfette	Eisen

1.10.5 Salz (NaCl) – Ein Mineralstoff mit zwei Gesichtern

Salz ist eine Verbindung aus den Mineralstoffen Natrium und Chlorid, abgekürzt NaCl. Obwohl der Tagesbedarf nur 5 g beträgt, werden in Deutschland etwa 8–12 g pro Person und Tag konsumiert. Der Hauptanteil dieses hohen Salzkonsums kommt nicht aus dem Salzstreuer, sondern aus zubereiteten und vorgefertigten Lebensmitteln, wie z. B. Fleisch- und Wurstwaren, Hartkäse, Gebäck, Knabberartikeln, Konserven, Fertigsuppen, -soßen, und -menüs, einigen Mineralwässern und Colagetränken.

Im Alter kommt es zu einer Verschiebung der Flüssigkeitsräume im Körper. Die Nierengröße und -leistung nimmt ab. Infolgedessen ist der Wasser- und Elektrolythaushalt viel anfälliger gegenüber Störungen. Wasserverluste führen daher immer auch zu Natriumverlusten.

Die im Alter häufig eingesetzten Diuretika und Laxanzien sowie Erkrankungen wie Diabetes, chronische Atemwegsinfektionen und Herzinsuffizienz führen ebenfalls zu Natriumverlusten. In all diesen Fällen ist eine zusätzliche Salzeinsparung über die Nahrung eher schädlich. Natriummangel beeinträchtigt das Herz-Kreislauf-System und verändert die kognitiven Leistungen, was zu Verwechslungen mit Demenz führen kann. Bei Senioren sollte die tägliche Salzaufnahme von 5–7 g nicht unterschritten werden.

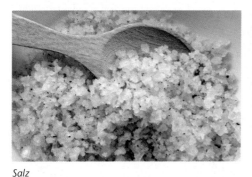

Salz

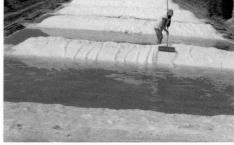

Produktion von Meersalz

Lernsituation: Calciummangel feststellen
Arbeitsform: Einzelarbeit am Arbeitsplatz
Zeitdauer: 10 Minuten
Lernfeldbezug: LF 1.3, vernetzt mit LF 1.5

Wählen Sie in Ihrer nächsten Praxisphase einen Heimbewohner (HB) aus und stellen Sie ihm und sich folgende Fragen:

Frage	Ja	Nein
Leidet der HB an Osteoporose?		
Muss der HB cortisonhaltige Medikamente einnehmen?		
Für Frauen: Hat die HB mehrere Kinder geboren?		
Isst der HB ausreichend?		
Verträgt der HB Milchprodukte?		
Isst der HB Milchprodukte in Mengen von ¼ l Milch und 2 Scheiben Käse pro Tag?		
Hat das Mineralwasser im Pflegeheim einen Calciumgehalt von mindestens 200 mg/l?		

Wenn die ersten drei Fragen mit „Ja" und mehr als drei der nachfolgenden Fragen mit „Nein" beantwortet werden, dann liegt ein Calciummangel vor. Vergleichen Sie Ihr Ergebnis mit den Anderen in der Klasse. Machen Sie Vorschläge, wie der Calciummangel behoben werden könnte.

1.11 Wasser

Julia ist heute dafür zuständig, dass die Bewohner ihrer Station ausreichend trinken. Dafür gibt es Trinkprotokolle. Allerdings ist sie sich nicht sicher, ob alle Bewohner gleich viel trinken müssen, denn sie sind unterschiedlich mobil und essen sehr unterschiedlich.

Julia

Wasser ist die lebenswichtigste Substanz, die dem Organismus zugeführt werden muss. Ohne Wasser kann der Organismus maximal drei bis vier Tage überleben.

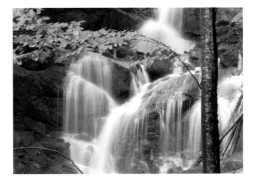

1.11.1 Der Wassergehalt im Organismus

Im lebenden Organismus ist Wasser der größte und wichtigste Bestandteil. Im Laufe des Lebens ändert sich der Wassergehalt des menschlichen Körpers, er nimmt immer weiter ab. Der Wasserbestand beträgt in Prozent des Körpergewichts:

- bei Neugeborenen 70–80 %
- bei Erwachsenen 60 %
- bei über 60-Jährigen 50–55 %
- bei über 85-Jährigen 45–50 %

Das Körperfett verhält sich genau umgekehrt. Im Laufe des Lebens verliert der Körper immer mehr von seiner Magermasse (= fettfreie Körpermasse: aus Muskeln, Knochen, Wasser) und lagert an seiner Stelle mehr Fettmasse ein.

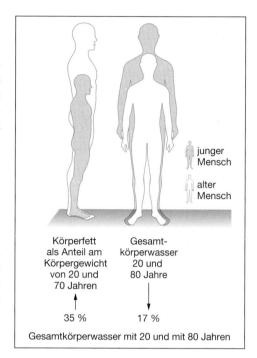

junger Mensch

alter Mensch

Körperfett als Anteil am Körpergewicht von 20 und 70 Jahren

Gesamtkörperwasser 20 und 80 Jahre

35 %

17 %

Gesamtkörperwasser mit 20 und mit 80 Jahren

1.11.2 Wozu braucht der Körper Wasser?

Wasser erfüllt sehr viele, sehr unterschiedliche Funktionen im Organismus. Es dient als:

- Baustein jeder Zelle
- Transportmittel für aufgenommene Nährstoffe
- Transportmittel für auszuscheidende Stoffe
- Lösungsmittel für Salze und Mineralstoffe
- Lösungsmittel für Sauerstoff und Kohlendioxid im Blut
- Zur Harnbildung
- Wärmeregulator durch Schwitzen

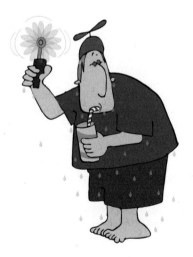

Alles verstanden?

Übertragen Sie folgendes Kreuzworträtsel auf ein separates Blatt Papier. Tragen Sie die Antworten der Fragen in das Kreuzworträtsel ein.

1. Schwitzen dient der ....
2. Was bildet die Niere aus Wasser?
3. Einer Überwärmung steuert der Körper entgegen durch ....
4. Was dient als .... für Salz und Mineralstoffe?
5. Was ist .... jeder Zelle?
6. Sauerstoff und Kohlendioxid im Blut brauchen das Wasser als ....

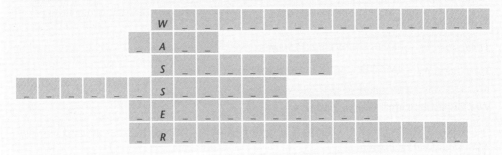

1.11.3 Wie hoch ist der Wasserbedarf?

Unter normalen Bedingungen herrscht eine ausgeglichene Wasserbilanz, die sich folgendermaßen zusammensetzt:

Aufnahme und Produktion	innerhalb von 24 Stunden in ml	Abgabe unter normalen Bedingungen	innerhalb von 24 Stunden in ml
Getränke	1200–1500	Lunge	350
Speisen	900	Haut	350
Oxidationswasser	300	Niere	900
		Fäzes	150
gesamt	**2400–2700**	**gesamt**	**1750**

Oxidationswasser = Wasser, das bei Stoffwechselvorgängen im Körper anfällt.

Die Aufnahmemenge von Wasser durch Speisen und Getränke liegt in dem Beispiel über den unter normalen Bedingungen über Haut, Lunge, Niere und Stuhlgang abgegebenen Wassermenge.
Da Menschen aber von unterschiedlicher Größe und Gewicht sind und ein anderes Bewegungsmuster aufweisen, ist diese Bilanz zur Bestimmung des Wasserbedarfs zu ungenau.
Zu einer genauen Bestimmung des Wasserbedarfs, ganz besonders wichtig bei der Bestimmung des Flüssigkeitsbedarfs unter Sondenernährung, hat sich folgendes Maß bewährt.

Unter normalen Bedingungen benötigt der Körper:

30–40 ml Wasser pro kg Körpergewicht

Mindestbedarf   Maximalbedarf

30–40 ml Wasser/kg KG

Beispiel:
Frau Dahm, 84 Jahre, wiegt 65 kg. Wie hoch sind ihr Mindestbedarf und ihr Maximalbedarf an Wasser pro Tag?

*Mindestbedarf = 30 ml/kg x 65 kg = **1950 ml***

*Maximalbedarf = 40 ml/kg x 65 kg = **2600 ml***

Was beeinflusst den Wasserbedarf?

Der Wasserbedarf kann sich erheblich ändern und auch schwanken. Er unterliegt auch im Alter folgenden Einflüssen:

Einfluss auf den Wasserbedarf	Beispiel
Hitze	Sommer, überheizte Räume
Art und Dauer der körperlichen Betätigung	Parkinsonpatienten, Demenzkranke mit erhöhtem Bewegungsdrang
Erkrankungen, die mit Wasserverlusten einhergehen	Durchfall, Erbrechen
aufgenommene Nahrung: – hohe Eiweißaufnahme benötigt mehr Wasser zur Harnbildung	hoher Konsum von Fleisch, Fisch, Wurst, Eiern
– 1 g Kohlenhydrate bindet 3 g Wasser im Körper	hoher Konsum an Süßigkeiten, Gebäck, Teigwaren
– 1 g Salz (NaCl) bindet 100 g Wasser im Körper	stark gesalzenes Essen, durch Geschmackstörung

1.11.4 Wie viel muss getrunken werden?

Um den individuellen täglichen Wasserbedarf eines Menschen berechnen zu können, wird zunächst mithilfe der unter 1.11.3 angegebenen Bedarfszahlen der Mindest- und Maximalbedarf errechnet. Bei einer ausreichend ernährten Person nimmt man eine Wasseraufnahme über Speisen von ca. 900 ml an. Dazu kommt im Stoffwechsel gebildetes Wasser von 300 ml. Damit stehen dem Körper schon etwa 1200 ml Wasser zur Verfügung.
Die täglich notwendige Trinkmenge ergibt sich aus dem errechneten Wasserbedarf abzüglich 1200 ml.

Täglich notwendige Trinkmenge = maximaler Wasserbedarf – 1200 ml

Beispiel:
Wie hoch ist die täglich notwendige Trinkmenge von Frau Dahm, wenn sie ausreichend isst?

Trinkmenge = 2 600 ml – 1200 ml = 1400 ml = 1,4 l

1.11.5 Folgen einer ungenügenden Wasseraufnahme im Alter

Nach Erhebungen nehmen weibliche Senioren durchschnittlich über Speisen und Getränke 1000 ml Flüssigkeit, männliche Senioren 1200 ml Flüssigkeit zu sich. Dies ist in den meisten Fällen zu wenig.
Alte Menschen sind aufgrund ihres niedrigen Gesamtwassergehaltes sowie unzureichender Nierentätigkeit schneller von einem Wassermangel betroffen als junge Erwachsene. Chronischer Wassermangel und Austrocknung sind erkennbar an:

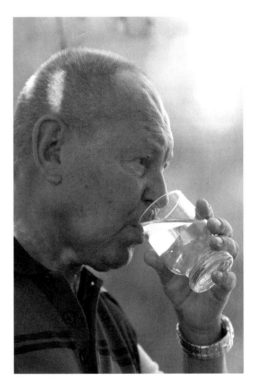

♦ Obstipation

♦ vermehrten Infektionen

♦ verminderter Leistungsfähigkeit

♦ einer erschwerten Temperaturregulation

♦ Schwäche, Schwindel, Apathie

♦ einer trockenen Zunge

♦ trockenen Schleimhäuten

♦ plötzlich auftretender Desorientiertheit

Tritt bei einem alten Menschen – ohne sonst ersichtlichen Grund – plötzlich Desorientiertheit auf, so ist als Erstes die Wasserbilanz zu überprüfen.

1.11.6 Die Schwierigkeiten einer ausgeglichenen Wasserbilanz im Alter

Da Desorientierung durch Austrocknung bei alten Menschen häufig vorkommt, muss die Frage gestellt werden, warum Senioren gegenüber jungen Erwachsenen eher Schwierigkeiten mit einer ausgeglichenen Wasserbilanz haben. Als Ursachen kommen vielfältige Gründe in Betracht:

Ursachenbereiche	Beispiele
altersbedingte Veränderungen	– Senioren haben häufig ein gestörtes Durstempfinden. – Senioren haben die Gewohnheit, wenig zu trinken. – Immobilität und damit verbundener erschwerter Getränkeeinkauf, Behinderung von Armen und Händen und damit erschwerte Möglichkeit, selbstständig zu trinken.
altersbedingte Erkrankungen	– Senioren haben häufiger als junge Menschen mit Inkontinenz zu kämpfen und versagen sich das Trinken, besonders vor der Nachtruhe oder wenn sie für den Toilettengang auf Hilfe angewiesen sind. – Die Niere alter Menschen ist nicht immer in der Lage, adäquat auf Veränderungen des Wasser- und Mineralstoffhaushaltes zu reagieren. Die glomäruläre Filtrationsrate und die Urinkonzentrationsfähigkeit lassen nach.
erhöhter Wasserbedarf	– Diabetes – Morbus Parkinson – Durch nachlassende Funktion der Geschmackspapillen werden Speisen stärker gesalzen.
Medikamente	– Diuretika – Laxanzien

1.11.7 Vorsicht bei erhöhter Flüssigkeitsaufnahme

Obwohl Wassermangel im Alter gehäuft vorkommt, gibt es doch einige Erkrankungen, bei denen eine erhöhte, unkontrollierte oder sehr schnelle Flüssigkeitsaufnahme nicht angebracht ist. Diese sind:

♦ Nierenerkrankungen
♦ Dialysepflicht
♦ Ödeme
♦ Grüner Star
♦ Herzinsuffizienz

Lernsituation: Austrocknungsgefahr
Arbeitsform: Zweiergruppe
Zeitdauer: 10 Minuten
Lernfeldbezug: LF 1.3

Frau Grau ist 83 Jahre alt. Die Altenpflegeschülerin stellt fest, dass sie
– nicht zu den Mahlzeiten trinkt,
– nur wenig zwischen den Mahlzeiten trinkt,
– gerne stark Gesalzenes isst und häufig nachsalzt,
– an Obstipation leidet und daher täglich Laxanzien bekommt,
– selbstständig zur Toilette gehen möchte,
– ihr manchmal schwindelig ist.

Wie hoch schätzen Sie – auf einer Skala von 1 bis 10 – die Gefahr einer Austrocknung bei dieser Heimbewohnerin ein? Was würden Sie vorschlagen, um die Situation zu verbessern?

1.12   Kleine Lebensmittelkunde

1.12.1   Die Ernährungspyramide – ein Schritt zur bedarfsgerechten Ernährung

Menschen essen Lebensmittel, die verschiedene Nährstoffe in unterschiedlichen Mengen enthalten. Lebensmitteln ist ihr Gehalt von Makro- und Mikronährstoffen nicht anzusehen. Es wurde daher notwendig, eine einfache Möglichkeit zu schaffen, den Nährstoffgehalt einer Kost abschätzen zu können. Dazu wurde die Ernährungspyramide entwickelt.

In der Ernährungspyramide sind alle Lebensmittel einer von acht Gruppen zugeordnet.

- ◆ Süßigkeiten und alkoholische Getränke
- ◆ Fette und Öle
- ◆ Fleisch, Wurst, Fisch, Eier
- ◆ Milch und Milchprodukte
- ◆ Obst
- ◆ Gemüse
- ◆ Getreide und -produkte
- ◆ Getränke

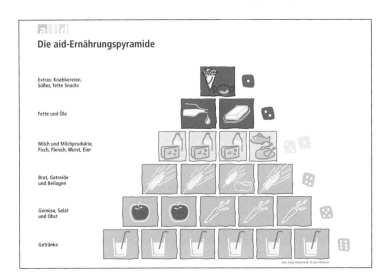

Die Lebensmittelgruppen sind in Form einer Pyramide angeordnet. Unten stehen die Lebensmittel, von denen am meisten gegessen werden soll, oben die, von denen nur einmal pro Tag etwas gegessen werden sollte.
Eine Abbildung im kleinen Quadrat steht für je eine Portion, z. B. sollten pro Tag drei Portionen Gemüse gegessen werden. Bei den Getränken ist jeweils ein Glas mit 200 ml Füllmenge gemeint.

Unter einer Portion versteht man so viel, wie in eine Hand hineinpasst.

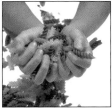
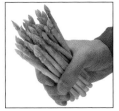
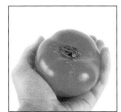
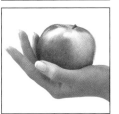
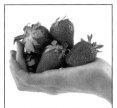
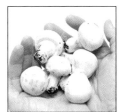

Eine Portion = eine Handvoll

„Bedarfsgerecht ernährt" heißt: mit allen Makro- und Mikronährstoffen versorgt. Dies ist zu erreichen mit den Vorgaben der Ernährungspyramide:

♦ mindestens 6 Gläser Flüssigkeit pro Tag
♦ 2 Portionen Obst
♦ 3 Portionen Gemüse
♦ 4 Portionen Getreideprodukte (Brot, Teigwaren, Reis, Müsli, Haferflocken) und Kartoffeln
♦ 3 Portionen Milch bzw. Milchprodukte (Käse, Quark, Joghurt, Buttermilch, Dickmilch, Kefir)
♦ höchstens 1-mal pro Tag Fleisch oder Wurst oder Fisch
♦ 2 Portionen Fette und Öle, 1 Portion als Streichfett, eine Portion als Kochfett
♦ 1-mal pro Tag Süßigkeiten oder Gebäck oder 1 Portion eines alkoholischen Getränkes. Diese Lebensmittel und Getränke versorgen den Körper zwar nicht besonders gut mit Mikronährstoffen, werden aber gerne konsumiert, und weil sie nicht so wertvoll sind, werden sie hier beschränkt auf eine Portion pro Tag.

Beispiel für einen Tageskostplan für einen alten Menschen nach der Ernährungspyramide.

nach dem Aufstehen:	1 Glas Wasser ohne Kohlensäure
Frühstück:	1½ Scheiben Vollkorntoast, Diätmargarine, Pflaumenmus, etwas Frischkäse mit Kräutern (Rahmstufe), 2 Tassen Kaffee
2. Frühstück:	2 EL Haferflocken (Kleinblatt oder Instant), ½ Banane, ½ Apfel, Dickmilch, mit etwas Zucker gesüßt, 1 Glas Wasser
Mittagessen:	1 kleines Schnitzel in etwas Rapsöl gebraten, 3 Kartoffeln, mit gehackter Petersilie garniert, 1 Portion Erbsen-Möhren-Gemüse, Soße, mit 1050er Mehl angedickt, 1 Schälchen Quark (Magerstufe) mit Brombeeren (TK), mit Zucker gesüßt, 1 bis 2 Gläser Apfelsaftschorle
Zwischenmahlzeit:	1 kleines Stück Kirschkäsekuchen, 1 Tasse Kaffee
Abendessen:	1 Schälchen Möhren-Sellerie-Rohkost mit Zitronensaft, Rapsöl und etwas Zucker abgeschmeckt, 1½ Scheiben feines Vollkornbrot, Diätmargarine, 1 Scheibe Edamer (30 % Fett i. Tr.), 1 Scheibe Schweineschinken, mager, 2 Tassen Pfefferminztee
am Abend:	1 Glas Wasser

(Aid, Senioren in der Gemeinschaftsverpflegung, 2003, Seite 11–15)

Dieser Tagesplan enthält 2 005 Kilokalorien/8 390 Kilojoule			
Eiweiß	79 g	Magnesium	516,0 mg
Fett	63 g	Eisen	19,6 mg
Kohlenhydrate	272 g	Jod	63,0 µg
Ballaststoffe	41 g	Vitamin A	1,7 mg
Calcium	985 mg	Vitamin B$_1$	1,7 mg

Projektaufgaben:	Bau einer Ernährungspyramide fürs Klassenzimmer.
Arbeitsform:	Gruppenarbeit
Zeitdauer	**45 Minuten**
Material:	Lebensmittelprospekte von Discountern
Lernfeldbezug:	LF 1.3

Die Klasse teilt sich in 8 Gruppen auf, entsprechend den Gruppen der Ernährungspyrami-de. Jede Gruppe gestaltet ihre Lebensmittel aus Discounterprospekten und bringt sie in Form der Pyramide an.

Lernsituation:	Die Ernährungspyramide und ich
Arbeitsform:	Einzelarbeit
Zeitdauer:	täglich einige Minuten
Lernfeldbezug:	LF 1.3

Kopieren Sie die Ernährungspyramide 7-mal. Überprüfen Sie in den folgenden 7 Tagen, ob sie selbst nach den Regeln der Ernährungspyramide essen. Immer wenn Sie eine Portion von einer Lebensmittelgruppe gegessen haben, machen Sie einen Strich in das entsprechende Kästchen.
Wie sieht Ihre Pyramide am Ende der Woche aus? Entspricht sie der vorgegebenen Form oder hat sie sich verändert?

1.12.2 Fokus: Zucker und Süßungsmittel

„Zucker macht das Leben süß" oder „Zucker ist Nervennahrung" – sind geläufige Aussagen.
Betrachtet man den Zuckerverbrauch hierzu-lande, so sieht es ganz danach aus, als lebe man nach diesem Motto: Denn der Pro-Kopf-Verbrauch von Zucker liegt bei rund 35 kg pro Jahr. Dies entspricht einer Menge von knapp 100 g Zucker täglich. Dies entspricht einer Energiemenge von 1680 kJ (400 kcal).

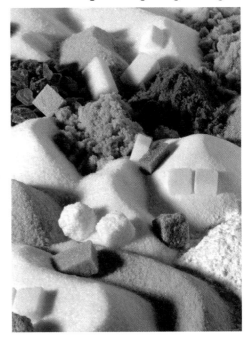

Zucker und Produkte aus der Zuckerher-stellung

Weißer Zucker, brauner Zucker, Rübensaft, Melasse und Succanat (Vollrohrzucker) sind Erzeugnisse aus Zuckerrohr oder Zuckerrübe. Alle diese Produkte bestehen aus dem Disac-charid Saccharose.
Die Zuckerherstellung ist ein aufwendiger Prozess und auf manchen Produktionsstufen fallen die süß schmeckenden Produkte an, die ebenfalls als Süßungsmittel in den Handel kommen. Der überwiegende Teil wird zu wei-ßem Haushaltszucker verarbeitet. Weißer Zu-cker ist so beliebt, weil er geschmacksneutral süß schmeckt und preisgünstig ist.

Ausgewählte Zuckersorten

Alternative Süßungsmittel

Honig ist der von Bienen gesammelte, eingedickte und umgewandelte Zuckersaft aus Blüten und Nadelbäumen. Die Farbe und Konsistenz des Honigs ist durch die Blütentracht vorgegeben. Die Qualität des Honigs ergibt sich aus dem Umgang des Imkers mit dem Produkt.

Ahornsirup ist der zuckerhaltige Saft des Ahornbaumes, der im Winter durch Anritzen der Baumrinde gewonnen wird. Je heller der Ahornsirup ist, desto besser ist seine Qualität. Ahornsirup hat einen intensiven Eigengeschmack.

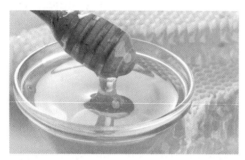 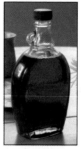 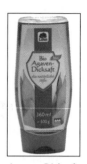

Honig   *Ahornsirup*   *Agaven-Dicksaft*

Apfelkraut und Apfeldicksaft sind eingedickte Produkte aus geraspelten Äpfeln bzw. aus Apfelsaft. Sie schmecken süß und haben einen intensiven Apfelgeschmack. Beide Produkte werden auch aus anderen Obstarten, die einen hohen Zuckergehalt aufweisen, hergestellt.

Zuckergehalt diverser Süßungsmittel

	Energiegehalt in kcal/100 g	Zuckergehalt in %
Weißer Zucker	394	100
Brauner Zucker	386	97
Blütenhonig	304	80
Ahornsirup	252	62
Rübenkraut	256	63
Melasse	83	69
Apfelkraut	202	50
Apfeldicksaft	354	83

Bewertung

♦ Alternative Süßungsmittel wie brauner Zucker, Honig, Rübensaft, Melasse, Succanat, Ahornsirup und Obstdicksäfte haben gegenüber weißem Zucker keinen ernährungsphysiologischen Vorteil. Die Mengen an Vitaminen und Mineralstoffen, die sie im Vergleich zu weißem Zucker enthalten, sind so gering, dass sie nicht zur Versorgung des Organismus beitragen. Sie haben etwa den gleichen Energiegehalt wie Zucker, wenn man ihre unterschiedliche Süßkraft berücksichtigt. Sie sind teurer als Zucker, in der Produktion aber umweltfreundlicher. Sie sind genauso wie weißer Zucker nicht geeignet für Diabetiker, Übergewichtige und Personen mit Fettstoffwechselstörungen.

- Maximal 10 % der täglichen Energieaufnahme können aus Zucker und alternativen Süßungsmitteln bestehen, am besten in Mahlzeiten verpackt.

- Die Auszeichnungen „ohne Kristallzucker" oder „zuckerfrei" bedeuten, dass das Produkt frei von Saccharose, aber nicht völlig frei von anderen Zuckerarten oder Süßungsmitteln ist.

- Honig eignet sich als Brotaufstrich. Bei Heiserkeit und Husten kann Honig pur oder in einem warmen Getränk als Schleimlöser eingesetzt werden. Auch als mildes Abführmittel ist Honig bei entsprechend veranlagten Menschen wirksam. Honig ist nicht geeignet für Diabetiker und nur in kleinen Mengen für Übergewichtige und Personen mit Fettstoffwechselstörungen.

Zucker mit „Tarnkappe"

Es gibt eine Reihe von Zuckerarten, die auf den ersten Blick meist nicht als Zucker erkennbar sind.

Milchzucker, Traubenzucker und Fruchtzucker werden im Handel für den Gebrauch im Haushalt angeboten.

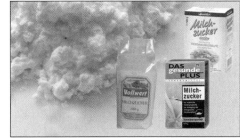

Glukosesirup, Dextrose, Invertzucker, Maissirup und Isoglukose sind verschiedene Verarbeitungen von Traubenzucker. Sie werden ausschließlich von der Lebensmittelindustrie zum Süßen eingesetzt. Sie haben den gleichen Energiegehalt wie weißer Zucker.

Milchzucker

Maltodextrine sind technologisch hergestellte Zucker, die in ihrem Aufbau zwischen Disacchariden und Polysacchariden liegen. Sie werden zur Energieanreicherung als Pulver, in Trinknahrung und in Sondenkost verwendet.

Fruktose wird verstärkt von der Lebensmittelindustrie verwendet.

Bewertung

- Auf den Zutatenlisten der Lebensmittel sind auch die Zuckerarten angegeben. Glukosesirup, Dextrose, Invertzucker, Maissirup und Isoglukose sind für Diabetiker und Übergewichtige ungeeignet.

- Milchzucker (Laktose) kann als mildes Abführmittel und zur Förderung einer gesunden Darmflora eingesetzt werden.

- Traubenzucker (Glukose) eignet sich zum Süßen von Tee, insbesondere bei Durchfallerkrankungen.

- Fruchtzucker (Fruktose) ist als Süßungsmittel für Typ-1-Diabetiker geeignet, nicht aber für Typ-2-Diabetiker, da der Energiegehalt von Fruchtzucker dem des weißen Zuckers entspricht.

- Maltodextrine ist sehr gut verdaulich und hat den gleichen Energiegehalt wie weißer Zucker. Sie eignet sich zur Energieanreicherung bei Untergewicht und bei Erkrankungen des Pankreas und des Dünndarmes. Sie ist in speziellen Zubereitungen in Apotheken erhältlich.

Zuckeraustauschstoffe

Zuckeraustauschstoffe sind von ihrem Aufbau her (anders als die anderen oben genannten Zuckerarten) keine Kohlenhydrate. Sie sind den Kohlenhydraten aber sehr ähnlich und schmecken süß. Ihr Energiewert ist gegenüber weißem Zucker um ca. 40 % niedriger, also ca. 10 KJ/g (2,4 kcal/g). Allerdings ist bei den meisten Zuckeraustauschstoffen, verglichen mit Zucker, auch die Süßkraft niedriger.

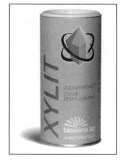

Zuckeraustauschstoff

Zuckeraustauschstoffe können von den Bakterien im Mund nur schwer abgebaut werden, daher verursachen sie auch keine Karies. Aus diesem Grund werden Zuckeraustauschstoffe bevorzugt in Süßigkeiten eingesetzt. In der Bundesrepublik Deutschland sind folgende Zuckeraustauschstoffe in Gebrauch: **Sorbit, Xylit, Isomalt, Maltit, Mannit und Lactit.**

Bewertung

♦ Zuckeraustauschstoffe sind hitzestabil. Sie eignen sich zum Süßen, Kochen und Backen. Sie sind geeignet für Typ-2-Diabetiker, da sie insulinunabhängig verstoffwechselt werden und einen geringeren Energiegehalt haben als Zucker.

♦ Es werden einige Lebensmittel für Diabetiker angeboten, bei denen der Zucker durch Zuckeraustauschstoffe ersetzt wurde.

♦ Zuckeraustauschstoffe wirken bei empfindlichen Menschen schon in geringen Mengen abführend. Bei den meisten Menschen ist dies allerdings ab einem Gehalt von 100 g Zuckeraustauschstoffen pro 1 kg fertigem Lebensmittel der Fall. Bei dieser Konzentration wurde auch die gesetzliche Höchstmenge festgelegt.

Süßstoffe

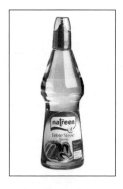

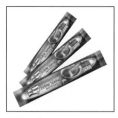

Süßstoff

1879 wurde der erste Süßstoff durch einen Zufall von C. Fahlberg entdeckt. Bei einem seiner Experimente entstand Saccharin, ein weißes, intensiv süß schmeckendes Pulver. Im Laufe der vergangenen 100 Jahre wurden weitere solche Süßstoffe entdeckt. In der Bundesrepublik Deutschland sind folgende Süßstoffe zugelassen: **Saccharin, Cyclamat, Aspartam, Acesulfam K, Neohesperidin DC und Thaumatin.**

Süßstoffe sind keine Kohlenhydrate, einige werden vom Körper unverändert ausgeschieden oder wie Eiweiße verstoffwechselt. Sie sind daher energiefrei oder extrem energiearm. Sie schmecken um ein Vielfaches süßer als Zucker, ihr Geschmack ist aber nicht identisch mit Zucker, er wird oft als unbefriedigend empfunden oder hinterlässt einen unangenehmen, nicht zuckertypischen Nachgeschmack.

Von der Lebensmittelindustrie werden Süßstoffe gerne eingesetzt, auch in Lebensmitteln, die auf den ersten Blick gar nicht süß schmecken, z. B. in Diabetikerlebensmitteln, Erfrischungsgetränken, Milchprodukten, Süßigkeiten, Sauerkonserven, Feinkosterzeugnissen, Senf, Würzsaucen, Backwaren und Bier, aber auch in Vitaminpräparaten und Arzneimitteln.

Außerdem gibt es einzelne Süßstoffe oder Süßstoffmischungen in flüssiger Form oder als Streuwürze für den Privathaushalt zu kaufen. Der Einsatz der Süßstoffe im Haushalt ergibt sich aus ihrer Hitzestabilität. Saccharin, Cyclamat, Acesulfam K und Neohesperidin DC sind hitzebeständig und können daher zum Kochen und Backen eingesetzt werden, z.B. für warme Getränke, Süßspeisen, Aufläufe, Kompotte und zum Herstellen von Obstkonserven und Marmelade.

Die übrigen Süßstoffe sind nicht hitzestabil, d.h., sie verlieren ihre Süßkraft, wenn sie erhitzt werden. Sie eignen sich für kalte Getränke, kalte Süßspeisen und Milchprodukte. Zum Backen eignet sich keiner der genannten Süßstoffe. Dies gilt auch für die hitzestabilen Süßstoffe. Zum Gelingen eines Kuchens wird nicht nur die Süßkraft des Zuckers benötigt, sondern auch dessen Fülle, um den Kuchen aufgehen zu lassen. Süßstoffe bringen diese Fülle wegen ihrer enorm hohen Süßkraft nicht mit sich. Hefe- und Knetteige lassen sich noch am ehesten mit Süßstoffen herstellen. Mischungen aus Süßstoffen mit Zucker oder Sorbit liefern allerdings ein gutes Backergebnis.

Die Süßstoffe im Überblick

	Süßkraft ... mal mehr als Zucker	Geschmack	Hitze-stabili-tät	Einsatz im Haushalt
Saccharin	500	bei Überdosierung bitterer Nachgeschmack	ja	für kalte und warme Speisen und zum Kochen
Cyclamat	35	bei Überdosierung leicht bitterer Nachgeschmack	ja	für kalte und warme Speisen und zum Kochen
Aspartam	200	zuckerähnlich, angenehm	nein	zum Süßen von kalten Speisen
Acesulfam K	200	angenehm	ja	zum Süßen von kalten und warmen Speisen
Thaumatin	200	lakritzähnliche Nachgeschmack, wirkt geschmacksverstärkend	nein	nicht als Tafelsüße erhältlich
Neohesperidin DC	200	lakritzähnliche Nachgeschmack, wirkt geschmacksverstärkend	ja	nicht als Tafelsüße erhältlich
Sucralose	500–600	natürlicher Süßgeschmack	ja	nicht als Tafelsüße erhältlich

(vgl. Süßstoff-Verband e.V., Köln (Hrsg.) Süßstoffe – mit Sicherheit von Nutzen)

Bewertung

♦ Süßstoffe sind kalorienfrei und eignen sich gut zum Süßen von Speisen für Diabetiker und Übergewichtige.

♦ Süßstoffe verursachen keine Karies

Alles verstanden?

Ordnen Sie die unten aufgeführten Süßungsmittel der jeweiligen Produktgruppe zu
(eine Zuckerart = 1, Süßstoff = 2, Zuckeraustauschstoff = 3, alternatives Süßungsmittel = 4).

Thaumatin, Saccharose, Honig, Traubenzucker, Cyclamat, Fruchtzucker, Neohesperidin, Ahornsirup, Sorbit, Milchzucker, Aspartam K, Saccharin, Isomalt, Xylit, Glukosesirup, Apfelkraut.

Lernsituation:	Klassenrallye
Arbeitsform:	Gruppenarbeit
Zeitdauer:	30 Minuten
Lernfeldbezug:	LF 1.3

Die Klasse teilt sich in vier gleich große Gruppen auf.
Jede Gruppe muss die nachfolgenden Fragen zu Zucker und Süßungsmitteln in möglichst
rascher Zeit vollständig lösen. Welche Gruppe ist als Erste fertig?

- *Geeignet für Diabetiker und Übergewichtige.*
- *Geeignet als Schleimlöser und als Brotaufstrich.*
- *Geeignet als mildes Abführmittel.*
- *Geeignet zum Süßen von Tee bei Durchfallerkrankungen.*
- *Wirkt in höheren Mengen abführend.*
- *Nicht zum Backen geeignet, da nicht hitzestabil.*
- *Geeignet für kalte und warme Speisen, zum Kochen für Diabetiker und Übergewichtige.*

1.13   Gewicht im Griff

Das Körpergewicht gehört zu den Parametern, an denen die Gesundheit eines Menschen abgelesen werden kann. Als gesund gilt ein Gewicht im Bereich des sogenannten „Normalgewichts". Doch was ist normal?

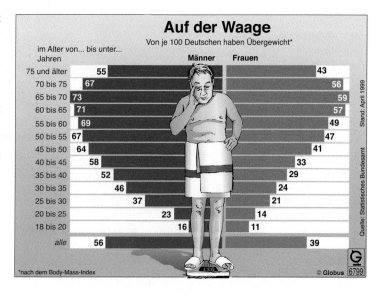

Auf der Waage
Von je 100 Deutschen haben Übergewicht*

im Alter von... bis unter... Jahren	Männer	Frauen
75 und älter	55	43
70 bis 75	67	56
65 bis 70	73	59
60 bis 65	71	57
55 bis 60	69	49
50 bis 55	67	47
45 bis 50	64	41
40 bis 45	58	33
35 bis 40	52	29
30 bis 35	46	24
25 bis 30	37	21
20 bis 25	23	14
18 bis 20	16	11
alle	56	39

*nach dem Body-Mass-Index

Stand: April 1999

Quelle: Statistisches Bundesamt

© Globus 6799

1.13.1 Der Body-Mass-Index

Um feststellen zu können, wie das Gewicht einer Person einzuschätzen ist, ist ein allgemein-gültiges Maß notwendig. Gewichtsbestimmungen werden nach dem **Body-Mass-Index = BMI** vorgenommen. Er ist ein Maß für den Fettanteil des Körpers. Der BMI wird berechnet, indem das Körpergewicht in kg dividiert wird durch das Quadrat der Körpergröße in m.

$$BMI = \frac{Körpergewicht\ in\ kg}{Körpergröße\ in\ m\ x\ Körpergröße\ in\ m}$$

Beispiel:
Herr Eilers arbeitet in der heimeigenen Kü-che als Koch. Er wiegt 81 kg und ist 1,76 m groß. Wie hoch ist sein BMI?

$$BMI = \frac{81}{1,76 \times 1,76} = 26$$

Einfacher ist es, den BMI in Diagrammen abzulesen. Der BMI wird hier ermittelt, indem man das aktu-elle Körpergewicht in kg (linke Skala) und die Körpergröße in cm (rechte Skala) in das Diagramm ein-trägt und zwischen diesen beiden Mar-kierungen eine Gera-de zieht. Dabei wird die Skala in der Mitte geschnitten und der BMI ist auf ihr ables-bar.

Der BMI alleine sagt noch wenig aus, er muss beurteilt wer-den, das geschieht mit nachfolgender Tabelle.

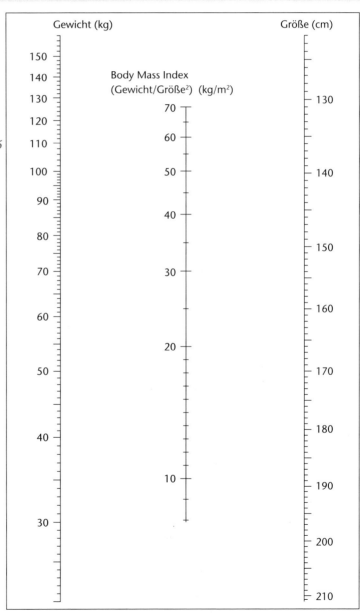

BMI-Diagramm

1.13.2 Zu viel auf der Waage?

Der BMI alleine sagt noch wenig aus, er muss beurteilt werden. Das macht man mithilfe der nachfolgenden Tabellen.

Beurteilung des Gewichtes mit dem BMI nach dem Grad der Adipositas

Das Körpergewicht kann nach dem Grad des Übergewichtes beurteilt werden. Danach gilt als Normalgewicht ein BMI zwischen 18,5 und 24,9. BMI Werte, die darüber liegen, werden in unterschiedliche Grade des Übergewichts eingeteilt.

Adipositas = Übergewicht

Einteilung	BMI (kg/m²)
Normalgewicht	18,5–24,9
Präadipositas	25–29,9
Adipositas Grad I	30–34,9
Adipositas Grad II	35–39,9
Adipositas Grad III	≥ 40

(vgl. Biesalski, Ernährungsmedizin, 2005, S. 249)

Beurteilung des Gewichtes nach dem Lebensalter

Es gibt Untersuchungen, die darauf hindeuten, dass das wünschenswerte Körpergewicht im Alter höher sein darf als in jungen Jahren. Daher hat der National Research Council der USA für den BMI Normbereiche erarbeitet, wobei das Lebensalter berücksichtigt wird. Der BMI gibt dabei stets eine Spanne für das Normalgewicht an. Überschreitet das Gewicht in der jeweiligen Altersstufe die angegebene BMI-Spanne, dann gilt dies als Übergewicht.

Alter	BMI Normalgewicht
19–24	19–23
25–34	20–25
35–44	21–26
45–54	22–27
55–65	23–28
> 65	24–29

Aus dieser Sicht wird für ältere und alte Menschen ein BMI bis zu 29 noch als Normalgewicht angesehen.

Beispiel:
Das Ehepaar Peters ist in der Altenpflege tätig. Beide sind 34 Jahre alt. Frau Peters ist 1,70 m groß und wiegt 64 kg. Herr Peters ist ebenfalls 1,70 m groß und wiegt 90 kg.

Wie beurteilen Sie das Gewicht dieser beiden Personen?

*BMI Frau Peters = 64 : (1,7 x 1,7) = **22***   *BMI Herr Peters = 90 : (1,7 x 1,7) = **31***

Frau Peters liegt nach beiden Beurteilungsmaßstäben im Bereich des Normalgewichts. Herr Peters liegt mit einem BMI von 31 im Bereich von Adipositas II und ist auch nach der altersabhängigen Beurteilung nicht mehr im Bereich des Normalgewichts.

1.13.3 Speck ist nicht gleich Speck

Über die Hälfte der europäischen Bevölkerung gilt als übergewichtig. Dies ist nicht in erster Linie ein ästhetisches Problem. Übergewicht ist der Auslöser einer ganzen Reihe von Folgekrankheiten wie Diabetes, Bluthochdruck, Fettstoffwechselstörungen, Arteriosklerose u. v. m. Daher wird der Bekämpfung von Übergewicht viel Aufmerksamkeit geschenkt.

Nun wurde festgestellt, dass es für die Gesundheit nicht gleichgültig ist, wo sich die Pfunde ansammeln. Übergewicht verteilt sich meist nicht gleichmäßig über den ganzen Körper, sondern häuft sich in sogenannten Problemzonen an.

Das gynoide (weibliche) Fettverteilungsmuster

Fettansammlungen an Hüften, Po und Oberschenkeln sind eher bei Frauen anzutreffen. Aber es gibt auch Männer mit dieser Fettverteilung.

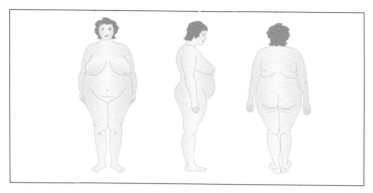

Das androide (männliche) Fettverteilungsmuster

Da ist zunächst der klassische Männerbauch. Dabei sammelt sich das Fett zum größten Teil oberhalb der Hüften im oberen Bauchbereich zwischen den Organen an. Der restliche Körper bleibt vergleichsweise schlank. Dieses Fettverteilungsmuster ist typisch für Männer und kommt bei ihnen gehäuft vor. Aber auch Frauen können davon betroffen sein.

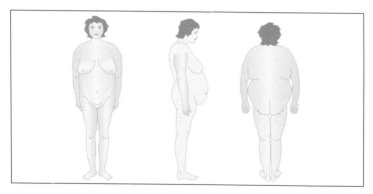

Das androide Fettverteilungsmuster geht mit einem wesentlich höheren Gesundheitsrisiko einher. Es ist besonders eng verbunden mit dem Auftreten von Stoffwechselkrankheiten, Herz-Kreislauf-Erkrankungen und bei Frauen mit einem höheren Risiko für Brust- und Gebärmutterhalskrebs.

Liegt ein Übergewicht mit einem BMI über 40 vor, spielt die Fettverteilung aber keine Rolle mehr; das Risiko, die Erkrankungen zu entwickeln, ist dann generell erhöht.

1.13.4 Fliegengewichte

Für junge Menschen gilt ein Gewicht unter einem BMI von 18 als Untergewicht. Für alte Menschen kann dies bereits ein Gewicht im BMI-Bereich von 22 und weniger sein. Der Organismus von alten Menschen kann nicht mehr so rasch auf Gewichtsverluste reagieren und ist häufiger von Erkrankungen betroffen, die mit Gewichtsverlusten einhergehen. Um Reserven für solche Lebensphasen zu haben, wird im Alter ein BMI von über 22 und mehr angestrebt.

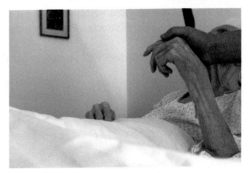

Mangelernährung im Alter

Immer häufiger wird von Mangelernährung und stark untergewichtigen Senioren in den Medien berichtet (*Lernfeld 1.3, 2.6*). Tatsächlich liegen dabei dramatisch niedrige Gewichte vor. Ein BMI von 11 und weniger bei Frauen und von 13 und weniger bei Männern ist tödlich.

1.14   Bestimmung des Ernährungszustandes

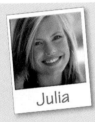

Julia

Julia darf ihrer Mentorin bei der Aufnahme einer neuen Heimbewohnerin assistieren, einer 77 Jahre alten Frau, die nach einer Gallensteinoperation in sehr schlechter körperlicher Verfassung vom Krankenhaus ins Heim gebracht wird. Sie ist sichtbar abgemagert. Die Mentorin befragt die alte Dame bezüglich Essen und Trinken, wiegt sie und dokumentiert ihren Ernährungszustand.

Die Maßstäbe, um das Gewicht eines Menschen zu bestimmen und zu beurteilen, reichen nicht aus, um eine Aussage über den Ernährungszustand eines Menschen machen zu können. Es wurden inzwischen einige Instrumente entwickelt, mit denen man rasch und einfach den Ernährungszustand einer Person ermitteln kann.
Es empfiehlt sich eine solche ausführliche Bestimmung bei der Aufnahme ins Pflegeheim durchzuführen. Dabei sollen sofort die Notwendigkeit einer Unterstützung bei der Nahrungsaufnahme sowie Anforderungen an die Kost schriftlich festgehalten werden. Anschließend eignet sich im Abstand von einem bis drei Monaten ein Kurztest.

Hier sollen zwei Assessmentinstrumente vorgestellt werden.

Assessment = Einschätzung, in diesem Fall eine Möglichkeit, den Ernährungszustand eines Menschen einzuschätzen.

1.14.1   Eckdaten bei der Aufnahme ins Pflegeheim: Die Bestimmung des Ernährungszustandes

Fragebogen

Alter:	
männlich:	
weiblich:	
Größe:	
Gewicht:	
BMI:	
Gewichtsveränderungen	
vergangene 6 Monate:	
vergangene 2 Jahre:	
Verdauungsbeschwerden:	
Lebensmittelunverträglichkeiten:	
Lebensmittelallergien:	
Kaustörungen, Prothesenträger,	
Zahnprobleme:	
Schluckstörungen:	
abgelehnte Speisen:	
Benötigt Hilfe bei der Nahrungsaufnahme:	
Wie?	
benötigte Kostform:	
Vollkost:	
passierte Kost:	
Diabetesdiät:	
leichte Vollkost	
Sonstiges:	
Gesamtenergiebedarf:	
Medikamente:	

Dieser Test ist geeignet, um den Ernährungszustand und notwendige Eingriffe in die Ernährung bei Aufnahme ins Heim festzustellen. So kann von Anfang an eine angemessene Ernährung und Unterstützung gewährleistet werden. Der Fragebogen stellt so ein wichtiges Instrument der Biografiearbeit dar und sollte wo immer möglich gemeinsam mit dem Heimbewohner oder dessen Angehörigen ausgefüllt werden.

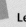

Lernsituation: Bestimmung des Ernährungszustandes
Arbeitsform: Einzelarbeit
Zeitdauer: 15 Minuten
Lernfeldbezug: LF 1.3

Füllen Sie den Fragebogen zum Ernährungszustand bei der Aufnahme ins Heim für folgendes Fallbeispiel aus:
Es handelt sich um einen 82 Jahre alten Mann. Er ist 1,68 m groß und wiegt 63 kg, sein Gewicht war in den vergangenen zwei Jahren stabil. Er lehnt Milch- und Milchprodukte ab, sonst isst er alles und verträgt auch alles. Er ist Prothesenträger und kommt gut damit zurecht. Er kann aufgrund einer Infektion im Knie nach einer Operation nur noch sehr schlecht und sehr kurze Zeit gehen. Er ist auf Medikamente gegen Bluthochdruck angewiesen.

1.14.2 Ein begleitendes Instrument: Der Mini Nutritional Assessment (MNATM) zur Bestimmung des Ernährungszustandes

Der MNA ist eine einfach und sehr schnell durchzuführende Methode zur Erfassung des Ernährungszustandes. Er wurde entwickelt von den Universitäten Toulouse, New Mexico und dem Nestlé Forschungszentrum Lausanne. Er ist hauptsächlich dazu geeignet, schnell den Verdacht auf eine Mangelernährung abzuklären.
Zunächst werden Gewicht und Körpergröße des Patienten bestimmt und daraus der BMI errechnet. Danach werden, wo möglich mit dem Patienten gemeinsam, der Fragebogen ausgefüllt, die Gesamtpunktzahl errechnet und die Auswertung abgelesen. Es werden drei Stufen des Ernährungszustandes ermittelt:

♦ zufriedenstellender Ernährungszustand
♦ Risikobereich Unterernährung
♦ schlechter Ernährungszustand

Alle drei Monate sollte dieser Test erneut durchgeführt und mit den vorherigen Ergebnissen verglichen werden, um daraus eine Tendenz ableiten zu können.

NESTLÉ NUTRITION SERVICES

Nestlé

Anamnesebogen zur Bestimmung des Ernährungszustandes älterer Menschen
Mini Nutritional Assessment MNA™

Name: Vorname: Geschlecht: Datum:

Alter, Jahre: Gewicht, kg: Größe, cm: Kniehöhe, cm:
(bestimmen, wenn Körpergröße nicht messbar ist)

Füllen Sie den Bogen aus, indem Sie die zutreffenden Zahlen in die Kästchen eintragen. Addieren Sie die Zahlen in den ersten sechs Kästchen. Wenn der Wert 11 oder kleiner 11 ist, fahren Sie mit der Anamnese fort, um den Gesamt-Index zu erhalten.

Vor-Anamnese

A   Hat der Patient einen verminderten Appetit?
Hat er während der letzten drei Monate wegen Appetitverlust,
Verdauungsproblemen, Schwierigkeiten beim Kauen
oder Schlucken weniger gegessen (Anorexie)?
0 = schwere Anorexie
1 = leichte Anorexie
2 = keine Anorexie ☐

B   Gewichtsverlust in den letzten drei Monaten
0 = Gewichtsverlust > 3 kg
1 = weiß es nicht
2 = Gewichtsverlust zwischen 1 kg und 3 kg
3 = kein Gewichtsverlust ☐

C   Mobilität/Beweglichkeit
0 = vom Bett zum Stuhl
1 = in der Wohnung mobil
2 = verlässt die Wohnung ☐

D   Akute Krankheit oder psychischer Stress
während der letzten drei Monate?
0 = ja   2 = nein ☐

E   Psychische Situation
0 = schwere Demenz oder Depression
1 = leichte Demenz oder Depression
2 = keine Probleme ☐

F   Körpermassenindex (Body Mass Index, BMI)
(Körpergewicht/(Körpergröße)^2, in kg/m^2)
0 = BMI < 19
1 = $19 \le$ BMI < 21
2 = $21 \le$ BMI < 23
3 = BMI $\ge$ 23 ☐

Ergebnis der Vor-Anamnese (max. 14 Punkte) ☐ ☐

12 Punkte oder mehr: Normaler Ernährungszustand
11 Punkte oder weniger: Gefahr der Mangelernährung

Anamnese

G   Wohnsituation: Lebt der Patient unabhängig zu Hause?
0 = nein   1 = ja ☐

H   Medikamentenkonsum: Nimmt der Patient mehr
als drei Medikamente (pro Tag)?
0 = ja   1 = nein ☐

I   Hautprobleme: Schorf oder Druckgeschwüre?
0 = ja   1 = nein ☐

Ref.:   Guigoz Y, Vellas B and Garry P.J. 1994. Mini Nutritional Assessment: A practical assessment tool for grading the nutritional state of elderly patients. *Facts and Research in Gerontology.* Supplement #2:15-59
Rubenstein LZ. 1998. Development of a Short Version of the Mini Nutritional Assessment. In: Vellas B, Garry P.J, Guigoz Y (eds.). Mini Nutritional Assessment (MNA): Research and Practice in elderly. Nestlé Clinical and Performance Nutrition Workshop Series, Vol. 1, Lippincott-Raven, Philadelphia 101-111.

J   Mahlzeiten: Wie viele Hauptmahlzeiten isst der Patient pro Tag?
(Frühstück, Mittag- und Abendessen)?
0 = 1 Mahlzeit
1 = 2 Mahlzeiten
2 = 3 Mahlzeiten ☐

K   Lebensmittelauswahl: Isst der Patient
• mindestens einmal
pro Tag Milchprodukte?   ja ☐   nein ☐
• mindestens ein- bis zweimal pro
Woche Hülsenfrüchte oder Eier?   ja ☐   nein ☐
• jeden Tag Fleisch, Fisch
oder Geflügel   ja ☐   nein ☐
0.0 = wenn 0 oder 1 mal «ja»
0.5 = wenn 2 mal «ja»
1.0 = wenn 3 mal «ja» ☐.☐

L   Isst der Patient mindestens zweimal
pro Tag Obst oder Gemüse?
0 = nein   1 = ja ☐

M   Wie viel trinkt der Patient pro Tag?
(Wasser, Saft, Kaffee, Tee, Wein, Bier…)
0.0 = weniger als drei Gläser/Tassen
0.5 = drei bis fünf Gläser/Tassen
1.0 = mehr als fünf Gläser/Tassen ☐.☐

N   Essensaufnahme mit/ohne Hilfe
0 = braucht Hilfe beim Essen
1 = isst ohne Hilfe, aber mit Schwierigkeiten
2 = isst ohne Hilfe, keine Schwierigkeiten ☐

O   Glaubt der Patient, dass er gut ernährt ist?
0 = schwerwiegende Unter-/Mangelernährung
1 = weiß es nicht oder leichte Unter-/Mangelernährung
2 = gut ernährt ☐

P   Im Vergleich mit gleichaltrigen Personen schätzt der Patient
seinen Gesundheitszustand folgendermaßen ein:
0.0 = schlechter
0.5 = weiß es nicht
1.0 = gleich gut
2.0 = besser ☐.☐

Q   Oberarmumfang (OAU in cm)
0.0 = OAU < 21
0.5 = $21 \le$ OAU $\le$ 22
1.0 = OAU > 22 ☐.☐

R   Wadenumfang (WU in cm)
0 = WU < 31   1 = WU $\ge$ 31 ☐

Anamnese (max. 16 Punkte) ☐ ☐

Ergebnis der Vor-Anamnese ☐ ☐

Gesamt-Index (max. 30 Punkte) ☐ ☐.☐

Auswertung des Gesamt-Index

Mehr als 24 Punkte   Zufriedenstellender Ernährungszustand ☐

17 bis 23.5 Punkte   Risikobereich für Unterernährung ☐

Weniger als 17 Punkte   Schlechter Ernährungszustand ☐

10.98 D

Mini Nutritional Assessment

Lernsituation: Durchführen des MNA
Arbeitsform: Einzelarbeit am Arbeitsplatz
Zeitdauer: Testen Sie, wie lange Sie brauchen.
Lernfeldbezug: LF 1.3

Führen Sie mindestens einmal den **MNA** an einem Heimbewohner durch, auf der Station, auf der Sie gerade Ihre Ausbildung machen.

– *Was fällt Ihnen dabei auf?*
  Haben Sie das gewonnene Ergebnis erwartet?
– *Wie lange brauchten Sie für die Durchführung und Auswertung des Tests?*
– *Halten Sie den Test für ein geeignetes Instrument, um Unter- bzw. Mangelernährung festzustellen?*

1.15 Dokumentation der Nahrungsaufnahme

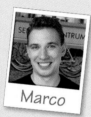

Marco

In regelmäßigen Abständen wird im Heim die Nahrungsaufnahme durch die Heimbewohner erfasst. Marco hat die Aufgabe, die Nahrungsaufnahme der Heimbewohner im Speisesaal zu dokumentieren. Es geht alles so schnell und er muss nebenher Essen kleinschneiden, nachschöpfen, einen aufgeregten Heimbewohner beruhigen. Wie soll er sich da noch merken können, wie viel jeder gegessen hat? Am einfachsten hat er es mit denen, die immer den Teller leer essen.

1.15.1 Quantitative Beurteilung der Nahrungsaufnahme mithilfe von Tellerdiagrammen

Es ist wünschenswert, dass im Pflegeheim bei der Aufnahme ausführlich der Ernährungszustand festgestellt und dokumentiert wird. Dabei können bereits pflegerische Unterstützungsmaßnahmen und ein Ernährungsplan erstellt werden. Diese Maßnahmen sollten täglich überprüft und dokumentiert werden, z. B. mit Tellerdiagrammen.
Nur so können mögliche Risikofaktoren entdeckt, der Gewichtsverlauf beurteilt und bei krisenhaften Situationen frühzeitig eingegriffen werden.

Tellerdiagramme eignen sich, um die Mengen, die gegessen werden, zu erfassen. Das Tellersymbol ist in vier Viertel aufgeteilt. Die gegessene Menge wird auf dem Tellersymbol ausgefüllt. Wenn die Hälfte gegessen wurde, werden zwei der Viertel ausgefüllt.
Das Glassymbol steht für eine Flüssigkeitsmenge von 200 ml. Neben das Glas wird die Anzahl der getrunkenen Mengen für je 200 ml mit einem Strich eingetragen.

Verzehrsmengenerfassung mit Tellerdiagrammen

Name:		Datum:
Mahlzeiten	**Speisen**	**Getränke**
Frühstück		
Zwischenmahlzeit		
Mittagessen		
Zwischenmahlzeit		
Abendessen		

Auf diese Weise erhält man langfristig Informationen darüber, wie viel im Durchschnitt gegessen und getrunken wird und kann so Unterernährung und Austrocknung vorbeugen.

Lernsituation: Tellerdiagramme ausfüllen
Arbeitsform: Einzelarbeit, anschließend in der Klasse diskutieren.
Zeitdauer: 10 Minuten
Lernfeldbezug: LF 1.3

Tisch 1 mit 5 Personen.
Mittagessen: Klare Brühe mit Einlage, paniertes Fischfilet, Pellkartoffeln, Mayonnaisesoße, Gurkensalat, Bananenquarkspeise

Frau A. isst immer etwa 10 Minuten lang von allen Speisen, danach rührt sie den Rest ineinander.
Frau B. isst mit Vorliebe Nudeln, Kartoffeln, Reis, Süßspeisen und Karotten. Fleisch und hartes Gemüse lässt sie eher liegen.
Herr C. isst alles mit gutem Appetit.
Herr D. isst gerne Fleisch, Kartoffeln und Nudeln. Gemüse, Salate und Süßspeisen lässt er meist stehen.
Frau E. braucht Hilfe beim Essen, man muss ihr alles klein schneiden und – da sie oft das Essen vergisst – ab und zu daran erinnern.

Wie würden Sie nach diesen Angaben die Tellerdiagramme für diese Mahlzeit für die aufgeführten Heimbewohner ausfüllen?

1.15.2 Qualitative Beurteilung der Nahrungsaufnahme mit der Ernährungspyramide

Ist bekannt, wie viel ein Mensch im Durchschnitt zu sich nimmt, so ist noch nichts darüber bekannt, wie die Qualität seiner Ernährung ist. Dazu ist es notwendig, die gegessenen Lebensmittelgruppen näher zu betrachten. Dafür eignet sich die Ernährungspyramide.
Für jeden Tag gilt ein Pyramidensymbol. Die gegessenen Lebensmittel und Getränke werden entsprechend ihrer Gruppen abgestrichen.

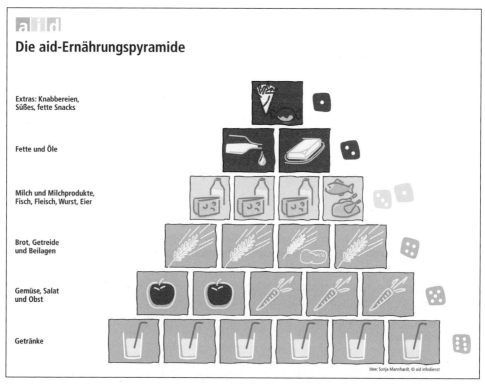

Verzehrsmengenerfassung mit der Ernährungspyramide für das Frühstück

Beispiel: Frühstück
1 Portion Haferflocken fein, mit geraspeltem Apfel und Milch
1 Tasse Kaffee
1 Croissant mit Butter

Dafür können 2 Kästchen in der Getreidegruppe, 1 Kästchen in der Obstgruppe, 1 Kästchen bei den Milchprodukten, ½ Kästchen bei den Fetten und ½ Kästchen bei den Getränken abgestrichen werden.

Lernsituation:	Mittagessen dokumentieren und mit der Ernährungspyramide beurteilen.
Arbeitsform:	Einzelarbeit, anschließend in der Klasse diskutieren.
Zeitdauer:	5 Minuten
Lernfeldbezug:	LF 1.3

Herr D. isst von dem angebotenen Essen aus der Mittagsmahlzeit: die Hälfte der Suppe, den Fisch, die Mayonnaise und die Kartoffeln. Salat und Süßspeise lässt er stehen.

Streichen Sie die entsprechenden Portionen in der Ernährungspyramide ab.

1.15.3 Beurteilung der Ernährung mit Nährwerttabellen

Eine besonders genaue Möglichkeit zu erfassen, wie viel und was gegessen wurde, stellt die Methode dar, mit der die Nahrungsmittel gemessen an ihrem Nährwert beurteilt werden. Dazu stellt die Küche eigene Nährwerttabellen bereit, in denen der genaue Gehalt von Energie, Eiweiß, Fett und Kohlenhydraten einer Portion eines Lebensmittels verzeichnet sind. Das Pflegepersonal schätzt ab, wie viel von einer Portion gegessen wurde und kann deren Zusammensetzung in den Nährwerttabellen ablesen. Die gewonnenen Informationen werden über eine Woche lang notiert und für jeden Tag zusammengezählt. So erhält man genaue Angaben über den Verzehr. Diese werden dann mit dem Tagesbedarf des jeweiligen Heimbewohners verglichen.
Diese Methode ist sehr aufwendig und kann nicht ständig durchgeführt werden. Es gibt daher in den Heimen sogenannte Erfassungswochen, die stichprobenartig genutzt werden, um Informationen über die Ernährung der Heimbewohner zu erhalten. Anhand der gewonnenen Informationen lassen sich, wo nötig, entsprechende Maßnahmen ergreifen.

Ausschnitt aus einer heimeigenen Nährwerttabelle

Lebensmittel				
Portion	Energie in kJ	Eiweiß in g	Fette in g	Kohlenhydrate in g
1 P. Roggenbrot	368	2,7	0,4	18
1 P. Butter	39	-	8	-
150 g Fruchtjoghurt	639	5,7	3,9	23,3
200 g Rosenkohl	184	8,9	0,7	6,6
125 g Schweinefleisch	554	28	2,3	-

(Fröleke, Kleine Nährwerttabelle, 2002)

2   Ernährungspflege bei ausgewählten chronischen Erkrankungen (situationsbezogene Ernährungspflege)

Gesunde, mobile und unabhängig lebende Menschen sind es gewohnt, über ihre Ernährung selbst bestimmen zu können. Kleine Kinder haben bereits sehr genaue Vorstellungen davon, was ihnen schmeckt bzw. welche Speisen und Nahrungsmittel sie gar nicht essen mögen. Aufgrund ihrer Lebenssituation sind alte und pflegebedürftige Menschen vielfach nicht in der Lage, über das WAS, WANN und WIE ihrer Ernährung zu bestimmen.

Viele von ihnen sind beim Essen auf Hilfe angewiesen. Im Heim erleben manche zum ersten Mal, dass für sie gekocht wird und dass sie keinen Einfluss auf die Speiseplanung, die Zubereitungsart, die Tischkultur und die Essenszeiten haben. Häufig bleiben ihre Vorlieben und Abneigungen unberücksichtigt. Die Mahlzeiten sind dem Tagesablauf des Heimes angepasst; sie strukturieren in erheblichem Maß den Heimalltag.

Es können zusätzlich Umstände eintreten, die das Eingreifen des Pflegenden beim Essen, der Nahrungsaufnahme oder der Ernährung notwendig machen. Das ist immer dann der Fall, wenn Gesundheit und Leben des alten Menschen bedroht sind. Sinnvoll ist ein Eingreifen vonseiten des Pflegepersonals darüber hinaus immer dann, wenn eine Ernährungsumstellung zur Verbesserung des Wohlbefindens und damit zur Steigerung der Lebensqualität beiträgt.

Wann ist das Eingreifen des Pflegenden sinnvoll und notwendig?
- bei zu geringer Nahrungsaufnahme
- bei Nahrungsverweigerung
- bei anhaltender Appetitlosigkeit
- bei extrem hoher Nahrungsaufnahme
- bei extrem einseitiger Auswahl der Nahrungsmittel
- wenn Beschwerden und Unverträglichkeiten geäußert werden
- wenn Vorlieben und Wünsche geäußert werden
- wenn eine krankheitsbedingte Kost (z. B. Diabetes-Kost, salzarme Kost) angezeigt ist
- wenn Sondennahrung notwendig wird

Im Folgenden geht es um Erkrankungen, die eine besondere Kost notwendig machen und bei der die Unterstützung des Pflegenden gebraucht wird.

2.1   Erkrankungen der Verdauungsorgane

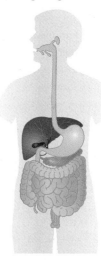

Für eine Woche ist Praktikantin Steffi auf der Station, auf der Yasemin arbeitet. Sie ist damit betraut, das Essen zu verteilen. Steffi ist ratlos wegen der verschiedenen Kostformen und fragt Yasemin, was denn der Unterschied zwischen Vollkost und leichter Vollkost sei.

Der Verdauungstrakt

2.1.1 Kostformen bei Erkrankungen der Verdauungsorgane

In jedem Pflegeheim gibt es eine Grundverpflegung, die in der Regel drei Haupt- und zwei Zwischenmahlzeiten umfasst. Der überwiegende Teil der Heimbewohner wird damit verköstigt. Diese Verpflegung nennt man Vollkost.

Die Vollkost ist eine ausgewogene Kostform, sie soll

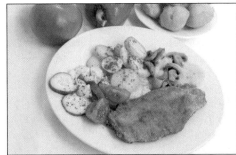

♦ den Energiebedarf decken,
♦ den Bedarf an Makro- und Mikronährstoffen decken,
♦ ernährungsabhängigen Krankheiten vorbeugen,
♦ und die üblichen Ernährungsgewohnheiten berücksichtigen, sofern sie den drei ersten Forderungen nicht entgegenstehen.

Vollkost

Leichte Vollkost (= gastroenterologische Basisdiät)

Daneben gibt es die „leichte Vollkost" oder „gastroenterologische Basisdiät" bei leichten Erkrankungen der Verdauungsorgane. Der veraltete Ausdruck dafür ist Schonkost.
Bis in die 1970er Jahre hinein gab es eine ganze Reihe verschiedener Schonkostarten bei Erkrankungen der Verdauungsorgane, z. B. eine Magenschonkost, Leberschonkost oder Gallenschonkost. Die Anordnungen zu den verschiedenen Schonkostformen beruhten auf rein theoretischen Überlegungen. Als begonnen wurde, den therapeutischen Effekt dieser Schonkostformen zu überprüfen, war das Ergebnis enttäuschend. Es konnten keine positiven oder heilenden Effekte nachgewiesen werden. Diese Schonkostformen waren dazu extrem einseitig und verursachten bei längerem Einhalten Mangelerscheinungen.

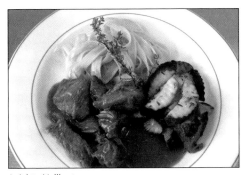

Leichte Vollkost

Nach diesen Erfahrungen wurde eine Kostform bei Erkrankungen der Verdauungsorgane entwickelt, die auf die Beschwerden der Kranken Rücksicht nahm und sie dennoch bedarfsgerecht ernährte. Dies ist die „leichte Vollkost".

Die leichte Vollkost ist eine vollwertige und ausgewogene Kost. Sie unterscheidet sich von der Vollkost lediglich durch **Nichtverwenden von Lebensmitteln und Speisen, die erfahrungsgemäß bei mehr als 5 % der Menschen Unverträglichkeiten auslösen.**

Unverträglichkeiten zeigen sich in Symptomen wie Sodbrennen, Magendruck, Schmerzen, Blähungen und Völlegefühl.

Intoleranzen	%	Intoleranzen	%
1. Hülsenfrüchte	30,1	4. Weißkohl	20,2
2. Gurkensalat	28,6	5. CO_2-haltige Getränke	20,1
3. Frittierte Speisen	22,4	6. Grünkohl	18,1

Intoleranzen	%	Intoleranzen	%
7. fette Speisen	17,2	30. paniert Gebratenes	6,8
8. Paprikagemüse	16,8	31. Pilze	6,1
9. Sauerkraut	15,8	32. Rotwein	6,1
10. Rotkraut	15,8	33. Lauch	5,9
11. Süße und fette Backwaren	15,8	34. Spirituosen	5,8
12. Zwiebeln	15,8	35. Birnen	5,6
13. Wirsing	15,6	36. Vollkornbrot	4,8
14. Pommes frites	15,3	37. Buttermilch	4,5
15. Hart gekochte Eier	14,7	38. Orangensaft	4,5
16. Frisches Brot	13,6	39. Vollmilch	4,4
17. Bohnenkaffee	12,5	40. Kartoffelklöße	4,4
18. Kohlsalat	12,1	41. Bier	4,4
19. Mayonnaise	11,8	42. Schwarzer Tee	3,5
20. Kartoffelsalat	11,4	43. Apfelsinen	3,4
21. Geräuchertes	10,7	44. Honig	3,1
22. Eisbein	9,0	45. Speiseeis	2,4
23. zu stark gewürzte Speisen	7,7	46. Schimmelkäse	2,2
24. zu heiße und zu kalte Speisen	7,6	47. Trockenfrüchte	2,2
25. Süßigkeiten	7,6	48. Marmelade	2,2
26. Weißwein	7,6	49. Tomaten	1,9
27. Rohes Stein- und Kernobst	7,3	50. Schnittkäse	1,6
28. Nüsse	7,1	51. Camembert	1,3
29. Sahne	6,8	52. Butter	1,2

(Kasper, Magen- und Darmerkrankungen, 2000, S. 62)

Die Indikationen für die leichte Vollkost sind vielfältig:

♦ Entzündungen der Speiseröhre
♦ funktionelle Magenbeschwerden
♦ chronische Gastritis
♦ Magenulcera
♦ Zwölffingerdarmgeschwüre
♦ Hepatitis

♦ Leberzirrhose im Anfangsstadium
♦ Gallensteine, Gallenblasen- und Gallen-
wegsentzündungen
♦ chronische Bauchspeicheldrüsen-
entzündungen
♦ Morbus Crohn und Colitis ulcerosa in
der nicht akuten Phase

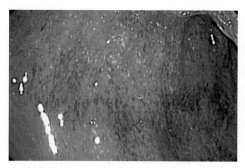

Gastritis, eine Indikation für leichte Vollkost

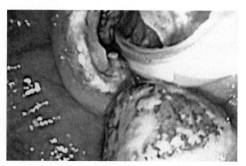

Gallensteine, eine Indikation für leichte Vollkost

Bei Leber- und Bauchspeicheldrüsenerkrankungen sollte ferner auf Alkohol verzichtet, bei Gallenerkrankungen die Fettmenge reduziert werden. Alle hier nicht genannten Erkrankungen der Verdauungsorgane machen eine ganz spezielle Ernährung notwendig. Leichte Vollkost ist dann nicht mehr ausreichend.

2.1.2   Häufige Veränderungen der oberen Verdauungsorgane bei Senioren

Appetitverlust

Appetitverlust ist besonders bei Hochbetagten keine Seltenheit. Zum einen reagiert der Körper auf einen geringeren Bedarf (*Lernfeld 1.3, 1.3.6*). Anhaltende Appetitlosigkeit kann zu Mangelernährung führen und ihre Ursachen sollten aufgedeckt werden. Sie können sehr vielschichtig sein:

Ursachen	Beispiele
Erkrankungen	– Erkrankungen der Verdauungsorgane – Tumorerkrankungen – Eisen- und Vitaminmangel – Medikamente – Chronische Schmerzen – Essen ist zu anstrengend für sehr schwache Personen
altersbedingte Veränderungen	– Ausschüttung von Hormonen im Verdauungstrakt, die zu vorzeitiger Sättigung führen – Vermindertes Geruchs- und Geschmackvermögen
psychische Veränderungen	– Depressionen – soziale Isolierung durch Partnerverlust, Umzug ins Heim – Demenz
Sonstige	– zu große Lebensmittelpackungen und einseitige Kost bei Alleinstehenden – geringe Kochkenntnisse bei alleinstehenden Männern – ungewohntes Umfeld bei den Mahlzeiten im Heim – ungewohnte Speisen im Pflegeheim – Scham, die Hilfe des Pflegepersonals in Anspruch nehmen zu müssen

Fallbeispiel: Appetitlosigkeit
Zeitdauer: 15 Minuten
Arbeitsform: Zweiergruppen
Lernfeldbezug: 1.3, situationsbezogen pflegen

Frau Frank ist 79 Jahre alt und nach einer schweren Krankheit nicht mehr in der Lage, sich selbst zu versorgen. Sie zieht in ein Pflegeheim um. Bis zu ihrer Krankheit hat sie sich noch selbst verköstigt. Das Essen hat ihr immer geschmeckt. Im Heim nun leidet sie unter Appetitlosigkeit; sie möchte vieles nicht einmal probieren.

Überlegen Sie, welche Ursachen für die Appetitlosigkeit infrage kommen. Stellen Sie den Ursachen Lösungsvorschläge gegenüber.

Geschmacksstörungen

Im Alter kommen Geschmacksstörungen weit häufiger vor als bei jungen Menschen. Es handelt sich dabei um echte Veränderungen des Geschmacksempfindens. Als Ursachen kommen infrage:

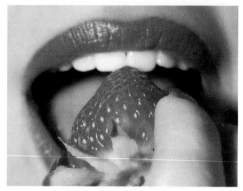

Geschmackssinn

♦ Bei 75-Jährigen ist die Zahl der Geschmacksknospen gegenüber jungen Erwachsenen um fast ⅔ geringer. Dadurch wird der Geschmack einer Mahlzeit als fade empfunden.

♦ Zinkmangel, der im Alter gehäuft vorkommt und durch hohen Alkoholkonsum verstärkt wird.

♦ schlechte Mundhygiene

♦ Zahnprothesen im Ober- und Unterkiefer

♦ Kauprobleme verhindern, dass die appetitanregenden Geschmacks- und Geruchsstoffe freigesetzt werden.

♦ Tumorerkrankungen

♦ Medikamente, die das Geschmackserleben verändern: Schmerzmittel, Antidiabetika, Antihistaminika, Antihypertensiva, Antirheumamittel, Digitalisglykoside, Neuroleptika, Sedativa.

Ein abwechslungsreicher Speiseplan beugt Mangelerscheinungen vor und bietet viele verschiedene Geschmacksvarianten. Speisen mit starkem Eigengeschmack (z.B. Sauerkraut, würziger Hartkäse) sollten immer wieder angeboten werden. Alles sollte möglichst frisch und nicht zerkocht sein und rasch serviert werden, so leidet der Geschmack am wenigsten. Da extreme Temperaturen die Geschmacksnerven beeinträchtigen, sollten keine zu heißen oder sehr kalte Speisen (z.B. Abendessen frisch aus dem Kühlraum) angeboten werden.

Fallbeispiel: Geschmacksstörungen
Zeitdauer: 10 Minuten
Arbeitsform: Zweiergruppe
Lernfeldbezug: 1.3, situationsbezogen pflegen

Der 82-jährige Herr Grube ist seit einem Jahr auf verschiedene Medikamente (Antirheumamittel und starke Schmerzmittel) angewiesen. Er trinkt sehr gerne alkoholische Getränke und bekommt diese regelmäßig von seinen Kindern mitgebracht. Obwohl er bei Tisch das Essen immer nachwürzt, sagt er stets, dass es ihm nicht schmecke.

Erörtern Sie, welche Ursachen für Herrn Grubes negatives Geschmackserleben infrage kommen. Machen Sie Vorschläge, wie man ihm das Essen wieder schmackhafter machen könnte.

Kauprobleme

Menschen über 70 Jahre haben zu 77 % Oberkieferprothesen und zu 41 % Unterkieferprothesen. In 75 % der Fälle passen diese Prothesen nicht richtig.
Schlecht sitzender oder unzureichender Zahnersatz ist daher auch die Hauptursache für Kauprobleme im Alter. Teilweise verursachen sie auch Schluckstörungen. Altersbedingt kann eine geringe Speichelproduktion hinzukommen, was Kauen und Schlucken zusätzlich erschwert. Das Resultat schlecht gekauter Speisen können Verdauungsbeschwerden sein.
Entzündung der Mundhöhle und Lähmungserscheinungen nach einem Schlaganfall können das Kauen ebenfalls beeinträchtigen.

Welche Lebensmittel bereiten die meisten Probleme beim Kauen?
Zu den Lebensmitteln, die am schwierigsten zu kauen sind, gehören:

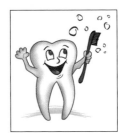

Mundhygiene als Voraussetzung für gutes Kauen

♦ grobe Vollkornbrote, starke Krusten und Brotrinden
♦ Salami, Landjäger und Rauchfleisch
♦ zähes Fleisch
♦ Äpfel, Nüsse, Ananas, Orangen, harten Birnen, Trauben
♦ harte Salate, Rohkost

Eine gute Mundhygiene und eine Kontrolle der Prothese sind notwendig bei Personen mit Kauproblemen. Zudem brauchen diese Personen ausreichend Zeit für die Mahlzeiten und Betreuung.

Stufenplan entsprechend der vorhandenen Kaufähigkeit

a) Da es das Ziel ist, die Kaufähigkeit so lange wie möglich zu erhalten, sollte unpassierte Vollkost so lange als möglich angeboten werden. Zur Unterstützung bietet es sich an, die Kost klein zu schneiden, weichzukochen, gehacktes Fleisch, Fisch und Geflügel anzubieten, Brotrinden zu entfernen, Vollkornprodukte aus fein gemahlenem Mehl zu verwenden, Obst zu schälen und eventuell zu raspeln, Salate zu raspeln, Wurst ohne Pelle oder in Form von Streichwurst sowie Streichkäse und weiche Käsescheiben anzubieten. Zu den Mahlzeiten sind Getränke bereitzuhalten.

b) Teilpassierte Kost: Fleisch, hartes Gemüse und Kartoffeln werden passiert gereicht, alle anderen Speisen in gewohnter Form. Als Zwischenmahlzeiten können vermehrt Quark, Joghurt, Fruchtsuppen und Kompotte und am Abend gebundene Suppen angeboten werden.

c) Passierte Kost

d) Wird die passierte Kost nur schlecht akzeptiert, so können zur Bedarfsdeckung zusätzlich Trinknahrungen als Zwischenmahlzeiten eingeplant werden.

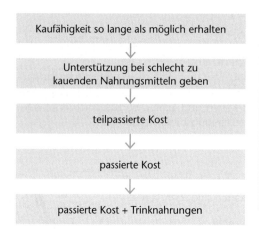

Kaufähigkeit so lange als möglich erhalten
↓
Unterstützung bei schlecht zu kauenden Nahrungsmitteln geben
↓
teilpassierte Kost
↓
passierte Kost
↓
passierte Kost + Trinknahrungen

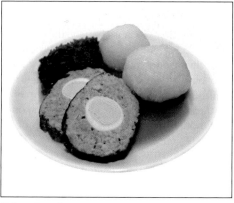

Teilpassierte Kost

Fallbeispiel: Zahnprothese
Zeitdauer: 10 Minuten
Arbeitsform: Zweiergruppe
Lernfeldbezug: 1.3 situationsbezogen pflegen

Frau Norden trägt eine Oberkiefer- und eine Unterkieferprothese. Sie ist dadurch noch fähig, das Essen gut zu kauern. Infolge einer Magen-Darm-Infektion hat sie stark abgenommen. Als sie sich davon erholt hat, fällt es ihr schwer, wieder normal zu essen und zu kauen.

Was ist die Ursache für die plötzlich auftretenden Kauprobleme?
Würden Sie ab nun teilpassierte Kost anfordern oder hätten Sie andere Ideen, wie die Kauprobleme von Frau Norden gelöst werden könnten?

Schluckstörungen

Von den im Pflegeheim lebenden Senioren ist rund die Hälfte von Schluckstörungen betroffen, von den zu Hause lebenden sind es 10%. Es werden drei Schweregrade unterschieden: leichte, mittlere und schwere Schluckstörungen. Sie können ihren Ursprung im Mund, Rachen oder in der Speiseröhre haben. Schluckstörungen dämpfen den Appetit und sind gefürchtet, weil es durch sie zu Aspiration und Pneumonie kommen kann.
Die Ursachen der Schluckstörungen sind äußerst vielfältig:

♦ schlecht gekaute Nahrung
♦ pathologisch veränderter oder fehlender Schluckreflex im Endstadium des Morbus Alzheimer
♦ Störungen der Speichelsekretion
♦ Empfindungsstörungen im Bereich der Mundhöhle
♦ unterschiedlich stark ausgeprägte Lähmungen im Bereich von Zunge, Mundhöhle, Gaumensegel oder der Gesichtsmuskulatur nach einem Schlaganfall oder bei Morbus Parkinson
♦ Verengung von Rachen und Speiseröhre infolge von Tumoren
♦ Muskelschwäche infolge von Unterernährung.

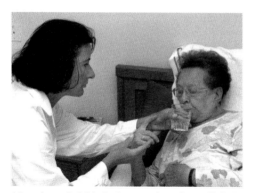

Menschen mit Schluckstörungen brauchen Hilfe beim Trinken

Vorsichtsmaßnahmen

◆ Bei Schluckstörungen sollte das Essen stets durch das Pflegepersonal überwacht werden, da die Gefahr der Aspiration besteht.

◆ Speisen sollten nicht zu stark angebraten oder gewürzt sein, da dies die Schleimhäute reizt und zu Husten und Verschlucken führen kann.

◆ Grundsätzlich ungeeignet sind sehr trockene oder krümelige Lebensmittel (Kekse, Zwieback), klebrige Lebensmittel (frisches Brot, Baiser), fasrige Lebensmittel (grüne Bohnen, Rhabarber, Stangensellerie), Speisen mit unterschiedlicher Konsistenz (Quarkspeise mit Obststückchen, Suppen und Soßen mit Einlagen).

◆ Die Speisen sollten weich sein, aber noch einen Anreiz zum Kauen bieten.

◆ Es sollten viele kleine Mahlzeiten angeboten werden, da Menschen mit Schluckstörungen beim Essen leicht ermüden.

◆ Zu den Mahlzeiten können Getränke angeboten werden, die angedickt sind.

◆ Schluckstörungen werden verstärkt durch Mundtrockenheit. Mundtrockenheit ist meist eine Folge bestimmter Medikamente (Antidepressiva, Diuretika) oder ungenügender Flüssigkeitsaufnahme.

Angedickte Getränke und Suppen dürfen in die Flüssigkeitsbilanz mit eingerechnet werden.

Fallbeispiel:	Schluckstörungen
Zeitdauer:	10 Minuten
Arbeitsform:	Brainstorming mit der gesamten Klasse
Lernfeldbezug:	1.3 situationsbezogen pflegen

Frau Kramer hat nach einem Schlaganfall enorme Probleme, das angebotene Essen zu schlucken. Immer wieder geraten Teile in die Speiseröhre und sie muss heftig husten. Ganz besonders schlimm ist dies bei Getränken. Sie meidet das Trinken und ist sehr verängstigt bei den Mahlzeiten.

Machen Sie in der Klassenrunde Vorschläge, wie Frau Kramer geholfen werden kann.

2.1.3   Magen

Magenerkrankungen kommen bei älteren Menschen insgesamt nicht häufiger vor als bei jungen Menschen. Nur die atrophische Gastritis ist eine Erkrankung, die mit steigendem Lebensalter zunimmt

Gastritis, Magenulcus

Bei Vorliegen einer Gastritis oder eines Magenulcus kommt eine leichte Vollkost zum Einsatz. Eine besondere Kostform ist nicht notwendig.

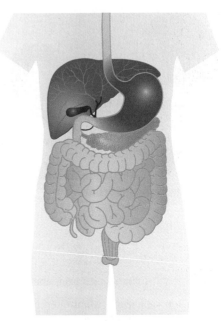

Magen

Magenkarzinom

Bei einem Magenkarzinom ist ebenfalls eine leichte Vollkost angezeigt und Weglassen von allem, was individuelle Unverträglichkeiten auslöst. Da ein Magenkarzinom durch zu geringe Nahrungsaufnahme, Übelkeit und Unverträglichkeiten zu Unterversorgung führt, sollte frühzeitig an Trinksupplemente gedacht werden.

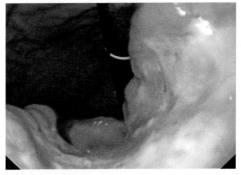

Magenkarzinom

Atrophische Gastritis

Die atrophische Gastritis ist eine typische Alterserkrankung, bei den über 60-Jährigen leiden 21 % und bei den über 80-Jährigen 37 % darunter. Die atrophische Gastritis geht mit einem Schwund (Atrophie) und einer Entzündung der Magenschleimhaut einher. Die Folge davon ist eine verminderte Produktion von Salzsäure und Intrinsic Factor.

Intrinsic Factor = eine Substanz, die von der Magenschleimhaut gebildet wird und das Vitamin B_{12} bindet. Nur in dieser gebundenen Form kann Vitamin B_{12} im Dünndarm resorbiert werden.

Die verminderte Salzsäureproduktion hat eine schlechte Ausnutzung von Calcium, Eisen, Zink, Folsäure, Vitamin B_6 und Vitamin B_{12} zur Folge. Wenig Salzsäure begünstigt das Wachstum von Bakterien, die sich ungehindert im Verdauungstrakt ausbreiten können und zu einer weiteren Schädigung der Magenschleimhaut und zu Diarrhöen führen.

Therapievorschläge

♦ Es sollte eine leichte Vollkost in fettarmer Zubereitung angeboten werden. Fette verzögern die Magenentleerung.

♦ Es sollten mehrere kleine Mahlzeiten angeboten werden, die weder zu kalt noch zu heiß sein dürfen.

♦ Während des Essens auf gutes Kauen achten.

♦ Achtung: zu den Mahlzeiten sollte auf keinen Fall getrunken werden, da dadurch die Salzsäure weiter verdünnt wird.

♦ Zwischen den Mahlzeiten sollten Multivitaminsäfte gegeben werden, um die schlechtere Ausnutzung zu kompensieren.

Fallbeispiel: atrophische Gastritis
Zeitdauer: 10 Minuten
Arbeitsform: Einzelarbeit
Lernfeldbezug: 1.3 situationsbezogen pflegen

Frau Lindner hatte schon immer einen empfindlichen Magen. Je älter sie wird, desto häufiger leidet sie unter Magenschmerzen und Völlegefühl nach dem Essen. Seit einiger Zeit sind nun auch noch Diarrhöen hinzugekommen.

Welche pflegerischen Maßnahmen schlagen Sie für die Beschwerden von Frau Lindner vor?

2.1.4   Dünndarm

Der Dünndarm ist der Hauptresorptionsort der Nährstoffe. Ist er nicht voll funktionstüchtig, so wirkt sich das auf den Ernährungsstatus aus.

Laktoseintoleranz (Milchzuckerunverträglichkeit)

Eine Laktoseintoleranz tritt im Alter gehäuft auf. Sie kann durch chronische Entzündungen des Dünndarms, Infektionen des Dünndarmbereichs oder eine altersbedingte Abnahme des Milchzucker spaltenden Enzyms Laktase bedingt sein.

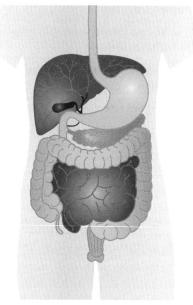

Dünndarm

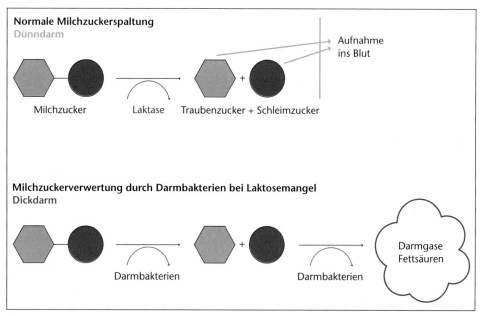

Milchzuckerspaltung

Der in Milch, Milchprodukten und daraus hergestellten Speisen vorhandene Milchzucker kann im Dünndarm infolge des Enzymmangels nicht gespalten und resorbiert werden. Er gelangt in den Dickdarm, wo er von den dort ansässigen Bakterien zu Gasen vergoren wird. Die Folgen sind Bauchschmerzen, Durchfälle und heftige Blähungen. Das Krankheitsbild kann unterschiedlich stark ausgebildet sein.

Therapie

◆ Meiden von isoliertem Milchzucker und allen Lebensmitteln, die Milchzucker enthalten: Milch, fettarme Milch, Kakao, Milchmixgetränke, Pudding, Quark, Milchspeiseeis, Buttermilch, Dickmilch, Sahne, Frischkäse, Joghurt, Kefir.

◆ Hartkäse, Camembert und Edelpilzkäse werden häufig vertragen, da ihr Milchzuckergehalt sehr gering ist.

◆ Alle Milchprodukte können verzehrt werden, wenn vor den Mahlzeiten das Enzym Laktase in Tablettenform eingenommen wird, das den Milchzucker spaltet.

◆ Vereinzelt bieten Molkereien sogenannte „Minus L Milch" an, in welcher der Milchzucker bereits gespalten vorliegt.

Milchprodukt	Laktosegehalt in g pro 100 g Lebensmittel
Milch	5
Dickmilch	4,5
Buttermilch	4
Sahne	4
Kondensmilch	11,5
Quark	4,1
Joghurt	4,1
Schmelzkäse	8,9
Weich- und Schnittkäse	1,5–5
Hartkäse	0,1
Frischkäse	2–4
Eiscreme	6

(vgl. Hassel, Mit Herz und Verstand, 2003, S. 182)

2.1.5 Leber und Galle

Leber und Gallenblase können in jedem Lebensalter erkranken und sind daher keine typischen Alterserkrankungen.

Hepatitis

Hepatitis erfordert keine besondere Kostform außer der leichten Vollkost.

Gallensteine

Bei Vorliegen von Gallensteinen ist ebenfalls eine leichte Vollkost in besonders fettarmer Zubereitung angezeigt.

Leberzirrhose im Anfangsstadium

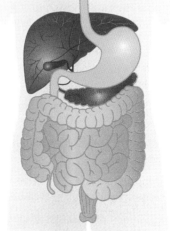

Leber, Gallenblase, Pankreas

Leberzirrhose verläuft in unterschiedlich schweren Stadien. Im Anfangsstadium ist streng auf Alkohol zu verzichten und eine blähungsarme leichte Vollkost angezeigt.

Für die weiteren Verlaufsformen der Leberzirrhose sind eiweiß- und salzarme Diäten notwendig. In diesem Krankheitsstadium befinden sich die Betroffenen jedoch nicht mehr im Pflegeheim, sondern müssen in einer Klinik versorgt werden.

2.1.6   Pankreas

Erkrankungen der Pankreas sind sehr schmerzhaft und der Betroffene fühlt sich schwer krank. Patienten mit einer akuten Pankreatitis müssen im Krankenhaus behandelt werden.

Akute Pankreatitis

Der akuten Pankreatitis liegt eine Selbstverdauung des Organs zugrunde. Die in den Zellen vorliegenden Vorstufen der Pankreasenzyme werden vorzeitig aktiviert.

Die Krankheit ist gekennzeichnet durch plötzlich auftretende, sehr heftige Oberbauchschmerzen. Beim schweren Verlauf der Krankheit kommt es durch die Entzündungsstoffe zum Kreislaufschock und zum akuten Nierenversagen mit hoher Sterblichkeit.

Wenn die Pankreatitis vollkommen ausheilt, erholt sich das Organ wieder vollständig und kann seine Verdauungsfunktion wieder ausüben.

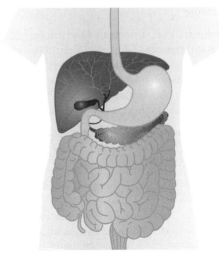

Pankreas

Therapie

♦ Der erste Behandlungsschritt besteht in einer vollkommenen Ruhigstellung des Organs, indem die Enzymproduktion und -sekretion vollständig unterbunden wird. Dies erreicht man mit einer totalen parenteralen Ernährung.

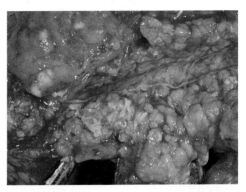

Akute Pankreatitis

♦ Sobald sich die Schmerzen bessern, beginnt man mit oraler Flüssigkeitszufuhr in Form von gesüßtem Tee.

♦ Wird dies vertragen, folgen häufige, kleine kohlenhydrathaltige Mahlzeiten, z. B. Zwieback, Schleimsuppen.

♦ Als nächste Stufe kommen leicht verdauliche, fettarme, eiweißhaltige Lebensmittel dazu, wie Magermilchprodukte, Weißbrot, mageres Fleisch und magerer Fisch.

♦ Danach folgen die ballaststoffhaltigen Lebensmittel wie Kartoffeln und Gemüse in größeren Portionen als bisher.

♦ Am Ende stehen Fettzulagen in Form von Vollmilchprodukten, Käse, Ei und Fleisch.

♦ Ziel ist eine leichte Vollkost, wobei blähende Gemüse und Hülsenfrüchte weggelassen werden und fettarme Zubereitungsarten im Vordergrund stehen.

♦ Es sollten 6–8 kleine Mahlzeiten eingenommen werden.

♦ Lebenslange Alkoholkarenz.

♦ In 10–20 % der Fälle kommt es zu einem Rezidiv. Dann sollte der Kostaufbau unterbrochen werden und wieder auf eine vollständige, parenterale Ernährung ausgewichen werden.

Chronische Pankreatitis

Bei der chronischen Pankreatitis geht die Zerstörung des Pankreasgewebes weiter als bei der akuten Pankreatitis. Es kommt dabei zum Wuchern von Bindegewebe, teilweiser Verkalkung des Organs und zu örtlichem Gewebetod (Nekrose).

Therapie

♦ Häufige kleine Mahlzeiten, eiweiß- und kohlenhydratbetont und fettarm (max. 50 g–80 g Fett pro Tag).

♦ Es hat sich für manche Patienten als günstig erwiesen, nicht zu den Mahlzeiten zu trinken, da dadurch die fehlenden Verdauungssekrete noch weiter verdünnt werden.

♦ Hülsenfrüchte, stark ballaststoffhaltige Lebensmittel, frittierte und stark angebratene Speisen sind schwer verdaulich und sollten daher gemieden werden.

♦ Sollte dies nicht ausreichen, dann können Pankreasenzyme in Tablettenform zu den Mahlzeiten eingenommen werden.

♦ Wenn die Fettausscheidung auch bei derart eingeschränkter Fettzufuhr immer noch zu hoch ist, empfiehlt es sich, die Koch- und Streichfette durch Fette mit mittelkettigen Fettsäuren (MCT) zu ersetzten.

MCT: Im Gegensatz zu den langkettigen Fettsäuren, werden die mittelkettigen Fettsäuren (MCT) schon durch die Magenlipase abgebaut, können ohne Gallensäure durch die Dünndarmwand resorbiert und ins Pfortaderblut aufgenommen und sofort und schneller in der Leber verarbeitet werden. Inzwischen werden auch Lebensmittel angeboten, die ausschließlich mit MCT hergestellt wurden.

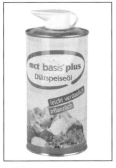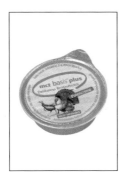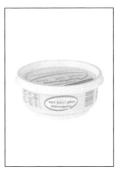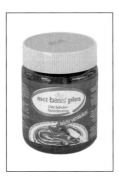

MCT-Fette

♦ Fettlösliche Vitamine müssen medikamentös ausgeglichen werden.
♦ Lebenslange Alkoholkarenz.
♦ Parallel läuft die Behandlung des Diabetes je nach Stoffwechsellage und Restfunktion des Pankreas.

2.1.7   Dickdarm

Dickdarmerkrankungen sind meist nur im Krankenhaus behandelbar. Eine harmlose aber lästige und sehr weit verbreitete Störung der Dickdarmfunktion ist dagegen die Obstipation.

Obstipation

Untersuchungen zufolge leiden 30% der deutschen Bevölkerung unter Obstipation. Chronische Obstipation ist ein Leiden, das mit dem Alter zunimmt und bei Senioren schwere Befindlichkeitsstörungen auslöst. Sie begünstigt die Entstehung von Divertikulose, Analfissuren, Hämorrhoiden und Dickdarmkrebs.

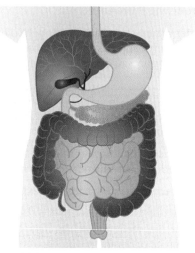

Dickdarm

Divertikulose = Hohlräume im Dickdarm, die durch Ausstülpungen der Dickdarmwand infolge von Obstipation entstehen.

Die Ursachen für Obstipation sind sehr vielfältig:

falsche Kost	– ballaststoffarme Kost – verminderte Nahrungsaufnahme – zu geringe Flüssigkeitsaufnahme	
Lebensweise	– Bewegungsmangel – Unterdrückung des Defäkationsreizes z. B. durch Analfissuren oder Hämorrhoiden	
Erkrankungen	– Demenz – Schlaganfall – Diabetische Neuropathie – Morbus Parkinson – Depressionen – Dickdarmtumore	– Pankreatitis – Gallensteine – Multiple Sklerose – Darmatonie nach OP – Bewusstlosigkeit
Medikamente	– Medikamente, welche die Obstipation als Nebenwirkung haben, z. B. Neuroleptika, Beruhigungsmittel, Schlafmittel, Antidepressiva, Eisen- und Aluminiumpräparate, Kodeinpräparate, Antiepileptika, Anticholinergika, Anti-Parkinson-Mittel, Diuretika, Antihypertensiva	

Diabetische Neuropathie = Durch Diabetes bedingte Nervenstörungen, die zu Lähmungen der Verdauungsmotorik führen.

Ernährungstherapie

♦ Wo immer möglich, sollten zunächst die Ursachen beseitigt werden.
♦ Auf ausreichende Flüssigkeitszufuhr achten.
♦ Ballaststoffreiche Kost mit mindestens 30 g Ballaststoffen pro Tag (Vollkornprodukte, Gemüse, Hülsenfrüchte, Rohkost, Salate, frisches Obst, Nüsse).

♦ Speziell für Senioren eignen sich:
  – Vollkornbrot und Gebäck aus fein gemahlenem Mehl, Vollkornteigwaren, ungeschälter
    Reis, kleinblättrige Haferflocken
  – frisches Obst – fein geschnitten oder geraspelt
  – bei Verträglichkeit: Hülsenfrüchte

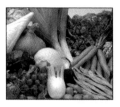
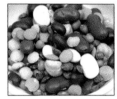
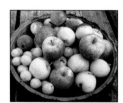
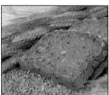
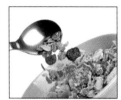
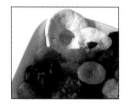

Ballaststoffhaltige Lebensmittel

♦ In hartnäckigen Fällen: zusätzliche Gabe von Leinsamen, Weizenkleie, Haferkleie. Dabei immer auf ausreichende Flüssigkeitszufuhr achten. Die Ballaststoffzufuhr im Wochenrhythmus steigern. Ballaststoffe benötigen Flüssigkeit, um zu quellen, sonst droht ein Darmverschluss.

♦ Ausreichende Flüssigkeitszufuhr sicherstellen.

♦ Probeweise können auch Hausmittel zum Einsatz kommen: Sauerkraut, Dörrobst, Säfte, Milchzucker.

♦ Täglich probiotische Milchprodukte.

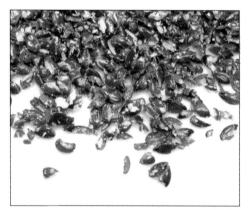

Geschroteter Leinsamen

Probiotische Milchprodukte = Joghurt, der mit lebenden Darmkeimen angereichert ist. Sie unterstützen eine gesunde Darmflora und beugen Verstopfung vor.

♦ Bewegung, Gymnastik, für bettlägerige Patienten Colonmassage

♦ Regelmäßige Toilettengänge, um den Defäkationsreiz zu trainieren.

♦ Laxanzien sollten erst erwogen werden, wenn alle anderen Therapien versagt haben. Laxanzien verstärken die Symptomatik der Obstipation. Am ehesten eignen sich Klistiere und Glycerinzäpfchen.

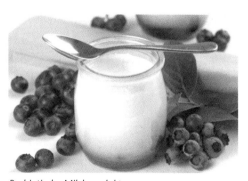

Probiotische Milchprodukte

Fallstudie: Obstipation
Zeitdauer: 10 Minuten
Arbeitsform: Zweiergruppe
Lernfeldbezug: 1.3. situationsbezogen pflegen

Seit die Freundin von Frau Knorrn im Pflegeheim verstorben ist, nimmt sie die Mahlzeiten allein in ihrem Zimmer ein. Sie isst sehr einseitig, bevorzugt Gebäck und Breie, obwohl sie noch gut kauen kann.
Wegen eines Umbaues während des laufenden Heimbetriebes ist nur eine Toilette verfügbar und es kommt dort regelmäßig zu Engpässen. Frau Knorrn klagt über schmerzhafte Verstopfung.

Wo vermuten Sie die Ursache für das plötzliche Auftreten der Verstopfung?
Welche Hilfestellungen vonseiten der Ernährung könnten Sie Frau Knorrn anbieten?

2.2   Erkrankungen des Bewegungsapparates

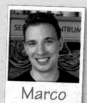

Marco

Frau Friedrich wird neu auf die Station von Marco aufgenommen. Die zierliche alte Dame kommt nach einem Oberschenkelhalsbruch vom Krankenhaus direkt ins Pflegeheim. Sie ist recht gesprächig und Marco erfährt von ihr, dass sie vier Kinder geboren hat, dass sie keine Milch verträgt, fast immer untergewichtig war. Und schließlich: dass sie seit Jahren unter Rückenschmerzen gelitten habe. Das hatte sie immer auf die schwere Arbeit in der eigenen Gärtnerei zurückgeführt. Marco macht sich Gedanken, ob es zwischen dem Knochenbruch, den Rückenschmerzen und dem, was Frau Friedrich über ihr Leben erzählt hat, nicht einen Zusammenhang gibt.

2.2.1   Osteoporose

Die Osteoporose ist die am weitesten verbreitete Skeletterkrankung, gekennzeichnet durch eine niedrige Knochenmasse und Verschlechterung der Mikroarchitektur des Knochengewebes. Derartig verändertes Knochengewebe neigt zu Brüchen.
Die Osteoporose zeigt sich überwiegend in der zweiten Lebenshälfte. Im Alter von 75 Jahren ist fast die Hälfte alle Frauen und Männer davon betroffen.

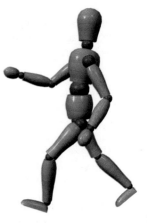

Bewegungsapparat

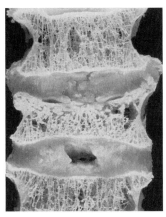

Osteoporotische Wirbel

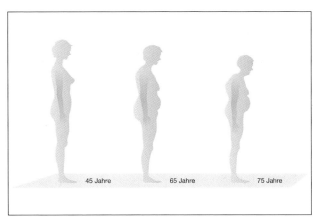

Entwicklungsstadien der Osteoporose

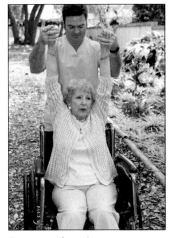

Bewegungstherapie

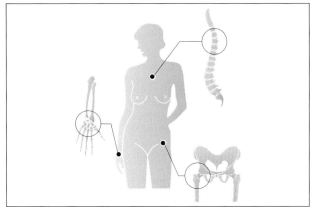

Die häufigsten Knochenbrüche

Die Ernährungstherapie der Osteoporose

Die Therapie der Osteoporose besteht in einem Maßnahmenbündel und wird auf den individuellen Zustand abgestimmt.

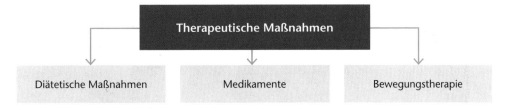

Das Ziel der Therapie ist es, weiteren Knochenabbau zu verhindern und seine Geschwindigkeit zu bremsen. Außerdem sollten Schmerzen gelindert und die Beweglichkeit erhalten werden.

Der Einfluss der Ernährung auf den Knochenstoffwechsel

positive Einflussfaktoren auf den Knochenaufbau ☺	negative Einflussfaktoren auf den Knochenaufbau ☹
– ausreichende Energiezufuhr – ausreichende Eiweißzufuhr – Vitamine D und K – Calcium – Phosphor im ausgewogenen Verhältnis zu Calcium – Mineralstoffe: Magnesium, Zink, Kupfer, Fluoride, Mangan	– Mangel an den in der linken Spalte aufgeführten Nährstoffen – Alkohol – Koffein – hoher Salzkonsum – Rauchen

Ausreichende Energie- und Eiweißzufuhr

Im Allgemeinen ist die Versorgung der Bevölkerung mit Energie und Eiweiß mehr als gut gedeckt. Im hohen Alter kann es aber zur Unterversorgung kommen, der im Sinne einer Osteoporoseprävention oder bei bereits manifester Osteoporose als Erstes zu begegnen ist. Untergewicht ist unter allen Umständen zu vermeiden. Bei untergewichtigen Osteoporosebetroffenen sollte zuerst der individuelle Tagesbedarf an Energie und Makronährstoffen ermittelt und die Kost entsprechend angereichert werden.

Mineralstoffe: Schwerpunkt Calcium

♦ Die Zufuhr an Kupfer und Mangan gilt in Deutschland als gedeckt.

♦ Der Zinkbedarf ist im Alter erhöht. Es sollte Alkohol nur in Maßen getrunken werden. Zink ist enthalten in: Fleisch, Fisch, Eier, Milch, Milchprodukten.

♦ Fluorid kommt nur in wenigen Lebensmitteln vor (Schwarztee, Ölsardinen, Hering, Makrelen, Walnüssen, bestimmten Mineralwässern). Es ist daher empfehlenswert, ein fluoridhaltiges Mineralwasser in die tägliche Kost zu integrieren.

♦ Die Calciumzufuhr sollte bei manifester Osteoporose **1,5 g/Tag** betragen. Zur Vorbeugung sind **800–1000 mg/Tag** empfehlenswert. **Milch und Milchprodukte sind die Lebensmittel mit dem höchsten Calciumgehalt.** Außerdem ist Calcium aus Milchprodukten am besten verfügbar und sie liefern gleichzeitig Magnesium, Zink, Vitamin D, B_6 sowie hochwertige Proteine. Alle diese Substanzen sind für den reibungslosen Knochenstoffwechsel unentbehrlich.

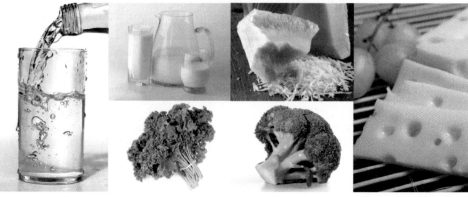

Gute Calciumlieferanten: z. B. Milch- und Milchprodukte

◆ Milchpulver kann zusätzlich in Suppen, Soßen und Süßspeisen eingerührt werden. Magermilchprodukte haben den gleichen Calciumgehalt wie Vollmilchprodukte.

◆ Calciumhaltige Säfte sowie calciumhaltige Mineralwässer (> 500 mg/l) können unterstützend in die Kost eingebaut werden.

◆ Es hat sich als positiv erwiesen, eine calciumhaltige Spätmahlzeit zu konsumieren, weil dadurch die nächtlichen Knochenabbauprozesse reduziert werden. (*Lernfeld 1.3, 1.10.2*)

Calciumreiche Lebensmittel

Portionsgröße	Lebensmittel	Calciumgehalt in mg	
		pro Portion	Bezogen auf 100 g Lebensmittel*
200 g	Grünkohl	424	212
30 g	Parmesan (35 % F i. Tr.)	360	1200
30 g	Emmentaler (45 % F i. Tr.)	330	1100
200 g	Spinat	252	126
200 g	Fettarme Milch (1,5 % Fett)	240	120
30 g	Gouda (45 % F i. Tr.)	240	800
200 g	Buttermilch	220	110
200 g	Brokkoli	210	105
150 g	Joghurt (1,5 % Fett)	195	130
20 g	Mandeln, süß	50	250

(DGE, Die Nährstoffe, 2009, S. 48)   * verzehrbarer Anteil

Vitamine

Die Vitamine D, C und K sind beteiligt am Knochenstoffwechsel und daher für den Osteoporotiker wichtig. Bei einer ausgewogenen Ernährung ist der Bedarf dieser Vitamine gedeckt.
Vitamin D in: Fettfische, Eigelb, Margarine, Leber
Vitamin C in: Schwarze Johannisbeeren, Zitrusfrüchte, Paprika, grünem Blattgemüse, Kartoffeln
Vitamin K in: Grüngemüse, Milch, Fleisch, Eier, Obst, Kartoffeln, Vollkornprodukten

Genussmittel

Da Alkohol und Koffein offenbar einen negativen Einfluss auf den Knochenstoffwechsel haben, ist es empfehlenswert, Getränke mit diesen Inhaltsstoffen nicht täglich und in höheren Mengen, sondern im Sinne eines Genussmittels maßvoll zu konsumieren.

Fallbeispiel: Osteoporose
Zeitdauer: 15 Minuten
Arbeitsform: Einzelarbeit
Hilfsmittel: Taschenrechner, Nährwerttabelle
Lernfeldbezug: 1.3 situationsbezogen pflegen

Marco ist nun klar: Frau Friedrich leidet an Osteoporose. Im Pflegeheim versucht man, sie wieder zu mobilisieren.
Welche Maßnahmen müssen vonseiten der Ernährung unternommen werden, damit sich die Knochenmasse von Frau Friedrich nicht noch weiter abbaut?
Erstellen Sie einen Tageskostplan mit 1,5 g Calcium für Frau Friedrich.

2.2.2 Rheuma (progrediente chronische Polyarthritis)

Yasemin

Frau König ist eine 50-jährige Kollegin von Yasemin und Julia. Sie ist eine erfahrene Kollegin und spielt in ihrer Freizeit gerne Tennis. Sie war nun wiederholt krankgeschrieben; wegen Gelenkschmerzen, die dann aber meist von alleine wieder verschwanden. Dieses Mal aber halten sich die Schmerzen hartnäckig, werden stärker und schränken Frau König in ihrer Beweglichkeit ein. Der Arzt teilt ihr mit, dass sie Polyarthritis habe.

Die progrediente chronische Polyarthritis (PCP) ist die fortschreitende Entzündung mehrerer Gelenke und die häufigste rheumatische Erkrankung. Die Krankheit tritt meist zwischen dem 3. und 5. Lebensjahrzehnt auf. Frauen sind häufiger betroffen als Männer.
Die Krankheit ist sehr schmerzhaft. Die Entzündung schädigt den Knorpel, führt zu Bewegungseinschränkungen und Knochenentkalkung.

Es gibt keine ursächliche Behandlung bei Rheumatismus. Es stehen aber Medikamente und Maßnahmen zur Verfügung, die die Schmerzen lindern, die Entzündung bremsen und den Verlauf der Krankheit beeinflussen können.

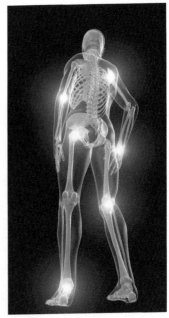

Polyarthritis

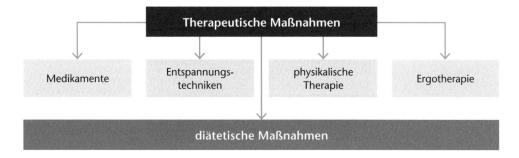

Welche Rolle spielt die Ernährung bei Rheuma?

An der genetischen Disposition an Rheuma zu erkranken, kann die beste Ernährung nichts ändern. Aber der Krankheitsbeginn bzw. der Verlauf des Leidens sind durch eine bewusste Kostgestaltung zu beeinflussen. Auf diese Weise können Betroffene die Einnahme von Medikamenten drastisch reduzieren oder sogar völlig darauf verzichten. Angesichts der Tatsache, dass bei Rheuma eine lebenslange Medikamenteneinnahme notwendig ist, ist dieser Vorteil nicht hoch genug einzuschätzen.

Ernährungsfaktoren, die das Krankheitsbild „negativ" beeinflussen

Bereits Hippokrates entdeckte, dass Rheumatiker auf Lebensmittel tierischer Herkunft mit einem Krankheitsschub reagieren.
Inzwischen ist bekannt, dass eine ganz bestimmte Fettsäure, die **Arachidonsäure**, die nur in Lebensmitteln tierischer Herkunft, insbesondere in Fleisch vorkommt, direkt in Entzündungsmediatoren umgewandelt wird. Diese Entzündungsmediatoren lösen einen Rheumaschub aus.

Arachidonsäure = eine langkettige Fettsäure, die nur in Lebensmitteln tierischer Herkunft vorkommt.

Der Tagesbedarf an Arachidonsäure beträgt 0,1 mg, die Aufnahme über die Kost beträgt 300 mg/Tag.

Mediator = Vermittler

Arachidonsäure	mg/100 g
Milch und Milchprodukte	
Kuhmilch (3,5 % Fett)	4
Kuhmilch (1,5 % Fett)	2
Molke, süß	0
Speisequark, (20 % Fett i. Tr.)	5
Speisequark, mager	0
Camembert	34
Eier	
Hühnerei (Gesamtei)	70
Eigelb	297
Fette und Öle	
Schweineschmalz	1700
Diätmargarine	0
Weizenkeimöl	0

Arachidonsäure	mg/100 g
Fleisch und Fleischprodukte	
Schweineleber	870
Leberwurst	230
Schweinefleisch (Muskel)	120
Rindfleisch (Muskel)	70
Huhn	42
Kalbfleisch	62
Gemüse, Kartoffeln, Nüsse	0
Sojaprodukte	0
Obst	0

(Biesaslki, Ernährungsmedizin, 2005, S. 577)

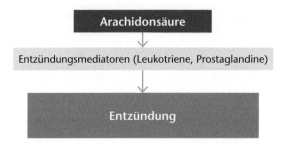

Die Mineralstoffe Selen, Kupfer und Zink sind Bestandteile der entzündungshemmenden Enzyme und helfen auf diese Weise, entzündliche Prozesse zu hemmen. Während der Bedarf an Kupfer in Deutschland ausreichend gedeckt ist, kann ein Mangel an Zink durch regelmäßigen und überhöhten Alkoholkonsum entstehen. Auch für Selen besteht eine Unterversorgung, da die Böden durch intensive landwirtschaftliche Nutzung verarmt sind.

Ernährungsfaktoren, die den Krankheitsverlauf „positiv" beeinflussen

Kurzzeitiges Fasten von 2–3 Tagen bei ausreichender Flüssigkeitszufuhr bringt den entzündlichen Prozess zum Stillstand. Dies beruht darauf, dass dem Organismus dann keine Arachidonsäure zugeführt wird. Diese Methode sollte nur bei schweren Schüben und von nicht untergewichtigen Patienten durchgeführt werden.

♦ Einen Langzeiteffekt hat dagegen eine lacto-ovo-vegetarische Ernährung, die kaum Arachidonsäure enthält.

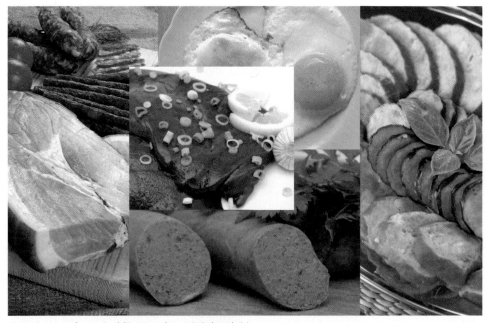

Ungeeignete Lebensmittel für Menschen mit Polyarthritis

♦ Die Vitamine E und C sind in der Lage, die Umwandlung der Arachidonsäure in Entzündungsmediatoren zu vermindern.

◆ Bei hoher Zufuhr von Ω-3-Fettsäuren wird die Umwandlung von Arachidonsäure in Entzündungsmediatoren stark gebremst.

Ω-3-Fettsäuren sind eine besondere Art der mehrfach ungesättigten Fettsäuren. Sie kommen ausschließlich in Leinöl und in Fettfischen (Hering, Makrele, Lachs) vor.

◆ Calcium und Vitamin D sind zwar nicht selbst an dem entzündlichen Geschehen bei Rheuma beteiligt. Sie sind aber die Grundbausteine des Knochenstoffwechsels und damit auch der entzündeten Gelenke. Eine ausreichende Versorgung mit Calcium und Vitamin D stellt sicher, dass die krankheitsbedingte Knochenentkalkung vermindert und damit weiteren Schmerzen und Bewegungseinschränkungen, die durch eine zusätzliche Osteoporose entstehen können, vorgebeugt wird.

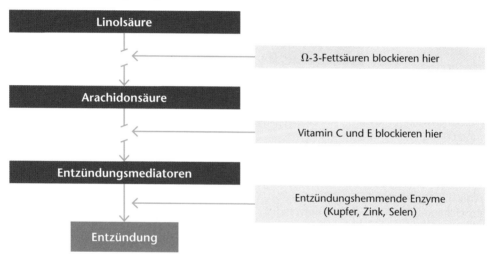

Unterbrechung der Entzündungskette

Die Ernährungstherapie rheumatischer Erkrankungen

Am besten lässt sich die Aufnahme der Arachidonsäure drosseln, indem auf tierische Lebensmittel verzichtet wird. Eine Arachidosäurezufuhr unter 50 mg/Tag wird angestrebt. Wenn diese Diät als zu einschränkend empfunden wird, kann eine mengenmäßige Beschränkung gewählt werden:

◆ Meiden von Wurst und Innereien

◆ maximal zwei Fleischmahlzeiten pro Woche

◆ Verzicht auf alle Fette tierischer Herkunft

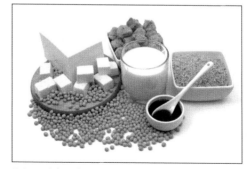

Sojaprodukte als Ersatz für Fleisch

◆ maximal zwei Eier pro Woche, Vorsicht bei versteckten Eiern in Teigwaren, Kuchen, Pfannkuchen, Aufläufen. (Italienische Teigwaren sind eifrei.)

◆ Soja- und Tofugerichte eignen sich als Fleischersatz, sie sind proteinreich und bieten eine Reihe Vitamine, Mineralstoffe und sekundäre Pflanzenstoffe.

Sekundäre Pflanzenstoffe = gesundheitsfördernde Substanzen, die in Obst, Gemüse, Kräutern, Gewürzen, Getreide und Tee vorkommen.

Erhöhung der Zufuhr an Ω-3-Fettsäuren

Zur Zubereitung sind Pflanzenöle zu bevorzugen, die ebenfalls Omega-3-Fettsäuren enthalten: Leinöl, Rapsöl, Sojaöl, Walnussöl. Zwei- bis dreimal pro Woche sollte es eine Mahlzeit mit Fettfisch (Hering, Makrele, Lachs, Thunfisch) geben.

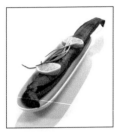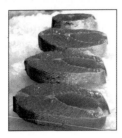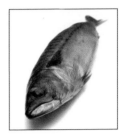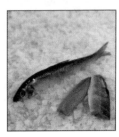

Fettfische

Erhöhung der Zufuhr an Vitamin C, D und E

Wünschenswert für Rheumatiker ist eine Vitamin-E-Aufnahme von 400 mg/Tag und Vitamin C von 200 mg/Tag.
Die fettlöslichen Vitamine E und D kommen nur in Fetten vor. Aus diesem Grund empfiehlt sich die ausschließliche Verwendung hochwertiger Pflanzenöle und Pflanzenmargarine.
Vollkornprodukte, Nüsse und Ölsaaten sind ebenfalls gute Träger von Vitamin E.
Täglich 200 g frisches Obst, 200 g Rohkost/Salate und 200 g gekochtes Gemüse sind für eine ausreichende Vitamin-C-Zufuhr notwendig.

Eine ausreichende Versorgung mit Selen, Kupfer und Zink sicherstellen

Auch bei den Spurenelementen, die Teil entzündungshemmender Enzyme sind, ist eine weit über den Tagesbedarf hinaus gehende Zufuhr notwendig.

Selen: 30–70 µg/Tag, Vorkommen: Fische, Meerestiere, Nüsse, Steinpilze, Soja, Weizenerzeugnisse.

Kupfer: 1,5–3 mg/Tag, Vorkommen: Fleisch (Achtung: Arachidonsäure!!!), Fisch, Getreideerzeugnisse, Nüsse

Zink: 15–30 mg/ Tag, Vorkommen: Getreidekeime, Getreideerzeugnisse, Nüsse, Hülsenfrüchte, Soja

Ausreichende Versorgung mit Calcium

Täglich sollten fettarme Milchprodukte verzehrt werden, denn nur sie haben einen niedrigen Arachidonsäuregehalt. Außerdem empfiehlt sich Mineralwasser mit einem Calciumgehalt von > 500 mg/l.

Alkoholische Getränke und Kaffee

Alkoholische Getränke sind abzulehnen, weil sie den Zinkstatus negativ beeinflussen.
Personen, die mehr als vier Tassen Kaffee pro Tag trinken, haben doppelt so oft Rheuma. Der Mechanismus ist noch ungeklärt. Es wird daher empfohlen, den Kaffeekonsum auf zwei Tassen pro Tag zu beschränken.

2.3   Erkrankungen des Herz-Kreislaufsystems

Der Blutkreislauf und die Funktion des Herzens sind ein komplexes System im Körper. Das reibungslose Zusammenspiel von Herzfunktion und Blutkreislauf kann aber durch äußere Einflüsse gestört werden. Zu diesen äußeren Einflüssen zählen auch Ernährungsfaktoren.

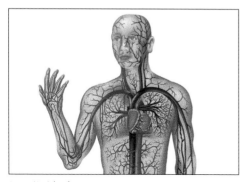

Herz-Kreislaufsystem

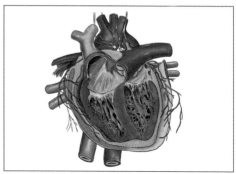

Querschnitt des Herzens

2.3.1   Hypertonie (Bluthochdruck)

Frau Zuber ist erst seit Kurzem im Pflegeheim. Sie kann nicht mehr gut gehen und sich daher nicht mehr selbst versorgen. Frau Zuber isst gerne und bringt einige Pfunde zu viel auf die Waage. Bei einer Routineuntersuchung durch ihren Hausarzt stellt dieser bei ihr Bluthochdruck fest. Frau Zuber glaubt das nicht, weil sie in jungen Jahren stets einen zu niedrigen Blutdruck hatte.

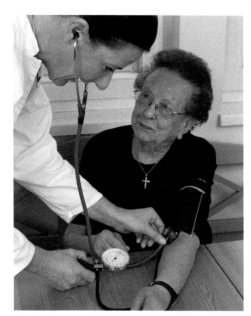

Blutdruckmessung

Jeder fünfte Erwachsene in Deutschland leidet an Hypertonie. Rund 70 % der Menschen, die an einer Herz-Kreislauf-Erkrankung starben, hatten Hypertonie.

Ernährungsfaktoren mit Einfluss auf den Blutdruck

Bei entsprechender vererbter Veranlagung für Hypertonie kommt diese in der Regel nur zum Ausbruch, wenn einer oder mehrere Risikofaktoren hinzukommen. Diese sind Rauchen und Bewegungsmangel und vonseiten der Ernährung:

♦ Übergewicht
♦ hoher Salzkonsum
♦ Alkoholkonsum
♦ Menge und Qualität der Fette
♦ Kalium

Die diätetische Therapie der Hypertonie

Gewichtsreduktion

Eine Gewichtsreduktion in den Normalbereich bringt einen Blutdruckrückgang um 10–15 mmHg. Damit sind in einigen Fällen weitere therapeutische Maßnahmen überflüssig. Pro kg reduziertem Gewicht sinkt der Blutdruck um 1,3 mmHg systolisch und um 1 mmHg diastolisch.

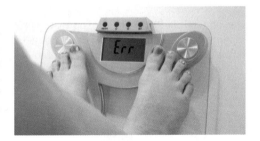

Wird eine Gewichtsreduktion mit 5 000 kJ (1200 kcal) und weniger verordnet, erübrigt sich eine salzarme Kost, weil die Salzaufnahme dann ohnehin im gewünschten niedrigen Bereich liegt.

Nach der Gewichtsreduktion ist eine fettarme Kost mit gesunder Nährstoffverteilung (EW = 10–20 %, KH 50 %, FE max. 30 %) anzustreben. Hierbei kann die Ernährungspyramide wieder als Orientierungsgrundlage dienen.

Salzarme Kost

Der tägliche physiologische Bedarf an Kochsalz (Natriumchlorid, NaCl) beträgt 2–3 g. In Deutschland werden täglich ca. 8 g Kochsalz und mehr konsumiert.

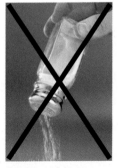

Sparsam salzen

Es gibt **salzempfindliche** und **salzunempfindliche** Personen. Etwa 50 % der Hypertoniker ist salzsensitiv. Salzempfindliche Personen reagieren auf das mit der üblichen Kost aufgenommene Salz mit Blutdruckerhöhung.

Eine Kochsalzbeschränkung hilft bei salzempfindlichen Personen, den Blutdruck zu senken, um etwa 13 mmHg systolisch und 9 mmHg diastolisch, bei salzunempfindlichen Personen verbessert diese Maßnahme die Wirkung der blutdrucksenkenden Medikamente.

Ob ein an Hypertonie leidender Mensch salzsensitiv ist, lässt sich nicht von vornherein sagen. Vielmehr muss dies durch eine entsprechende Diät geprüft werden. Im Allgemeinen reagieren Senioren besser auf eine Salzbeschränkung als junge Erwachsene.

Eine streng natriumarme Diät (< als 3 g Salz pro Tag) wird heute nur noch in Einzelfällen und nur für die Klinik verordnet, weil sie kaum durchführbar ist. Ansonsten hat sich eine mäßig natriumarme Kost mit 5–6 g Salz pro Tag bewährt. Sie erfordert aber einige Kenntnisse aufseiten des Betroffenen. Die Lebensmittel werden in erlaubte, gelegentlich erlaubte und verbotene eingeteilt.

Lebensmittel-gruppe	Verboten = Lebensmittel mit mehr als 1 g NaCl pro 100 g	Gelegentlich erlaubt = Lebens-mittel mit maximal 1 g NaCl pro 100 g	Uneingeschränkt erlaubt = Lebensmittel, die 0,3 g NaCl pro 100 g und weniger enthalten
Getreide, Getreideprodukte, Kartoffeln	Salzgebäck, Käsegebäck, Laugengebäck, Chips, u. Ä Cornflakes	Kuchen, Kleingebäck, Zwieback	Brot, Teigwaren, Reis, Mehl, Müsli, Hafer-flocken, Kartoffeln
Gemüse	Salzgurken, Sauerkraut, Gemüse- und Pilzkonser-ven, Kapern, Fertigmenüs		Frisches und tiefgekühltes Gemüse
Obst			Frisches Obst, Obstkonserven
Getränke	Cola-Getränke, Mineral-wasser mit einem Na-Gehalt von mehr als 20 mg/l		Säfte, Mineralwässer (siehe Seite …, Diät- und Lightgetränke)
Milch, Milchprodukte	Schmelzkäse, Blau-schimmelkäse, Tilsiter, Romadur, Limburger, Camembert, Brie, Munsterkäse, Schafskäse	Frischkäse	Milch, Buttermilch, Dickmilch, Joghurt, Quark
Fleisch, Wurst, Fisch, Eier	Alle gepökelten und geräucherten Fleisch-, Wurst- und Fischwaren, Dauerwurst, Fertigwurst-salate, Fischkonserven		Frische, fettarme Fleischsorten, ohne Salz zubereitete Fleisch-gerichte, frischer Fisch, Eier
Fette, Öle	Oliven, Griebenschmalz, gesalzene Nüsse, gesalzene Butter		Hochwertige Fette und Öle
Salz, Gewürze, Würzzutaten	Kochsalz und Kochsalz-mischungen, wie z. B. Kräutersalz, Fertiggerich-te, Fertigsuppen, Brühwürfel, Würz-zutaten, Fertigsoßen, Fleischextrakte, Salat-soßen, Marinaden, Curry, Streuwürze, Suppen- und Soßen-extrakte, Senf, Ketchup		Frische Kräuter

Natriumarme Mineralwässer

Bei Hypertonie und zur Vorbeugung wird empfohlen, Mineralwässer mit einem Natriumgehalt von maximal 20 mg/l zu konsumieren. Er-weitert empfehlenswert sind Mineralwässer mit einem Natriumgehalt von bis zu 100 mg/l.

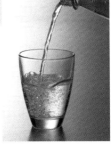

Achtung: Mineralwasser kann auch viel Natrium enthalten

Mineralstoffgehalte ausgewählter Mineral- und Heilwässer
(angegeben in mg/Liter)

Quelle	Natrium	Quelle	Natrium
Adelheidquelle	966	Lichtenauer Mineralquelle	12
Adelholzener	10	Luisen Brunnen	232
Adelholzener Primus Heilquelle	5	Margonwasser	20
Alpquell (Österreich)	4	Märkischer Mineralbrunnen	58
Apollinaris	380	Neuselters Mineralquelle	90
Bad Dürrheimer Bertoldsquelle	8	Passugger Heilwasser (Schweiz)	46
Bad Dürrheimer Johannisquelle	13	Perrier (Frankreich)	14
Bad Nauheimer Mineralwasser	15	Prinzenburger Felsenquelle Karat	5
Bad Tönissteiner Heilbrunnen	104	Ramlösa (Schweden)	222
Bad Vilbeler Elisabethen Quelle	6	Reginaris Mineralbrunnen	300
Bad Vilbeler UrQuelle	87	Rennsteig Sprudel	12
Bad Wildunger Helenenquelle	39	Rhäzünser Heilwasser (Schweiz)	109
Brohler Classig Mineral- u. Heilbrunnen	370	Rhenser Mineralbrunnen	80
Brohler Highlight	61	Rhön Sprudel	3
Caspar Heinrich Quelle Heilwasser	24	Rietenauer	35
Celtic (Frankreich)	2	Römerquelle Niedernau	11
Christinenbrunnen	371	Römerquelle (Österreich)	13
Contrex (Frankreich)	9	Rosbacher Klassisch	85
Diemeltaler Heil- u. Mineralquelle	12	Rosbacher UrQuell	40
Dreikönigsquelle	10	San Pellegrino (Italien)	45
Evian (Frankreich)	5	Sankt Martin Heilwasser	123
Finkenbach Quelle	1	Schillerbrunnen Bad Lauchstädt	42
Franken Brunnen Hochsteinquelle	38	Schlossquelle Friedrichsroda	188
Franken Brunnen Theresienquelle	507	Schwarzwald Sprudel	120
Fürst Bismarck Quelle	14	Selters Mineralwasser	290
Gasteiner Kristallklar Heilw. (Österreich)	74	Spa Reine (Belgien)	3
Gemminger Mineralquelle	41	Spreequell Mineralwasser	48
Gerolsteiner	118	St. Gero Heilwasser	119
Güstrower Schloßquell	16	St. Margareten	19
Harzer Grauhof Brunnen	16	Staatlich Fachingen	602
Hassia Sprudel	236	Sylt-Quelle Heil- u. Mineralwasser	126
Henniez (Schweiz)	6	Teinacher	100
Heppinger	856	Thüringer Waldquell	28
Hirschquelle	261	Überkinger	1090
Ileburger Sachsenquelle	12	Valser Mineralquelle (Schweiz)	11
Kaiser Friedrich Quelle	1020	Vera (Italien)	2
Kisslegger Sprudel	188	Volvic (Frankreich)	8
Krumbach	8	Wernigeröder Mineralquelle	25
Lauchstädter Heilbrunnen	56	Wüteria Heiligenquelle	11

(Elmadfa, Die große GU Nährwert Kalorien Tabelle, 2007, S. 93 f.)

Kochsalzersatz- und Würzmittel

Bei einer salzreduzierten Kost muss auf das Salzen von Speisen beim Kochen sowie das Nachsalzen bei Tisch verzichtet werden.

Es ist möglich, anstelle von Kochsalz sogenannte Kochsalzersatzmittel auf der Basis von Kaliumchlorid (KCl) zu verwenden. Sie sind ausschließlich in Apotheken erhältlich und im Geschmack teilweise unbefriedigend.

Im Reformhaus erhältliche Kräuter-, Gewürz- und Meersalze sind für Hypertoniker ungeeignet, da sie neben den Kräutern ganz normales Kochsalz enthalten.

Spezielle kochsalzarme Lebensmittel

Die Lebensmittelindustrie bietet eine Reihe speziell kochsalzarmer Lebensmittel an. Sie sind über Reformhäuser, Apotheken oder im Direktvertrieb erhältlich. Es handelt sich dabei hauptsächlich um fertig zubereitete Lebensmittel wie Brotaufstriche, Wurst, Käse, Brot und Backwaren.

Kaliumreiche Kost

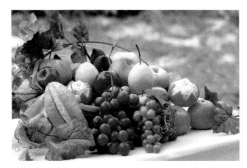

Untersuchungen haben gezeigt, dass eine Zugabe von täglich 3–5 g Kalium zur Kost den Blutdruck innerhalb weniger Wochen um 10 mmHg senkt. Eine kaliumreiche Kost besteht aus viel frischem Obst, Gemüse und Kartoffeln. Sie geht Hand in Hand mit einer kochsalzarmen Ernährung, da kochsalzarme Lebensmittel gute Kaliumquellen sind.

Obst und Gemüse sind gute Kaliumquellen

Bei der kaliumreichen Kost ist es wichtig, auf entsprechende Zubereitungsverfahren zu achten, damit das Kalium nicht aus den Lebensmitteln ausgelaugt und mit dem Kochwasser weggeschüttet wird.

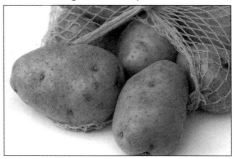

Kartoffeln sind ebenfalls kaliumreich

♦ Obst und Gemüse möglichst wenig zerkleinern,
♦ Obst, Gemüse und Kartoffeln nicht in Wasser liegen lassen, rasch verarbeiten,
♦ in wenig Wasser garen, das Kochwasser nicht weggießen, sondern weiterverwenden.

ACHTUNG! Beim täglichen Gebrauch von Laxanzien sowie einiger Diuretika werden große Mengen Kalium ausgeschieden. Dies sollte bei Bluthochdruckpatienten beachtet werden.

Geeignete Fette

Nach der Gewichtsreduktion sollte ein Hochdruckpatient weiter fettarme Ernährung erhalten. Eine Menge von 65 g Fett pro Tag (30 % der Energiezufuhr) sollte dabei nicht überschritten werden. Die Fette sollten zu je einem Drittel aus gesättigten, einfach und mehrfach ungesättigten Fettsäuren (*Lernfeld 1.3, 1.6.2, 1.6.3*) bestehen.

Einen ganz besonders positiven Einfluss auf den Blutdruck haben die mehrfach ungesättigten Fettsäuren vom Ω-3-Typ. Sie sind in der Lage, den Blutdruck zu senken. Sie kommen in fetthaltigen Kaltwasserfischen (Hering, Makrele, Lachs, Thunfisch) vor. Daher sollten Hypertoniker mindestens zweimal pro Woche eine Fettfischmahlzeit zu sich nehmen.

Fischart	Ω-3-Fettsäuregehalt (g/100 g)
Makrele	2,29
Hering	4,03
Lachs	3,57
Forelle	0,75
Kabeljau	0,28

(Elmadfa, Die große GU Nährwert Kalorien Tabelle, 2007, S. 81)

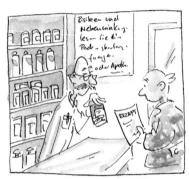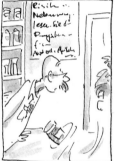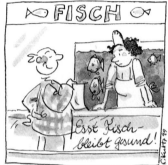

Kaffee und Schwarztee

Kaffee und Schwarztee sind in der Lage, den Blutdruck kurzzeitig zu erhöhen, um etwa 10 mmHg für einen Zeitraum von 1–3 Stunden. Aus diesem Grund sind 1–2 Tassen Kaffee oder Schwarztee pro Tag auch für Hypertoniker zu vertreten.

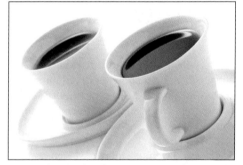

Neuere Untersuchungen haben gezeigt, dass auch mit entkoffeiniertem Kaffee der Blutdruck leicht ansteigt, sodass man davon ausgehen muss, dass die Blutdruck steigernde Wirkung nicht nur auf das Koffein, sondern auch auf andere Inhaltstoffe zurückzuführen ist.

Alkoholische Getränke

Regelmäßiger und überhöhter Alkoholkonsum ist eine Ursache für die Entstehung von Hypertonie. Ab einer Menge von 20 g Alkohol pro Tag für Frauen und 25 g Alkohol pro Tag für Männer verursacht Alkohol Bluthochdruck. Diese Mengen sind schnell überschritten. Daraus ergeben sich für den Hochdruckpatienten folgende Richtlinien:

♦ Kein regelmäßiger Alkoholkonsum,

♦ ist oben genannte Richtlinie nicht einzuhalten, sind mindestens zwei alkoholfreie Tage pro Woche anzustreben.

20–25 g Alkohol sind enthalten in
- *666 ml Leichtbier*
  oder
- *200 ml Wein oder*
- *50 ml Branntwein.*

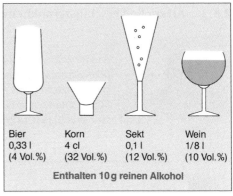

Alkoholgehalt verschiedener Getränke

Fallbeispiel: Alkohol
Zeitdauer: 10 Minuten
Arbeitsform: Rollenspiel in Zweiergruppe
Lernfeldbezug: Lernfeld 1.3 situationsbedingt pflegen, vernetzt mit Lernfeld 1.4 anleiten, beraten und Gespräche führen

Je zwei Schüler tun sich zusammen. Einer spielt die Pflegekraft und einer die betroffene Person mit Bluthochdruck.

Die Pflegekraft besucht täglich den im ländlichen Raum lebenden, alleinstehenden Herrn Nader zu Hause, um ihm beim Anlegen von Kompressionsstrümpfen zu helfen und seinen stets erhöhten Blutdruck zu messen. Herr Nader bietet der Pflegekraft täglich Brot, Speck und vor allem ein alkoholisches Getränk an, weil er das alles selbst sehr gerne konsumiert.

Erklären Sie im Rollenspiel, warum alkoholische Getränke für Herrn Nader mit seinem Bluthochdruck nicht gut sind. Versuchen Sie, ihn im Gespräch zu motivieren, in Zukunft weniger Alkohol zu trinken. Gelingt es, Herrn Nader zu überzeugen?

2.3.2   Arterielle Verschlusskrankheiten

Yasemin

Frau Angermeier (67 Jahre) wird nach einem Schlaganfall ins Pflegeheim überwiesen, da sie halbseitige Lähmungen hat. Yasemin merkt im Gespräch mit ihr, dass sie immer noch schwer daran trägt, dass sie einen Schlaganfall hatte. Noch immer hält sie es nicht für möglich, dass gerade sie dieses Schicksal getroffen hat.

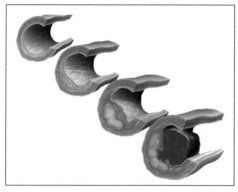
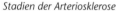

Stadien der Arteriosklerose

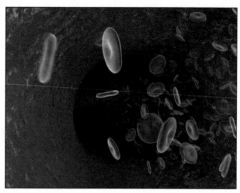

Gefäßverschluss

Arteriosklerose

Dauerhaft erhöhte Blutzuckerwerte, erhöhte Blutfettwerte, erhöhte Blutdruckwerte sowie Rauchen und Bewegungsmangel sind schädigende Einflüsse für die Blutgefäße.

Sie führen zu Entzündungen der Gefäßwände und Einlagerung von Cholesterin. Auf diese Weise werden die Blutgefäße immer enger und verlieren ihre Elastizität. Das Blut kann nur noch erschwert hindurchfließen. Lebenswichtige Organe wie das Herz und das Gehirn werden vermindert durchblutet und infolgedessen ungenügend mit Sauerstoff versorgt. Die Engstellen in den Gefäßen fördern die Bildung von Blutgerinnseln (Thromben). So kann es zu einem totalen Verschluss eines Gefäßes kommen. Gefäßverschluss am Herz führt zum Herzinfarkt, Gefäßverschluss im Gehirn zu Schlaganfall.

In Deutschland sterben jährlich mehr als 100 000 Menschen an einem Herzinfarkt, mehr als an Tumorerkrankungen und tödlichen Verkehrsunfällen zusammen.

Aus diesen Gründen wird eine Vermeidung der Arteriosklerose angestrebt. Dies bedeutet, dass man deren Ursachenkreis: Diabetes Typ 2 (*Lernfeld 1.3, 2.4.3*), Fettstoffwechselstörungen (*Lernfeld 1.3, 2.4.5*) und Hypertonie (*Lernfeld 1.3, 2.3.2*) gezielt behandelt.

2.4   Erkrankungen des Stoffwechsels

Julia

Marco

Julia und Marco machen Arbeiten im Stationszimmer. Da kommt eine Kollegin ganz abgehetzt dazu und schimpft über eine stark übergewichtige Heimbewohnerin, die so schwer zu mobilisieren sei, die einfach nie mitmache und die immer so viel Gebäck in sich reinstopfe, dass sie selbst den Eindruck habe, sie würde täglich schwerer. Deutlich spüren sie den Ärger der Kollegin.

2.4.1 Übergewicht und das metabolische Syndrom

Kinder, junge Erwachsene und die Gruppe der „jungen Alten" sind heute von Übergewicht betroffen.

Übergewicht begünstigt in hohem Maß die Entstehung von Stoffwechselkrankheiten wie Diabetes mellitus Typ 2, Fettstoffwechselstörungen, Gicht und Hypertonie. Diese Erkrankungen wiederum sind Risikofaktoren für die Entstehung von Arteriosklerose (*Lernfeld 1.3, 2.3.2*). Arteriosklerose führt im Endstadium zu Schlaganfall, Herzinfarkt und Gefäßschäden der Niere, der Augen und der Extremitäten.

Folgen von Übergewicht

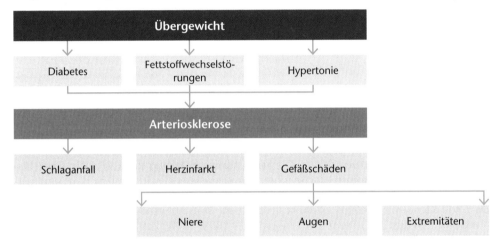

Die Zahl der Herzinfarkte infolge der oben genannten Risikofaktoren steigt nicht im gleichen Maße an, wie dies die Anzahl der Risikofaktoren vermuten ließ. Beim Auftreten von z. B. drei Risikofaktoren ist die Anzahl der Herzinfarkte nicht um das Dreifache größer, als wenn gar keine Risikofaktoren vorliegen, sie steigt vielmehr um das Zehnfache!

2.4.2 Adipositas (Übergewicht) im Alter

Von den über 60-Jährigen haben 59 % der Frauen und 71 % der Männer Adipositas. Diese besteht meist schon viele Jahre und kann außer einer zu hohen Nahrungsaufnahme und Bewegungsmangel viele andere Ursachen haben.

Weil die Folgekrankheiten der Adipositas tödlich enden können, ist es nie zu früh, mit einer Gewichtsreduktion zu beginnen.

Für Senioren ist dann eine Gewichtsreduktion angezeigt, wenn
– eine ausgeprägte Adipositas (BMI > 35) besteht oder
– eine durch Adipositas verursachte Krankheit vorliegt.

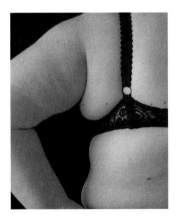

Die Therapie der Adipositas

Es sind sehr viele verschiedene Methoden zur Gewichtsreduktion bekannt. Im Folgenden sollen nur diejenigen beachtet werden, die

♦ erwiesenermaßen wirksam sind,
♦ nicht gesundheitsschädlich sind,
♦ und einen langfristigen Erfolg versprechen.

Diese Form der Gewichtsreduktion ruht auf drei Säulen:

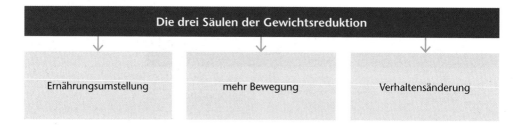

Die drei Säulen der Gewichtsreduktion

| Ernährungsumstellung | mehr Bewegung | Verhaltensänderung |

Energiebombe Fettgewebe

Um abnehmen zu können, ist es notwendig, die Nahrungsaufnahme einzuschränken, damit der Körper seine Fettreserven abbaut. Die Nahrungsbeschränkung sollte zu einem Gewichtsverlust von etwa **0,5–1 kg pro Woche** führen. Ein schnellerer Gewichtsverlust ist gesundheitlich ungünstig und meist auch nicht erreichbar.
Da 1 kg Fettgewebe 29 400 kJ (7 000 kcal) speichert, ist es notwendig, bei einem angestrebten Gewichtsverlust von 1 kg pro Woche täglich 4 200 kJ (1 000 kcal) an der Nahrung einzusparen.

1 kg Fettgewebe speichert 29 400 kJ (7 000 kcal)
Um innerhalb einer Woche 1 kg Fettgewebe abzunehmen, ist es notwendig, täglich 4 200 kJ (1 000 kcal) einzusparen.

Es ist daher notwendig, zuvor den Gesamtenergiebedarf zu errechnen, damit es ersichtlich ist, bei welcher Energiemenge überhaupt wirksam abgenommen wird (*Lernfeld 1.3, 1.3.5*).

Der individuelle Gesamtenergiebedarf ergibt sich aus dem Normalgewicht multipliziert mit der Energiemenge, die 1 kg Körpergewebe innerhalb von 24 Stunden benötigt.
Für junge Menschen und gesunde Erwachsene sind dies etwa 30–35 kcal/kg Normalgewicht (Sollgewicht). Für alte und insbesondere bettlägerige oder stark immobile Menschen etwa 20–25 kcal/kg Normalgewicht.

Individueller Gesamtenergiebedarf = Normalgewicht in kg x 30–35 kcal
für Junge und Mobile

= Normalgewicht in kg x 20–25 kcal
für Alte, Bettlägerige

Beispiel:
Herr Thierse ist 47 Jahre alt, berufstätig als Hausmeister des Pflegeheims, 1,78 m groß, und mit 112 kg übergewichtig. Sein Energiebedarf liegt bei 10 900 kJ (2 600 kcal). Der Arzt rät ihm, wegen seiner Arthrose in den Knien abzunehmen.

Wie hoch darf die tägliche Energieaufnahme durch die Nahrung sein, damit Herr Thierse pro Woche 1 kg abnimmt?

Energiebedarf = 10 900 kJ (2 600 kcal)

Energie, die eingespart werden muss bei 1 kg Gewichtsreduktion pro Woche = 4 200 kJ (1 000 kcal).

Maximale tägliche Energieaufnahme, damit pro Woche 1 kg abgenommen werden kann

= 10 900 kJ (2 600 kcal) – 4 200 kJ (1 000 kcal)
*= **6 700 kJ (1 600 kcal)***

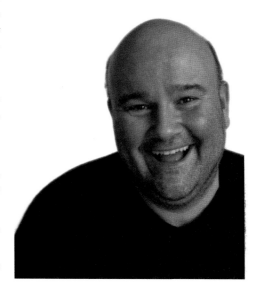

Wenn Herr Thierse wöchentlich 1 kg abnehmen will, muss er seine Energieaufnahme auf 6 700 kJ (1 600 kcal) einschränken.

Es ist leicht vorstellbar, dass sehr kleine Personen, ältere und wenig mobile Menschen von vornherein einen sehr geringen Gesamtenergiebedarf haben.
Wenn sie abnehmen möchten und von dem ohnehin sehr niedrigen Gesamtenergiebedarf noch etwas abgezogen werden muss, wird das sehr schwierig und führt schnell in den Bereich von unter 4 200 kJ (1 000 kcal).

Bei alten Menschen sollte bei der Gewichtsreduktion eine untere Grenze von 5 000 kJ (1 200 kcal) nicht unterschritten werden.

Umstellung auf eine fett- und energiereduzierte Kost

Gewichtsreduktion auf der Basis eingeschränkter Fettaufnahme hat sich als sehr erfolgreich erwiesen.

Dabei wird der Umgang mit stark fetthaltigen Lebensmitteln erlernt und Austauschmöglichkeiten entsprechend den persönlichen Vorlieben erarbeitet. Die Austauschtabellen sind nach Lebensmittelgruppen sortiert.

Etwa 10 % der für die Reduktionskost festgelegten Energie darf in Form von Süßigkeiten oder alkoholischen Getränken konsumiert werden.
Bei sehr starkem Übergewicht ist diese Methode der Energiebeschränkung über Fette allerdings nicht ausreichend. Diese Fähigkeiten sind nur durch Anleitung und wiederholte Ernährungsberatung erlernbar.

Fettreiche Lebensmittel und ihre fettarmen Alternativen

Lebensmittel (Fettgehalt)	Portions-größe in g	Fettgehalt in g	gespartes Fett pro Portion in g
1 Bratwurst, grob	150	42,0	
1 großes Schweineschnitzel, natur		**3,0**	**39,0**
1 Portion Brathähnchen mit Haut	150	15,0	
1 Portion Brathähnchen ohne Haut (Brustfleisch)		**1,0**	**14,0**
1 Scheibe Fleischwurst	30	9,0	
1 Scheibe Lachsschinken		**1,3**	**7,7**
1 Stück Camembert, 60% F.i.Tr.*	30	10,0	
1 Scheibe Edamer, 30% F.i.Tr.*		**5,0**	**5,0**
1 Glas Vollmilch, 3,5% Fett	200	7,0	
1 Glas fettarme Milch, 1,5% Fett		**3,0**	**4,0**
1 Croissant	45	15,0	
1 Scheibe Roggenvollkornbrot		**0,6**	**14,4**
1 Portion Bratkartoffeln	200	13,0	
1 Portion Pellkartoffeln		**–**	**13,0**
1 Portion Kartoffelchips	50	20,0	
1 Portion Salzstangen		**0,3**	**19,7**
2 Riegel Milchschokolade	40	12,0	
1 Portion Popcorn		**2,0**	**10,0**
1 Stück Buttercremetorte	100	18,0	
1 Stück Obstkuchen aus Hefeteig		**4,0**	**14,0**

(DGE, Die Nährstoffe, 2009, S. 15)

* F. i. Tr. entspricht dem Fettgehalt in der Trockenmasse (Käsemasse ohne Wasser)

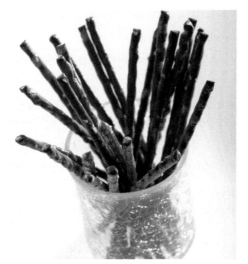

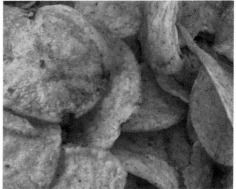

Fällt die Wahl der abendlichen Knabberei auf die Salzstangen, spart das fast 20 Gramm Fett pro Portion.

Tagesbeispiel für eine kalorienreduzierte Ernährung mit ca. 1500 kcal

Mahlzeiten	Mahlzeiten
1. Frühstück	**Zwischenmahlzeiten**
60 g Roggenvollkornbrot	40 g Vollkornbutterkeks
10 g Margarine/Butter	150 g Buttermilch
40 g Magerquark	
20 g Süßstoffkonfitüre	**Abendessen**
150 ml Orangensaft	bunter Kartoffelsalat mit Brot
	50 g Weizenmischbrot
2. Frühstück	10 g Halbfettmargarine
30 g Haferflocken	100 g Kartoffeln
150 g Joghurt 1,5 % F. i. Tr.	100 g Tomate
50 g Banane	50 g Radieschen
	50 g Salatgurke
Mittagessen	50 g Gewürzgurke
Gebratener Kabeljau, Blumenkohl, Kartoffeln	30 g Fettreduzierte Salatcreme
120 g Kabeljau	Gewürze
10 g Margarine	
150 g Blumenkohl	**Spätmahlzeit**
5 g Butter	100 g Birne
150 g Kartoffeln	
30 ml gebundene helle Soße Gewürze, Kräuter	
150 g Kirsch-Diätreis	
Nährwerte: 1525 kcal (6 390 kJ), 57 g Eiweiß, 41 g Fett, 222 g Kohlenhydrate, 30 g Ballaststoffe	

(Hassel, Mit Herz und Verstand, 1999)

Bewegung

Mehr Bewegung im Alltag, mehr Sport bzw. körperliche Anstrengungen erhöhen den Leistungsumsatz. Hierdurch wird mehr Energie verbraucht, was eine Gewichtsreduktion unterstützt.

Regelmäßiges Training erhöht die Muskelmasse und damit auch den Grundumsatz, was die Gewichtsreduktion ebenfalls positiv beeinflusst.

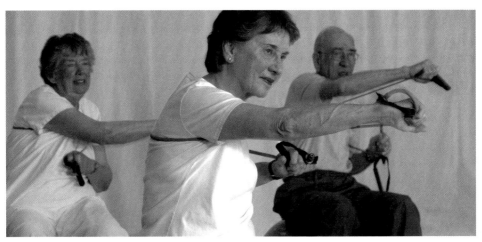

Die besten Langzeiterfolge bei der Gewichtsreduktion haben Personen, die gleichzeitig Sport treiben. Aber auch minimale Betätigung verbraucht noch Energie.

Kalorienverbrauch innerhalb von 15 Minuten bei verschiedenen Tätigkeiten			
Arbeiten im Sitzen	26 kcal	Klavier spielen	39 kcal
Bügeln	62 kcal	Nähen	32 kcal
Gehen	78 kcal	Kochen	44 kcal

(Elmadfa, Die große GU Nährwert Kalorien Tabelle, 2007, S. 67)

Verhaltenstraining

Der Mensch muss vom ersten Lebenstag an essen und das sein ganzes Leben hindurch. „Essen" ist eine Verhaltensweise, die täglich praktiziert wird und somit sehr tief in der Psyche verankert ist. Das Ernährungsverhalten des Erwachsenen wird meist in der Kindheit erworben und dazu gehören auch ungesunde oder das Übergewicht begünstigende Verhaltensweisen. Das eine Gewichtsreduktion begleitende Verhaltenstraining zielt darauf ab, solche ungünstigen Essgewohnheiten aufzuspüren und an ihrer Stelle schrittweise andere Verhaltensweisen einzuüben. Dies ist ein langwieriger Prozess, der maximale Motivation erfordert und lebenslang andauert.

Sind neue und gesündere Essgewohnheiten stabilisiert, ist die Gewichtsreduktion langfristig erfolgreicher als alle anderen Methoden oder eine Gewichtsreduktion ohne Änderung des Essverhaltens.

Am besten klappt das Abnehmen in einer Gruppe, die sich regelmäßig trifft und in der die Betroffenen ihre Erfahrungen austauschen können, vom Trainer motiviert werden und sich gegenseitig unterstützen.

Ungünstige, das Übergewicht fördernde Verhaltensweisen sind:

◆ Bei Sorgen, Problemen, Stress, Freude, Langeweile zu essen.
◆ Beim Angebot von Essen nie NEIN sagen können.
◆ Häufiges Zwischendurchessen.
◆ Keine Sättigung verspüren, bzw. andere Reize als Hunger interpretieren.
◆ Süße und alkoholische Getränke zum Essen konsumieren.
◆ Alle Speisen mit sehr viel Fett zubereiten.
◆ Keine regelmäßigen Mahlzeiten einnehmen.
◆ Hastiges Essen.
◆ Nebenbei beim Fernsehen, Autofahren, Lesen essen.
◆ Keine Reste übrig lassen können.
◆ Essen als Belohnung einsetzen.

Abnehmen im Pflegeheim?

Ist eine Gewichtsreduktion bei einem alten Menschen aus medizinischen Gründen angezeigt, sollte sie dennoch nur dann durchgeführt werden, wenn

◆ die Person bei ausreichender geistiger und seelischer Gesundheit ist,
◆ keine extreme Abneigung gegen die Gewichtsreduktion äußert.

Nachteile

Folgende Umstände erschweren eine Gewichtsreduktion im Alter:

◆ Der altersbedingte Rückgang des Grundumsatzes macht Abnehmen langwieriger.
◆ Durch Behinderung und Immobilität liegt der Gesamtenergiebedarf häufig in der Nähe des Grundumsatzes.
◆ Eingefahrene, jahrzehntealte Ernährungsgewohnheiten sind schwer zu ändern.
◆ Ernährungsabhängige Krankheiten sind nicht schmerzhaft und so fehlt es an Einsicht, etwas am Essen ändern zu müssen.

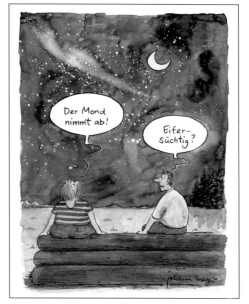

Abnehmen

Vorteile

Im Pflegeheim lebende Menschen werden verpflegt und brauchen sich um das Zusammenstellen einer fettreduzierten Reduktionskost keine Gedanken machen. Sie erhalten ihre Mahlzeiten vorbereitet und sind von lästigem Kalorienzählen befreit.

Erfahrungsgemäß geht eine Gewichtsreduktion bei alten Menschen sehr langsam vonstatten. Es ist daher schon als ein Erfolg zu werten, wenn die Ernährungsumstellung akzeptiert wird oder das Gewicht nicht weiter ansteigt.

Fallstudie: Der übergewichtige Heimbewohner
Arbeitsform: Rollenspiel in Zweiergruppen
Zeitdauer: 30 Minuten
Lernfeldbezug: 1.3 situationsbezogen pflegen, vernetzt mit Lernfeld 1.4 anleiten beraten und Gespräche führen

Die Klasse teilt sich in Zweiergruppen ein. Je eine Person übernimmt die Rolle der Pflegekraft, die andere die Rolle des übergewichtigen Heimbewohners. Dem Heimbewohner hat der Arzt Reduktionskost verordnet.

– *Machen Sie sich zunächst Notizen, was Sie dem Heimbewohner sagen möchten darüber, wie sich sein Essen ändern wird.*
– *Erläutern Sie die Maßnahmen und betonen Sie die Vorteile der Kostumstellung und versichern Sie dem Heimbewohner ihre Unterstützung.*
– *Was empfinden Sie beide in den jeweiligen Rollen?*
– *Ist es gelungen den Heimbewohner zu überzeugen?*
– *Einige der Zweiergruppen sollten ihre Sequenz vor der Klasse vorspielen.*

Rollenspiel: Der Geburtstagskuchen
Arbeitsform: 5 Personen
Zeitdauer: 30 Minuten

Situation: Die Pflegekräfte der Station sind in einer Pause im Gespräch. Eine von Ihnen hat Geburtstag und für alle Kaffee und Kuchen mitgebracht.

Folgende Personen nehmen an dem Gespräch teil. Verteilen Sie diese Rollen und versuchen Sie, diese im Gespräch umzusetzen. Welche Erfahrungen machen Sie dabei? Was sagen die Personen im Gespräch über Gewicht und Essen? Welche Gefühle bringen die Personen in die Runde?

– Sonja, sehr schlank, keine Gewichtsprobleme, futtert gerade mit Hochgenuss ihr drittes Leberwurstbrötchen und freut sich, dass es noch Kuchen gibt.
– Volker, sehr schlank, Altenpflegeschüler und immer hungrig.
– Helga, sehr klein und übergewichtig, dennoch flink, ihr macht ihr Übergewicht nichts aus.
– Sabine ist wieder einmal auf Reduktionskost und gar nicht begeistert davon, dass es schon wieder Kuchen gibt.
– Erika hat Geburtstag und hat für alle Kuchen mitgebracht. Sie hat eigentlich immer ein schlechtes Gewissen, weil sie einige Pfunde zu viel hat, aber schließlich hat sie Geburtstag, da muss man doch etwas mitbringen.

2.4.3   Diabetes mellitus Typ 2

Herr Unger ist 74 Jahre alt und lebt im Pflegeheim. Der alte Herr ist Marco sehr sympathisch, weil er selbstständig isst, nie übers Essen meckert und kräftig zulangt. Seit ein paar Wochen hat Herr Unger aber einen hartnäckigen Nasen-Rachen-Infekt, er leidet unter Juckreiz, kratzt sich oft blutig und die kleinen Wunden scheinen nur langsam zu heilen. Schließlich diagnostiziert der Hausarzt bei Herrn Unger einen Diabetes Typ 2.

Marco

Die am häufigsten vorkommende Stoffwechselkrankheit ist Diabetes mellitus Typ 2 (nachfolgend immer nur: Diabetes). Dabei ist der Gehalt der Glucose im Blut ständig über die Norm hinaus erhöht.

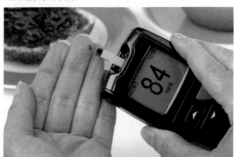

Knapp 10 % der Bevölkerung haben ständig erhöhte Blutzuckerwerte. Mit zunehmendem Alter steigt das Risiko, Diabetiker zu werden. So sind bei den über 70-Jährigen schon 20 % erkrankt. Über 85 % der Diabetiker sind übergewichtig.

Zur Aufnahme der Glucose – dem Hauptbrennstoff des Körpers (*Lernfeld 1.3, 1.7.1*) – in die Zellen wird das Hormon Insulin benötigt. Bei Typ-2-Diabetikern aber wirkt das Insulin nicht mehr richtig (Insulinresistenz)

Blutzuckermessung

und die Glukose kann nur unvollständig von den Zellen aufgenommen werden. Sie verbleibt im Blut, was auf Dauer die Gefäße schädigt (Arteriosklerose, *Lernfeld 1.3, 2.3.2*).

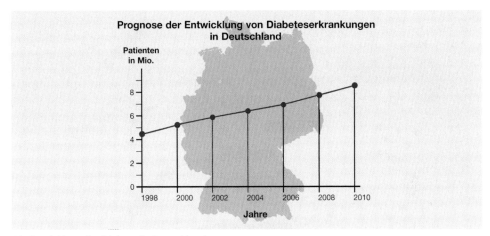

Die Entwicklung des Diabetes in Deutschland

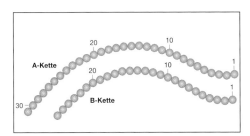

Insulinkette

Den Zellen aber mangelt es an Energie und sie beginnen Eiweiße zur Glukosegewinnung abzubauen. Ebenfalls werden Fette unvollständig abgebaut, was zu einer Verschiebung des Blut-pH-Wertes in den sauren Bereich (Azidose) führt.

Acidose = Überschuss saurer Produkte im Blut

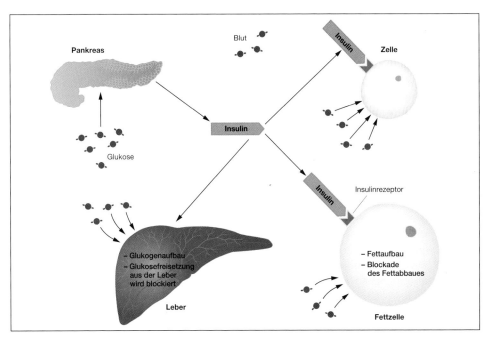

Insulinwirkung beim Gesunden

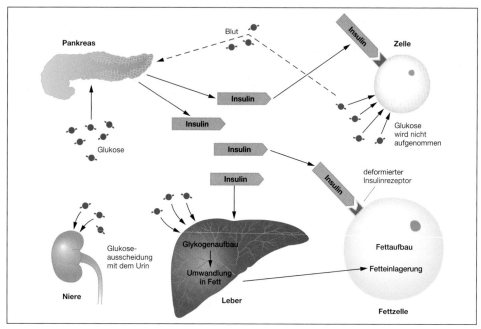

Insulinwirkung beim Typ-2-Diabetes

Therapie des Diabetes

Die Therapie des Diabetes umfasst mehrere Stufen, je nach Schweregrad der Erkrankung.

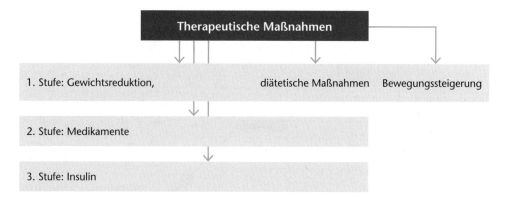

Die diätetische Therapie des nicht insulinpflichtigen Diabetes mellitus Typ 2

Gewichtsreduktion

Die erste und wichtigste Maßnahme beim Typ-2-Diabetiker, der noch Insulin selbst produziert, ist die Gewichtsreduktion. Schon bei einem Gewichtsverlust von 2–3 kg verbessert sich die Insulinwirksamkeit. Bei einer Gewichtsreduktion in den Bereich des Normalgewichtes kommt es sogar wieder zu normalen Blutzuckerwerten.

Nicht insulinpflichtige Typ-2-Diabetiker müssen also nicht streng nach Kohlenhydratportionen leben, für sie ist die wichtigste Aufgabe die Gewichtsreduktion, damit die körpereigene Insulinproduktion noch ausreicht.

Nährwertrelation und Energiebedarf

Bei normal- und übergewichtigen Typ-2-Dia-
betikern sollte eine Energiezufuhr gewählt
werden, die ihrem Normalgewicht entspricht. Die Nährwertrelation entspricht der
eines gesunden Erwachsenen:

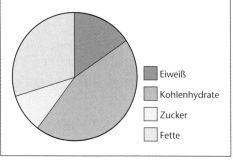

- ♦ 10–15 % Eiweiß
- ♦ 30 % Fett, davon nicht mehr als ⅓ als gesättigte Fettsäuren
- ♦ 60 % Kohlenhydrate

Als Orientierung kann die Ernährungspyramide hinzugezogen werden.

Nährwertrelation

Kohlenhydrate und Zucker

- ♦ Diabetiker benötigen die gleiche Menge Kohlenhydrate wie gesunde Erwachsene, etwa
  gut die Hälfte des Tagesbedarfes der Energie soll also über Kohlenhydrate gedeckt werden.

- ♦ Da alle Kohlenhydrate zu Monosacchariden abgebaut werden und auf diese Weise Glukose
  ins Blut gelangt, ist es notwendig, die täglich benötigte Kohlenhydratmenge auf 5–6 kleine
  Mahlzeiten zu verteilen. Damit erreicht man, dass der Blutzuckerspiegel jeweils nur langsam ansteigt.

Typ-2-Diabetiker benötigen 5–6 kleine Mahlzeiten.

- ♦ Mit Zucker gesüßte Getränke sollten ganz gemieden werden.

- ♦ Zum Süßen eignen sich Süßstoffe (*Lernfeld 1.3, 1.12.2*), zum Backen geringe Mengen Sorbit, dabei muss aber dessen Kaloriengehalt beachtet werden.

- ♦ Ballaststoffe verzögern die Verdauung der Kohlenhydrate und führen so zu einem sanfteren
  Blutzuckerverlauf, daher sollte der Ballaststoffanteil der Diabeteskost hoch sein, z.B. Voll-
  kornbrot, -teigwaren, -reis, -haferflocken, Müsli, Gemüserohkost, Salate, Hülsenfrüchte,
  Beeren und Zitrusfrüchte. In Gebäck und Kuchen ist der Weißmehlanteil schrittweise durch
  Vollkornmehl zu ersetzen. Täglich drei Portionen Gemüse und zwei Portionen Obst.

- ♦ Maximal 10 % der täglichen Energiemenge kann in Form von Zucker aufgenommen werden. Am besten nicht isoliert, sondern in eine Mahlzeit verpackt, z.B. Süßspeise nach dem
  Mittagessen. Bei einem mittleren Energiebedarf von 1900 kcal, entsprechen 10 % davon
  einer Menge von 190 kcal oder: 55 g Gummibärchen, 35 g Vollmilchschokolade, 50 g
  Zucker, 45 g Marzipan, 50 g Bonbons.

Alkohol

- ♦ Der Genuss von alkoholischen Getränken sollte auf besondere Anlässe beschränkt sein.

- ♦ Im Rahmen einer Reduktionskost sollte auf Alkohol wegen des hohen Energiegehaltes ganz
  verzichtet werden.

Diabetikerlebensmittel überflüssig

♦ Sogenannte Diabetikerlebensmittel sind in der Regel mit Fruktose, Zuckeraustauschstoffen und nur sehr selten mit Süßstoffen gesüßt. Da ein übergewichtiger Typ-2-Diabetiker auf die Energiezufuhr achten muss, sind sie für ihn keine Lösung.   Fruktose lässt den Blutzucker zwar nur mäßig ansteigen, sie fördert aber die Fettbildung in der Leber. Fruktose hat den gleichen Energiegehalt wie normaler Zucker und ist somit nicht geeignet.

♦ Zuckeraustauschstoffe verändern den Blutzucker nicht, haben aber immerhin einen Energiegehalt von 10 kJ/g (2,4 kcal/g) und sind daher nur teilweise für Diabetiker geeignet.

♦ Süßstoffe dagegen sind kalorienfrei, haben keinen Einfluss auf den Blutzucker und sind daher gut geeignet.

Lernzirkel: Lebensalltag mit Diabetes mellitus Typ 2
Zeitdauer: 60 Minuten
Lernfeldbezug: 1.3 situationsbezogen pflegen, vernetzt mit Lernfeld 1.4 anleiten, beraten und Gespräche führen

Die Klasse teilt sich in fünf Gruppen auf. Jede Gruppe übernimmt eine der folgenden Aufgaben und arbeitet sie aus. Danach rückt jede Gruppe einen Tisch weiter und übernimmt die jeweils nächste Aufgabe. Auf diese Weise entsteht ein maximaler Lernerfolg und alle Schüler können ihre jeweiligen Ideen einbringen.

Lerngruppe 1
Ein Angehöriger besucht seine Mutter im Pflegeheim und beschwert sich bei der Pflegekraft, dass seine Mutter neuerdings nur noch unappetitlich aussehende, braune statt der gewohnten weißen Teigwaren, zum Nachmittagskaffee Vollkornbrot oder Obst statt Kuchen und zum Frühstück Müsli bekomme.
– *Erklären Sie dem Angehörigen, dass seine Mutter Diabetikerin ist und eine ballaststoffreiche Ernährung bei Diabetes einen positiven Effekt hat. Erläutern Sie, welche sonstigen positiven Wirkungen Ballaststoffe besitzen und wie sie zum Wohlbefinden der Mutter beitragen. Nennen Sie Lebensmittel, die zur Ballaststoffversorgung beitragen.*

Lerngruppe 2
Frau Kress lebt seit zwei Jahren im Pflegeheim; während dieser Zeit hat ihre Beweglichkeit immer mehr nachgelassen. Der Arzt hat bei ihr Diabetes festgestellt und eine entsprechende Kost verordnet.
– *Erklären Sie Frau Kress, dass sie nun Diabetikerin ist.*
– *Erklären Sie ihr, wie sich ihre Kost ändern wird und welchen Einfluss diese auf ihre Gesundheit hat.*

Lerngruppe 3
Der Heimbewohner Herr List ist Diabetiker und erhält regelmäßig Besuch von Bekannten, die ihm immer sogenannte „Diabetikerlebensmittel" (Schokolade, Kekse, Eis, Kuchen) mitbringen. Herr List freut sich sehr darüber und isst die mitgebrachten Lebensmittel sofort auf. Diabetikerlebensmittel sind meist mit Fruktose gesüßt.
– *Beraten Sie die Angehörigen von Herrn List dahingehend, dass sich solche Diabetikerlebensmittel für ihn nicht eignen.*

Lerngruppe 4

Erarbeiten Sie eine Liste von Lebensmitteln, die sich für Typ-2-Diabetiker als Mitbringsel eignen. Sie sollten fruktosefrei sein, dürfen aber mit Süßstoff oder Zuckeraustauschstoffen gesüßt sein.

Gestalten Sie die Liste auf einem DIN-A4-Blatt, gegebenenfalls farbig, sodass sich Angehörige leicht nach diesen Vorschlägen richten können.

Lerngruppe 5

Sie besuchen täglich Herrn Müller zu Hause und geben ihm eine Insulinspritze. Dabei fällt Ihnen auf, dass Herr Müller sehr gerne alkoholische Getränke konsumiert.

– *Führen Sie mit Herrn Müller ein Gespräch darüber, warum er alkoholische Getränke nicht täglich trinken sollte und worauf er als insulinpflichtiger Diabetiker achten muss.*
– *Erklären Sie ihm, welche alkoholischen Getränke sich eignen und welche nicht.*

Die diätetische Therapie des tablettenpflichtigen Diabetes mellitus Typ 2

Bei starkem und jahrelangem Übergewicht stellt das Pankreas die Insulinproduktion ein, oder die Insulinresistenz ist schon so ausgeprägt, dass die körpereigene Produktion nicht mehr ausreicht, um die Blutglukose zu regulieren. Dann gibt es die Möglichkeit, Medikamente zu verabreichen, die

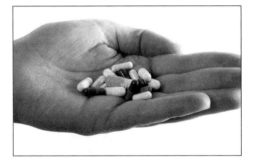

Orale Antidiabetika

♦ einen Einfluss auf die Resorption der Glukose haben,
♦ oder deren Verwertung verbessern,
♦ oder die Insulinproduktion steigern.

Tabletten (orale Antidiabetika) in der Diabetestherapie

Es gibt vier Typen von Medikamenten, die in der Therapie des Typ-2-Diabetes eingesetzt werden.

Sulfonylharnstoff	Regt die Insulinausschüttung aus dem Pankreas an. Er hemmt die Glukosebildung aus Eiweiß in der Leber, hemmt den Fettabbau, wodurch es zu weniger freien Fettsäuren kommt. Diese Umstellungen verbessern die Insulinempfindlichkeit der Gewebe.
Alpha-Glucosidasehemmer	Verzögern die Kohlenhydratverdauung, indem sie die Enzyme blockieren. Sie werden vor den Mahlzeiten eingenommen. Sie bewirken keinen Blutzuckerabfall, aber einen langsameren Blutzuckeranstieg.
Metforminhydrochlorid	Verlangsamt die Nährstoffaufnahme aus dem Darm, senkt die Ausschüttung von Glukose aus der Leber, verbessert die Insulinwirkung an den Zellen und wirkt appetithemmend.
Thiazolidindione	Verbessern die Insulinwirkung und vermindern die Glukosebildung aus Eiweiß.
DPP4-Inhibitoren	Verbessern den Blutzuckerspiegel nach dem Essen und im Nüchternzustand.

Ist der Typ-2-Diabetiker übergewichtig, so ist die erste Ernährungsmaßnahme die **Gewichtsreduktion,** was die Insulinwirksamkeit verbessert. Kommt der Blutzucker aber auch nach der Gewichtsreduktion nicht in den Normalbereich, dann soll der Diabetiker entsprechend den Regeln einer gesunden Ernährung essen.

Er sollte die Mahlzeiten auf 5–6 pro Tag verteilen und eine gleichmäßige Verteilung der Kohlenhydrate einhalten. Weglassen von Mahlzeiten oder ungewöhnlich hoher körperlicher Einsatz kann unter der Therapie mit Sulfonylharnstoff zu Unterzuckerung führen.
Bezüglich des Konsums von Zucker, Zuckeraustauschstoffen, alkoholischen Getränken gelten die gleichen Regeln wie oben besprochen.

Die diätetische Therapie des insulinpflichtigen Diabetes mellitus Typ2

Wenn die Pankreasfunktion für Insulin vollständig erschöpft ist und auch mit oralen Antidiabetika keine Verbesserung der Insulinresistenz zu erreichen ist, so muss Insulin substituiert werden. Gleichzeit muss aber eine Gewichtsreduktion angestrebt werden.
Die Insulindosis richtet sich nach dem Körpergewicht und kann bei erfolgreicher Gewichtsreduktion meist langsam gesenkt werden.

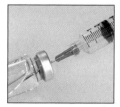
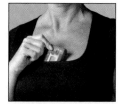
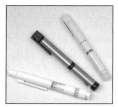

Insulinspritze   *Insulinpumpe*   *PEN*

Ist ein Diabetiker insulinpflichtig, so gibt es für ihn zwei Formen der Therapie:

♦ intensivierte Therapie
♦ die konventionelle Therapie

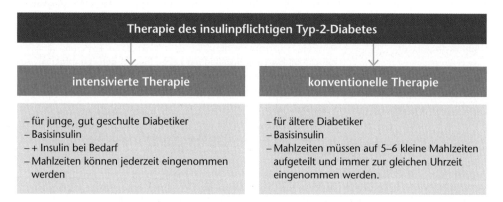

Therapie des insulinpflichtigen Typ-2-Diabetes	
intensivierte Therapie	**konventionelle Therapie**
– für junge, gut geschulte Diabetiker – Basisinsulin – + Insulin bei Bedarf – Mahlzeiten können jederzeit eingenommen werden	– für ältere Diabetiker – Basisinsulin – Mahlzeiten müssen auf 5–6 kleine Mahlzeiten aufgeteilt und immer zur gleichen Uhrzeit eingenommen werden.

Die intensivierte Therapie kommt nur für geistig fitte, selbstständige und daher meist für junge Diabetiker infrage, da sie ein hohes Maß an Eigenkontrolle benötigt.

Für ältere Menschen, für im Pflegeheim lebende Menschen kommt die **konventionelle Therapie** in Frage:

Die **Nährstoffrelation** ist dieselbe wie bei gesunden Menschen auch. In der Nahrungsmittelauswahl kann sich der Betroffene an der Ernährungspyramide orientieren. Der Energiebedarf sollte im Bereich des Normalgewichtes gewählt werden.

Insulin
Es wird zweimal pro Tag Insulin gespritzt.
♦ Die Insulindosis, meist Verzögerungsinsulin, wird nach dem Tagesbedarf über das Körpergewicht und die körperliche Aktivität berechnet und wird zu festgesetzten Uhrzeiten verabreicht.

♦ Es ist erforderlich, die Nahrungsaufnahme dem Wirkprofil des Insulins anzupassen. Daraus ergibt sich ein festgelegter Mahlzeitenrhythmus von 5–6 Mahlzeiten über den Tag verteilt, mit jeweils festgelegtem Kohlenhydratanteil pro Mahlzeit. Die Mengen sollten weder unter- noch überschritten werden. Die Mahlzeiten müssen stets zur gleichen Uhrzeit eingenommen werden.

♦ Je nach Energiebedarf wird ein BE/KH-Fahrplan für die einzelnen Mahlzeiten erstellt.

Von BE- und KH-Einheiten

Insulinspritzende Diabetiker müssen ihren Insulinbedarf der Menge der gegessenen Kohlenhydrate anpassen. Dabei benötigen 10–12 g Kohlenhydrate etwa 1–2 Einheiten Insulin.

Früher hat man in der Diabetestherapie mit sogenannten Broteinheiten BE gerechnet. Dabei entspricht

1 BE = 12 g Kohlenhydraten

Das Rechnen mit BE war nur in Deutschland üblich. International rechnet man mit sogenannten Kohlenhydrateinheiten, wobei

1 KE = 10 g Kohlenhydraten

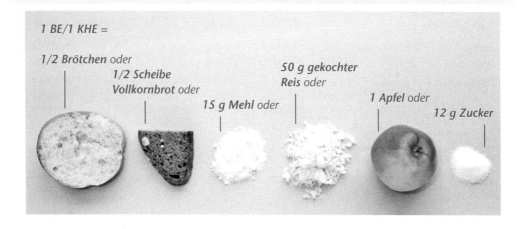

1 BE/1 KHE =

1/2 Brötchen oder
    1/2 Scheibe
    Vollkornbrot oder
        15 g Mehl oder
50 g gekochter
Reis oder
1 Apfel oder
    12 g Zucker

Es gibt Tabellen, in denen aufgeführt ist, wie viele Gramm eines Lebensmittels eine BE/KE-Einheit enthält. Der Diabetiker kann dort nachschauen, wie viel Kohlenhydrate das Essen hat, das er zu essen plant, und dementsprechend die Insulindosis wählen.

Diabetiker müssen Lebensmittelmengen gut abschätzen lernen, am Anfang empfiehlt es sich, diese zu wiegen.

Für den im Pflegeheim lebenden Diabetiker ist das einfach, denn er bekommt eine seiner Insulindosis angepasste Kost verteilt auf 5–6 Mahlzeiten angeboten. Dazu werden seine Blutzuckerwerte vom Pflegepersonal bestimmt und entsprechend darauf reagiert, sollte eine Unter- oder Überzuckerung angezeigt werden.

Beispiele für eine BE/KE-Austauschtabelle

Lebensmittel	Diese Menge entspricht jeweils 1 BE bzw. 1 KE = 10 g–12 g Kohlenhydrate
Roggenbrot	23 g
Weizenbrötchen	23 g
Mehrkorn-Knäckebrot	14 g
Pommes frites	38 g
Eierteigwaren, trocken	17 g
Reis, trocken	17 g
Mehle jeglicher Herkunft	20 g
Äpfel	100 g
Himbeeren	250 g
Banane	50 g
Vollmilch	200 g
Buttermilch	400 g
Joghurt, 3,5 %	300 g
Hülsenfrüchte, trocken	20 g
Apfelkuchen (Hefeteig)	30 g
Quark-Obsttorte	50 g
Butterkeks	15 g (= 3 Stück)
Erdnussflips	25 g
Konfitüre	15 g

(Nestlé Deutschland, Kalorien mundgerecht, 2004)

Beispiele für BE-Fahrpläne: Sie geben an, wie viele BE pro Mahlzeit gegessen werden dürfen, damit der Blutzucker gleichmäßig und nicht zu hoch ansteigt.

	10 BE	12 BE	15 BE	18 BE	20 BE	22 BE	24 BE
Energie-gehalt	1200 kcal 5040 kJ	1400 kcal 5880 kJ	1500 kcal 6300 kJ	1800 kcal 7560 kJ	2000 kcal 8400 kJ	2200 kcal 9240 kJ	2400 kcal 10,08 MJ
Nährwerte	60 g E 45 g F 120 g Kh	65 g E 50 g F 145 g Kh	70 g E 50 g F 180 g Kh	75 g E 60 g F 215 g Kh	80 g E 75 g F 240 g Kh	80 g E 80 g F 265 g Kh	90 g E 80 g F 290 g Kh
BE-Verteilung:							
Frühstück	2 BE	2,5 BE	3 BE	3,5 BE	4,5 BE	4,5 BE	4,5 BE
Zwischen-mahlzeit	1,5 BE	2 BE	2,5 BE	3 BE	3 BE	3 BE	4 BE

	10 BE	12 BE	15 BE	18 BE	20 BE	22 BE	24 BE
Mittag-essen	2 BE	3 BE	3 BE	4 BE	4 BE	5 BE	5 BE
Zwischen-mahlzeit	1,5 BE	1,5 BE	2,5 BE	2,5 BE	2,5 BE	3,5 BE	3,5 BE
Abend-essen	2 BE	2 BE	3 BE	3 BE	4 BE	4 BE	5 BE
Spät-mahlzeit	1 BE	1 BE	1 BE	2 BE	2 BE	2 BE	2 BE

(Hassel, Mit Herz und Verstand, 2003, S. 132)

◆ Wegen der Gefahr einer Hypoglykämie sollten insulinpflichtige Diabetiker stets Notkohlen-hydrate (Traubenzucker, Bonbon) mit sich führen und im Erkennen einer Unterzuckerung geschult sein.

◆ Hinsichtlich des Verzehres von Zucker, Zuckeraustauschstoffen, Süßstoffen und alkoholi-schen Getränken gilt das Vorhergesagte.

Praktische Übung: Broteinheiten
Zeitdauer: 45 Minuten
Material: mehrere Küchenwaagen, BE-Austauschtabellen, Kohlhydratreiche Le-bensmittel
Lernfeldbezug: Lernfeldbezug 2.2 pflegerische Hilfestellung bei sachgerechter Nah-rungszubereitung

– *Die von den Schülern mitgebrachten Lebensmittel werden gewogen und ihr Gewicht no-tiert.*
– *Ermitteln Sie mit Hilfe der BE-Austauschtabellen, wie viele BE das jeweilige Lebensmittel hat. Notieren Sie das.*
– *Richten sie jedes Lebensmittel auf einem Schälchen an und stellen Sie ein Schildchen dazu, worauf sich ablesen lässt, welches Gewicht das Lebensmittel hat und wie viele BE es ent-hält.*
– *Es ist auch möglich, den umgekehrten Weg zu gehen. Man schaut in einer BE-Tabelle nach, wie viele g eines Lebensmittels jeweils einer BE entsprechen. Dann richtet man auf Schälchen jeweils eine BE des jeweiligen Lebensmittels her.*

Der Diabetiker im Altenpflegeheim

Die dargestellten Therapien für Diabetiker verbessern deren Gesundheit und Lebensqualität und sie schützen vor Spätschäden (Metabolisches Syndrom, *Lernfeld 1.3, 2.4.1*). In allen Alten-pflegeheimen wird zwar Diabeteskost angeboten, sie ist aber meist nicht individuell dem KE Bedarf des jeweiligen Diabetikers angepasst. Dazu kommen schwankende Mengen, wenn in einer Einrichtung das Schöpfsystem praktiziert wird.
Weiterhin besteht eine Schwierigkeit darin, dass für das Pflegepersonal nicht immer einsehbar ist, was Diabetiker zusätzlich essen z. B. von Besuchern mitgebrachte Speisen oder sogenann-te Diabetikerlebensmittel.

2.4.4   Gicht

Gicht ist eine seit dem Altertum bekannte Krankheit des Harnsäurestoffwechsels. Auch heute haben 20 % der Erwachsenen in den westlichen Industrienationen erhöhte Harnsäurewerte.

Julia

Herr Anton lebt im Pflegeheim auf der Station, auf der Julia zurzeit ihren Dienst versieht. Herr Anton kehrt am Sonntagabend von einer Familienfeier ins Pflegeheim zurück. Er ist recht erschöpft. In der Nacht verspürt er unerträgliche Schmerzen im großen Zeh des linken Fußes. Er ruft nach der Pflegekraft, die den Zeh heiß, gerötet und geschwollen vorfindet.

Purine und Harnsäure

Purine sind Bestandteile der Erbinformation DNS und somit in jedem Zellkern vorhanden. Purine werden im Körper selbst gebildet, aber auch mit der Nahrung aufgenommen. Im Körper werden Purine zu Harnsäure abgebaut und zu 80 % über die Niere ausgeschieden.

Erbinformation DNS $\rightarrow$ Purine $\rightarrow$ Harnsäure
Durch den Abbau werden aus 100 mg Purinen etwa 300 mg Harnsäure gebildet.

Normalerweise gibt es im Körper ein ausgeglichenes Gleichgewicht zwischen der Produktion, Aufnahme und Ausscheidung von Harnsäure. Dieses Gleichgewicht kann aber gestört werden, dann kommt es zu erhöhter Harnsäure im Blut. Ab einem bestimmten Grad ist die Harnsäure im Blut nicht mehr löslich. Sie lagert sich in Gelenken (besonders Großzehengrundgelenk), der Haut und der Niere ab und verursacht dort Schmerzen und Entzündungen. Die schwerste Langzeitfolge ist die Zerstörung des Nierengewebes.

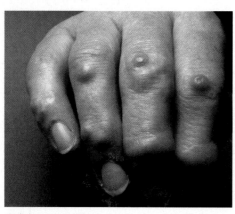

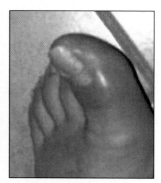

Gichtknoten am Großzehengrundgelenk, der häufigste Ort eines akuten Gichtanfalles

Gichtknoten am Finger

Welche Rolle spielt die Ernährung bei Gicht?

Es besteht eine ererbte Veranlagung, an Gicht zu erkranken, die meist erst zum Tragen kommt, wenn sogenannte Risikofaktoren dazukommen. Diese Risikofaktoren sind:

- Übergewicht
- hohe Purinaufnahme mit der Nahrung
- hoher Fettkonsum
- Alkoholkonsum, insbesondere Bier
- Diabetes

Therapie der Gicht	
Diätetische Maßnahmen	Medikamente

- ◆ Übergewicht abbauen
- ◆ Purinzufuhr beschränken
- ◆ Ausreichende Flüssigkeitszufuhr
- ◆ Alkoholkonsum beschränken
- ◆ Keine extremen Lebens- und Ernährungsweisen

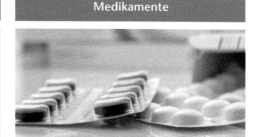

Die diätetische Therapie erhöhter Harnsäurewerte

Gewichtsreduktion

Bei bestehendem Übergewicht reduziert sich ein erhöhter Harnsäurespiegel in der Regel durch eine Gewichtsreduktion von allein. Dabei sollte auf keinen Fall eine Nulldiät oder eine extrem eingeschränkte Fastenkur durchgeführt werden, da dies einen akuten Gichtanfall auslösen kann.

Viel Trinken

Die tägliche Trinkmenge eines Gichtkranken sollte 2,5–3 l betragen. Geeignete Getränke sind:

- ◆ Mineralwasser
- ◆ Kräuter- und Früchtetee
- ◆ mit Süßstoff gesüßte Limonaden
- ◆ stark verdünnte Obst- und Gemüsesäfte
- ◆ Schwarztee, Kaffee

Achtung: Auch beim Trinken muss auf die Energiezufuhr geachtet werden.

Die Trinkmenge sollte gleichmäßig über den Tag verteilt werden, insbesondere vor den Mahlzeiten sollte getrunken werden, ebenso am Abend vor dem Schlafen und nach Möglichkeit auch während der Nacht.

Harnsäureaufnahme

Die tägliche Zufuhr von Harnsäure sollte beschränkt werden. Da man den Lebensmitteln ihren Harnsäuregehalt nicht ansieht, müssen die diesbezüglichen Informationen entsprechenden Tabellen entnommen werden.

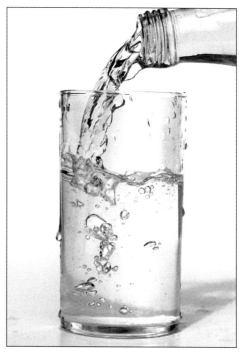

Gichtpatienten müssen viel trinken

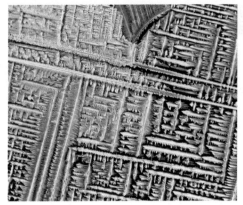

Harnsäurekristalle

Grob können Lebensmittel mit einem sehr hohen, einem hohen und einem niedrigen bzw. ohne Harnsäuregehalt unterschieden werden.

völliger Verzicht = sehr hoher Harnsäuregehalt	eingeschränkter Verzehr = hoher Harnsäuregehalt 100–125 g pro Tag	gelegentlicher Verzehr = mäßig hoher Gehalt, immer nur 1 Portion verzehren
– Innereien – Ölsardinen, Sprotten, Thunfisch, Sardellen, Bückling – Kaviar – Schalen- und Krustentiere – Hefe, Hefeextrakt, Hefeflocken – Fleischextrakt – Fertigsuppen und -soßen	– Fleisch – Wurst – Innereien – Geflügel, insbesondere Gans – Wild – Haut 2–3 fleischlose Tage pro Woche	– Hülsenfrüchte, insbesondere Erbsen – Spinat – Spargel – Semmelbrösel – Haferflocken – Erdnüsse – Feldsalat

Harnsäurearme Lebensmittel sind Obst und Gemüse und können unbegrenzt konsumiert werden.

Harnsäurefrei sind Milch- und Milchprodukte, Fette und Öle sowie Zucker und Süßungsmittel.

Alkoholkonsum

Da Alkohol die Harnsäureausscheidung stark vermindert, sollte auf alkoholische Getränke ganz verzichtet werden oder der Konsum auf eine Portion zweimal pro Woche beschränkt werden. Auf Bier ist grundsätzlich zu verzichten, da Bier außer Alkohol auch Harnsäure enthält.

Was noch zu erwähnen ist

♦ Entgegen früheren Angaben müssen Gichtpatienten nicht auf Kaffee, Schwarztee, Kakao und Kakaoprodukte verzichten. Die in diesen Genussmitteln enthaltenen Purine werden nicht zu Harnsäure abgebaut.

♦ Die Mahlzeiten sollten auf fünf kleine Portionen pro Tag verteilt werden, um eine hohe Anflutung von Harnsäure zu vermeiden.

♦ Die Fettzufuhr sollte auf 30 % der Gesamtenergie beschränkt werden und maximal 7 % gesättigte, 10–15 % einfach ungesättigte und 7 % mehrfach ungesättigte Fettsäuren enthalten.

◆ Der Verzehr von Zucker, Süßigkeiten, Honig und Fruktose ist auf 10 % der Gesamtenergie-
zufuhr zu beschränken, da Fruktose die Purinproduktion verstärkt.

◆ Alle Speisen, insbesondere aber Fleisch, Fisch, Geflügel, Wild, nicht anbraten oder grillen,
sondern dämpfen, dünsten im Tontopf, in der Bratfolie oder Alufolie garen.

◆ Maß halten!!! Extreme Lebens- und Ernährungsweisen lösen unter Umständen einen akuten Gichtanfall aus. Daher sowohl Maß halten bei ausgedehnten Festessen mit Alkoholkonsum als auch auf Fastenkuren verzichten.

Projektarbeit: Entwurf eines Posters, auf dem die Ernährung bei Gicht visualisiert wird
Zeitdauer: 30 Minuten
Material: Poster, Klebstoff, Schere, Supermarktprospekte
Lernfeldbezug: 2.2

Die Klasse teilt sich in vier gleich große Gruppen auf.

*Suchen Sie aus Prospekten von Discountern die Lebensmittel heraus und kleben sie diese auf
ein Poster mit entsprechender Signalfarbe.*

a) Lebensmittel und Getränke, auf die bei Gicht völlig verzichtet werden muss = ROT
b) Lebensmittel und Getränke, die bei Gicht eingeschränkt verzehrt werden sollen = ORANGE
c) Lebensmittel, die bei Gicht gelegentlich verzehrt werden sollen = GELB
*d) Lebensmittel und Getränke, die bei Gicht ohne Einschränkung verzehrt werden sollen
= GRÜN*

Die diätetische Therapie des akuten Gichtanfalls

Der akute Gichtanfall scheint den Betroffenen aus heiterem Himmel zu treffen und die akut
auftretenden Gelenkbeschwerden werden selten mit einer Gicht in Zusammenhang gebracht.
Tatsächlich geht einem Gichtanfall ein über einen längeren Zeitraum erhöhter Harnsäurespiegel im Blut voraus. Bei Vorliegen einer solchen Stoffwechsellage muss dann nur ein auslösen-
der Faktor hinzukommen, um einen Gichtanfall zu provozieren.

Als auslösende Faktoren gelten:

◆ Festessen mit reichlichem Fleisch- und
Alkoholgenuss
◆ exzessiver Alkoholkonsum
◆ Nulldiäten unter 600 kcal/Tag

◆ Krankheiten, insbesondere Infektionen
◆ Operationen
◆ Unfälle
◆ Reisen

Die Therapie des akuten Gichtanfalles besteht in einer über den gesamten Tag und nach Möglichkeit auch in der Nacht verteilten Aufnahme von 3 l Flüssigkeit. Am besten geeignet sind
verdünnte Obst- und Gemüsesäfte, bicarbonathaltige Mineralwässer und dünner Kräutertee.
Dazu sollte eine leichte, fettarme und vegetarische Kost von 5 000 kJ (1200 kcal) pro Tag aufgenommen werden.

Fallbeispiel: akuter Gichtanfall
Arbeitsform: Einzelarbeit
Zeitdauer: 10 Minuten
Lernfeldbezug: 1.3 situationsbezogen pflegen

Herr Anton hatte also in der Nacht seinen ersten Gichtanfall. Er wurde mit Schmerzmitteln versorgt. Welche Maßnahmen sind vonseiten der Ernährung bei einem akuten Gichtanfall zu treffen?

Fallbeispiel: Gicht
Arbeitsform: Zweiergruppe
Zeitdauer: 20 Minuten
Lernfeldbezug: Vernetzung mit Lernfeld 1.4 anleiten, beraten und Gespräche führen.

Der Arzt hat mittlerweile bei Herrn Anton stark erhöhte Harnsäurewerte gefunden. Er bekommt entsprechende Medikamente und es erfolgt eine Kostumstellung.

– *Erklären Sie als Pflegekraft Herrn Anton, dass die Schmerzen im Fuß von der Gicht herrühren.*
– *Helfen Sie ihm zu verstehen, dass viel Trinken über den Tag verteilt und möglichst auch vor der Nachtruhe ihm hilft, in Zukunft einen weiteren Gichtanfall zu vermeiden.*
– *Herr Anton freut sich, denn er denkt, dass er nun in Zukunft viel Bier trinken wird, weil das doch so schön ausschwemmt. Erklären Sie Herrn Anton, warum das im Falle der Gicht nicht gilt.*

2.4.5   Fettstoffwechselstörungen (Hyperlipidämie)

Unter dem Begriff Hyperlipidämien (oder Hyperlipoproteinämien) wird eine Reihe von Störungen des Fettstoffwechsels zusammengefasst, die mit erhöhten Fett- und Cholesterinwerten im Blut einhergehen.
In den westlichen Industrieländern ist rund die Hälfte der Bevölkerung von Fettstoffwechselstörungen betroffen. Sie sind ein Risikofaktor für die Entstehung einer Arteriosklerose.
Man unterscheidet sechs Formen von Fettstoffwechselstörungen, die in unterschiedlichem Maß auf genetische Veranlagung zurückzuführen sind. Einige von ihnen kommen nur zum Ausbruch, wenn entsprechende Risikofaktoren hinzukommen. Zu den Risikofaktoren gehören neben Übergewicht, die Ernährungsweise, Bewegungsverhalten, Rauchen, Stress und das Alter.

Es gibt sechs Formen von Fettstoffwechselstörungen.

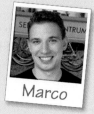

Marco macht gerade sein Praktikum in einer Diakoniestation. Dort lernt er Frau Bertram kennen, die er täglich aufsucht, um ihr eine Insulinspritze zu geben. Frau Bertram geht ausgesprochen ungern zum Arzt. Gegenüber Marco und seiner Mentorin klagt sie jedoch in letzter Zeit immer häufiger über Atemnot und Schmerzen in der Herzgegend. Marcos Mentorin in der Diakoniestation informiert schließlich den Hausarzt von Frau Bertram. Dieser stellt fest, dass Frau Bertram gefährlich hohe Blutfettwerte hat.

Blutfette und Fettstoffwechsel

Mit der Nahrung nehmen wir täglich etwa 140 g Fette (Triglyceride) und bis zu 800 mg Cholesterin zu uns.

Cholesterin (chemisch gesehen ein ungesättigter Alkohol) ist ein Fettbegleitstoff. Cholesterin kommt überwiegend in tierischen und menschlichen Zellen vor und wird benötigt für

- den Aufbau der Zellmembrane,
- die Produktion von Gallensäuren,
- die Produktion von Hormonen (Östrogene, Androgene, Corticoide),
- und zur Herstellung von Vitamin D_3.

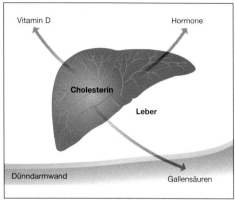

Die Funktionen des Cholesterins im Körper

Die Leber produziert Cholesterin für den Eigenbedarf in ausreichender Menge. Der Körper ist also nicht auf die Zufuhr durch die Nahrung angewiesen.

Da sowohl Triglyceride als auch das Cholesterin **wasserunlöslich** sind, müssen sie für den Transport im Blut löslich = transportfähig gemacht werden. Hierzu dienen bestimmte Proteine. Diese Proteine umhüllen die Triglyceride und das Cholesterin mit ihren lipophilen Anteilen. Die hydrophilen Anteile sind nach außen, dem Blut zugekehrt und ermöglichen auf diese Weise den Fetttransport im Blut.

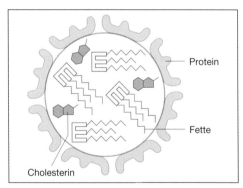

Lipoproteine

*Die Verbindungen zwischen Proteinen und Fetten oder zwischen Proteinen und Cholesterinen heißen **Lipoproteine** = Transportproteine. Es gibt vier verschiedene Arten Lipoproteine, die für den Transport von Cholesterin und Fetten im Körper zuständig sind.*

Lipoproteine sind Transportproteine, die die Fette und das Cholesterin im Blut transportieren.

Der Kreislauf vom „bösen" und „guten" Cholesterin

Das Cholesterin, das von der Leber in die Zellen transportiert wird, nennt man das „böse" Cholesterin (genauer: LDL-Cholesterin), weil sich dieses Cholesterin, wenn die Zellen genug für ihren Bedarf aufgenommen haben, an den Innenwänden der Arterien ablagert.

Das „gute" Cholesterin (genauer: HDL-Cholesterin dagegen transportiert Cholesterin von den Körperzellen ab und bringt es zur Leber. Dort kann es zu Gallensäuren, Hormonen und Vitamin D umgebaut werden. Auf diese Weise wird es dem Cholesterinstoffwechsel entzogen.

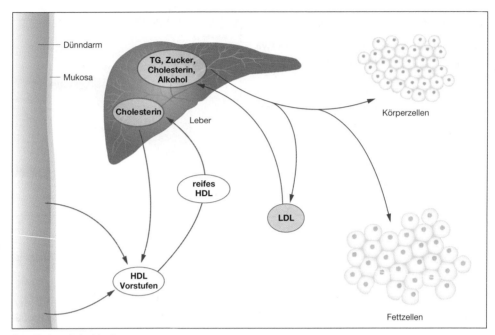

Der Cholesterinkreislauf

Die verschiedenen Cholesterin- und Fettfraktionen im Blut werden nach ihrer Dichte eingeteilt. LDL = low density lipoprotein = Lipoprotein geringer Dichte, HDL = high density lipoprotein = Lipoprotein hoher Dichte.

Nun haben verschiedene Ernährungs- und Lebensumstände einen Einfluss auf die Bildung des guten bzw. des bösen Cholesterin.

Anstieg des bösen Cholesterins ☹	Absinken des bösen Cholesterins ☺
– Übergewicht – fettreiche Ernährung mit hoem Anteil gesättigter Fettsäuren – hohe Cholesterinaufnahme mit dem Essen – Bewegungsmangel – Rauchen – negativer Stress – nachlassende Aktivität der Cholesterinrezeptoren im Alter	– einfach ungesättigte Fettsäuren – Pflanzesterine – Fette, wie sie in Pflanzenölen, wie Sonnenblumenkernöl, Maiskeimöl, Distelöl vorkommen
Anstieg des guten Cholesterins ☺	**Absinken des guten Cholesterins ☹**
– Haferkleie – Bewegung – moderater Alkoholkonsum	– Übergewicht – Rauchen

Cholesterinrezeptoren sind die Stellen, an denen das Cholesterin sich an die Zelle bindet, ehe es in die Zelle geschleust wird.
Pflanzensterine sind eine Art pflanzliches Cholesterin. Sie werden Margarinen und Joghurt zugesetzt zur Cholesterinsenkung.

Auch auf die Höhe der Fette im Blut haben Ernährungs- und Lebensfaktoren einen Einfluss.

Anstieg der Triglyceride im Blut ☹	Absinken der Triglyceride im Blut ☺
– Übergewicht – hoher Alkoholkonsum	– Fette, wie sie in den Fettfischen Makrele, Hering, Lachs vorkommen

Im Folgenden sollen nur die beiden häufigsten Fettstoffwechselstörungen betrachtet werden:

◆ Hypercholesterinämie = zu viel Cholesterin
◆ Hypertriglycerinämie = zu viel Triglyceride

Die diätetische Therapie erhöhter Cholesterinwerte

Gewichtsreduktion
Bei Übergewicht ist eine Gewichtsreduktion in den Bereich des altersabhängigen BMI für Normalgewicht anzustreben. In vielen Fällen normalisieren sich erhöhte Blutfette durch diese Maßnahme.

Fettzufuhr und Zusammensetzung der Fette
Fettzufuhr reduzieren: Menschen mit hohen Cholesterinwerten sollten ihre Gesamtfettzufuhr auf 30 % der Energiezufuhr beschränken.

Gesättigte Fettsäuren haben den stärksten negativen Effekt auf den Cholesterinspiegel. Sie sollten also weitgehend eingeschränkt werden: Fettes Fleisch, Wurst, fette Milchprodukte, Schmalz, Kokosfett, Palmfett, Frittierfette, industriell gefertigte Backwaren, Knabberartikel.

Weiße Plattenfette haben einen hohen Gehalt an gesättigten Fettsäuren.

Einfach ungesättigte Fettsäuren haben einen cholesterinsenkenden Effekt dadurch, dass sie einen Teil der gesättigten Fettsäuren ersetzen und deshalb sollten sie den Hauptanteil der Fettzufuhr ausmachen. Verwendet werden sollen daher hauptsächlich Rapsöl, Olivenöl, Walnussöl, Erdnussöl, Haselnussöl.

Mehrfach ungesättigte Fettsäuren: sparsamer Gebrauch von Maiskeimöl, Sonnenblumenkernöl, Distelöl, Weizenkeimöl.

Zubereitungsarten: Bei der Nahrungszubereitung ist auf eine fettarme Zubereitungsart zu achten. Genutzt werden kann der Eigenfettgehalt der Lebensmittel. Durch den Einsatz des Kombidämpfers in der Gemeinschaftsverpflegung ist im Pflegeheim die Zubereitung einer fettarmen Kost gegeben.

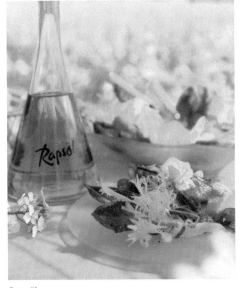

Rapsöl

Cholesterin aus der Nahrung

Die Aufnahme von Cholesterin aus der Nahrung sollte auf 300 mg pro Tag beschränkt werden. Da den Lebensmitteln der Cholesteringehalt nicht anzusehen ist, muss auf einschlägige Tabellen zurückgegriffen werden. Lebensmittel pflanzlicher Herkunft sind praktisch cholesterinfrei. Besonders reich an Cholesterin sind:

♦ alle Innereien
♦ Eier und alles, was unter Verwendung von Eiern hergestellt wird
♦ Schalen und Krustentiere

Cholesterinwerte ausgewählter Lebensmittel

100 g Lebensmittel	Cholesteringehalt in mg
Vollmilch	11
Buttermilch	4
Schlagsahne	109
Butter	240
Butterkäse, 60 % Fett i. Tr.	81
1 Ei	396
Heilbutt	24
Bachforelle	55
Brathuhn	99
Truthahnbrust	74
Rindfleisch, Lende	70
Rinderleber	260
Kalbshirn	2000
Schweineleber	350
Bockwurst	100

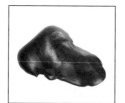
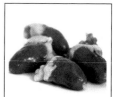
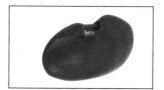

Ballaststoffe

Die Ballaststoffe aus dem Hafer binden im Dünndarm die aus dem Cholesterin gebildeten Gallensäuren. Mit dem Stuhl werden diese Gallensäuren ausgeschieden. Die Gallensäuren, die nicht an Ballaststoffe gebunden werden, werden im Dünndarm wieder aufgenommen.

Als besonders wirksam hat sich Haferkleie erwiesen, daher sollten Menschen mit erhöhten Cholesterinwerten täglich Vollkornhaferflocken und Haferkleie zu sich nehmen. Haferkleie ist gut löslich in Getränken, Milchprodukten und Kompott.

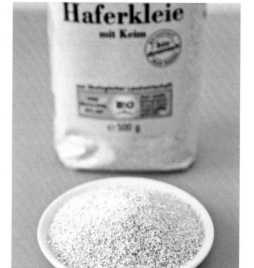

Haferkleie hilft den Cholesterinspiegel zu senken

Alkohol

Ein moderater Alkoholkonsum scheint das „gute" Cholesterin leicht anzuheben. Daher ist bei normalgewichtigen Personen mit erhöhtem Cholesterinspiegel nichts gegen einen gelegentlichen Alkoholkonsum einzuwenden. Übergewichtige dagegen sollten Alkohol eher meiden, da er einen sehr hohen Energiegehalt hat.

Zusatzvitamine

Einen vorbeugenden Effekt, nicht direkt auf den Cholesterinspiegel, aber auf die Entstehung der Arteriosklerose haben die Vitamine B_6, B_{12} und Folsäure.

Pflanzensterine

Pflanzensterine sind dem tierischen Cholesterin sehr ähnlich und haben die Eigenschaft, die Cholesterinaufnahme aus dem Darm zu hemmen. Pflanzensterine kommen hauptsächlich in fettreichen Pflanzenfetten vor, z. B. Sonnenblumenkernen, Sesam, Sojabohnen und daraus hergestellten Ölen. Aber auch in Brokkoli, Rosenkohl, Blumenkohl, Orangen, Grapefruit und Pfirsichen. Diese Lebensmittel sollten daher in die tägliche Kost eingebaut werden.

Als besonders wirksam haben sich spezielle Pflanzenmargarinen erwiesen, die mit Pflanzensterinen angereichert sind.

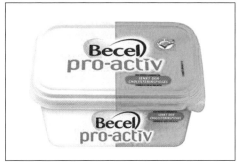

Margarine mit Pflanzensterinen

Projektaufgabe: Fettrallye
Arbeitsform: Gruppenarbeit (Klasse in zwei gleich große Gruppen aufteilen)
Zeitdauer: 15 Minuten
Lernfeldbezug: 2.2

Für Menschen mit Fettstoffwechselstörungen kommt es darauf an, wie viele und welche Fette sie essen. Gruppe 1 stellt die empfehlenswerten Fette, Gruppe 2 die nicht empfehlenswerten Fette bei Fettstoffwechselstörungen zusammen. Betrachtet werden die Fette in folgenden Lebensmittelgruppen: Fleisch – Wurst – Milchprodukte – Eier – Gebäck – Süßigkeiten – Koch-, Back-, und Streichfette – Öle.
Ziel ist es, so rasch wie möglich fertig zu werden.

Projektaufgabe: Haferkleie als Cholesterinsenker
Zeitdauer: 45 Minuten
Material: Kochrezepte, Kochbücher
Lernfeldbezug: 2.2

Haferkleie ist in der Lage, den Cholesterinspiegel effektiv zu senken. Leider ist sie nur wenig bekannt.
Sammeln Sie Rezepte mit Haferkleie, die in der Zwischenverpflegung von alten Menschen mit Fettstoffwechselstörungen zum Einsatz kommen könnten. Stellen Sie diese Rezepte zusammen

---

Die diätetische Therapie der Hypertriglyceridämie

Gewichtsreduktion

Wie bei der Hypercholesterinämie sind erhöhte Triglyceride mit verursacht durch Übergewicht. Eine Gewichtsreduktion in den Bereich des Normalgewichtes lässt auch die Triglyceride wieder in den Normbereich absinken.

Die richtigen Kohlenhydrate

Zucker, Süßigkeiten und Zuckeraustauschstoffe werden in der Leber in Fette umgewandelt und sollten daher maximal 10 % der täglichen Energieaufnahme ausmachen.

Komplexe Kohlenhydrate aus Vollkornprodukten, Gemüse, Hülsenfrüchten und Obst haben keinen erhöhenden Einfluss.

Fettzufuhr und die Zusammensetzung der Fette

Für Personen mit Hypertricliceridämie gilt fast die gleiche Empfehlung wie für Personen mit Hypercholesterinämie.

Fettfische und Leinöl

Da mehrfach ungesättigte Fettsäuren aus Leinöl und Fischen die Triglyceride stark senken, gilt die Empfehlung, sie möglichst häufig zu konsumieren.

Es ist oft möglich, durch den täglichen Verzehr von 100–200 g der genannten Fischsorten den Triglyceridspiegel wieder in den Normbereich zu bringen.

Alkohol

Alkohol lässt die Triglyceride ansteigen und daher ist bei Vorliegen einer Hypertriglyceridämie auf alkoholische Getränke zu verzichten.

Alles verstanden?

Warum sollten Personen mit zu hohen Triglyceridwerten keinen Alkohol trinken? Warum besteht im Gegensatz dazu für Personen mit zu hohen Cholesterinwerten kein Alkoholverbot?

2.5   Tumorerkrankungen

Als Krebs oder bösartige Geschwulst (Tumor) bezeichnet man Gewebe, das durch unkontrolliertes, eigenständiges Zellwachstum entsteht.

Das sich in Organen und über deren Grenzen hinaus ausbreitende Tumorgewebe schädigt Organe und deren Funktionen. Von dem Tumor abgelöste Zellen können mit Körperflüssigkeiten in nicht befallene Organe transportiert werden und dort Metastasen bilden.

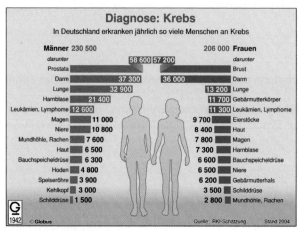

Tumorerkrankungen

2.5.1   Welche Rolle spielt die Ernährung in der Krebsentstehung?

Die Entstehung bösartiger Geschwulste wird durch viele verschiedene Faktoren begünstigt. Neben Umwelteinflüssen, Erbanlagen und dem Lebensalter spielt die Lebensführung und damit die Ernährung eine große Rolle. Nach derzeitigem Wissen hat die Ernährung einen Anteil von 30–50 % bei der Krebsentstehung.

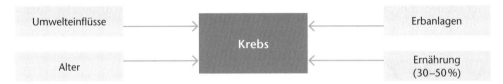

Krebsfördernde Ernährungsweisen

Neben einigen krebsauslösenden Schadstoffen (z. B. Aflatoxine, Nitrosamine, Dioxine) in Lebensmitteln spielt die Ernährung eine entscheidende Rolle bei der Organkrebsentstehung.

Aflatoxin = Schimmelpilzgift
Nitrosamine = Verbindung zwischen Nitrit und Eiweiß, entstehen in Lebensmitteln durch Trocknungs- und Räucherprozesse und im menschlichen Magen.
Dioxine = entstehen bei Verbrennungsprozessen zwischen 300 °C und 600 °C

Dabei konnten folgende Zusammenhänge nachgewiesen werden:

falsche Ernährungsweise	betroffene Organe
Überernährung und Übergewicht	weibliche Geschlechtsorgane, Brustdrüse, Gallenblase, Dickdarm
fettreiche Ernährung	Dickdarm, Brustdrüse, Pankreas, Prostata
hoher Eiweißverzehr	Dickdarm
extremer Eiweißmangel	geschwächtes Immunsystem
hoher Salzkonsum	Magen
hoher Alkoholkonsum	Magen

Krebsvorbeugende Ernährung

Nahrungsinhaltsstoffe
Es gibt einige Nahrungsinhaltsstoffe, deren vorbeugende Wirkung von spezieller Bedeutung ist. Es handelt sich um:

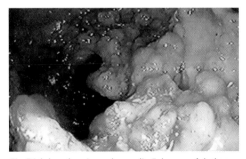

♦ Vitamine: Provitamin A, Vitamin C und E

♦ Mineralstoffe: Calcium, Jod, Selen, Zink

♦ sekundäre Pflanzenstoffe, die in Obst, Gemüse, Hülsenfrüchten, Getreide, Kartoffeln, Kaffee, Tee, Gewürzen und Kräutern vorkommen.

Ein Dickdarmkarzinom kann die Folge von falscher Ernährungsweise sein.

Sekundäre Pflanzenstoffe sind Substanzen, die Pflanzen in ihrem Stoffwechsel bilden und viele krankheitsverhütende Wirkungen haben.

Ernährungsweise

Aus den Zusammenhängen zwischen Ernährungsweise und Krebsentstehung ergeben sich folgende präventive Maßnahmen:

♦ vermeiden von Übergewicht
♦ ausgewogene Nährwertrelation, fettarm, wenig Fette tierischer Herkunft
♦ ausreichende Versorgung mit Vitaminen, Mineralstoffen, Ballaststoffen, sekundären Pflanzenstoffen, d. h. täglich mindestens drei Portionen Gemüse/Salate (400 g) und zwei Portionen Obst (300 g)
♦ salzarme Ernährung

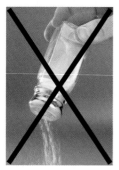 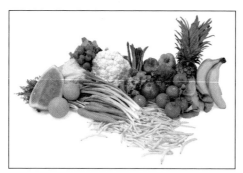

Sparsam salzen   *Obst und Gemüse zur wirksamen Krebsvorbeugung*

♦ moderater Alkoholkonsum
♦ schonende Zubereitung und hygienische Aufbewahrung von Lebensmitteln.

In der Ernährungspyramide wird diese Art der Ernährung praktisch umgesetzt.

2.5.2   Gibt es eine Ernährungsweise, mit der man Krebs heilen kann?

In den vergangenen Jahrzehnten wurden zahlreiche Diätempfehlungen für Krebspatienten veröffentlicht, die Heilung versprachen und die Betroffenen oftmals dazu verleiteten, auf eine medizinische Behandlung zu verzichten.
Alle diese „Krebsdiäten" blieben den Beweis für ihre Wirksamkeit schuldig.

2.5.3   Ernährungsempfehlungen für Krebskranke

Basisernährung

Ernährungsempfehlungen für Krebskranke haben ihre Berechtigung, auch wenn sie nicht den Anspruch erheben können, heilen zu können.
Durch eine optimale Ernährung soll eine gute Versorgung mit allen Nährstoffen, Vitaminen, Mineralstoffen, sekundären Pflanzenstoffen erreicht werden (Ernährungspyramide, *Lernfeld 1.3, 1.12.1*), um
♦ das Allgemeinbefinden des Patienten zu verbessern,
♦ die Abwehrkräfte zu steigern,
♦ das Körpergewicht zu stabilisieren
und so günstige Voraussetzungen für die medizinische Therapie (OP, Chemo-, Strahlen-, Hormontherapie) zu schaffen.

Bedarfsgerechte Ernährung ist eine der wichtigsten Voraussetzungen für besseres Befinden:

Ein guter Ernährungszustand bedeutet einen günstigeren Krankheitsverlauf und eine bessere Lebensqualität für den Betroffenen. Die Überlebenschancen nach gelungener medizinischer Therapie sind eng verknüpft mit der Höhe des Körpergewichtes.

Die Kranken und ihre Angehörigen müssen daher über die Bedeutung einer ausreichenden Ernährung informiert werden. Dadurch verbessert sich häufig das Ernährungsverhalten des Betroffenen.

2.5.4 Ernährungsempfehlungen bei tumorassoziierten Beschwerden

Als Folge der Krankheit, aber manchmal auch als Begleiterscheinung der notwendigen Therapie, leiden Krebspatienten unter Appetitlosigkeit, Gewichtsverlust, Kräfteverfall, extremer Abneigung gegen bestimmte Lebensmittel und Verdauungsproblemen. Im Folgenden werden zur Linderung der häufigsten Beschwerden Empfehlungen gegeben.

Kachexie = Auszehrung und Schwäche, Tumorkachexie = Kachexie verursacht durch Tumorerkrankungen

Tumorkachexie

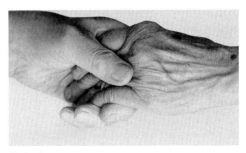

Kachexie

Fast jeder Krebskranke leidet unter mehr oder weniger ausgeprägtem Gewichtsverlust. Die Tumorkachexie verschlechtert die Lebensqualität und verringert die Lebenserwartung. Gewichtsverlust ist selbst bei den Krebskranken vorhanden, deren Leiden noch nicht weit fortgeschritten ist. Bei vorliegender Tumorkachexie ist das Ansprechen auf Chemotherapeutika verschlechtert und die Sterblichkeit erhöht. Bei 10 % der Krebskranken ist es die eigentliche Todesursache.

Wann immer es der Zustand erlaubt, sollte eine hochkalorische Ernährung über den Tagesbedarf hinaus angeboten werden. Eine Ernährung nach den Regeln des Ernährungskreises ist hier nicht mehr ausreichend.

Die **Eiweißzufuhr sollte auf 1–1,2 g pro kg Körpergewicht** angehoben werden und aus leicht verdaulichen Eiweißträgern wie Milchprodukten, Fisch, zartem Fleisch und Geflügel bestehen.

Bei Kachexie die Eiweißzufuhr auf 1–1,2 g/kg KG steigern.

Kohlenhydrate sollen in Speisen und Getränken angeboten werden, wobei auch Mono- und Disaccharide gut geeignet sind, da sie leicht verdaulich sind.

Die Fettzufuhr sollte bei über 30 % liegen, weil bei Krebskranken die Fettverbrennung erhöht ist und selbst bei Glukosegaben erhöht bleibt.

Zusätzlich können Trinksupplemente sowie energie-, und eiweißreiche Zusatznahrung in Pulverform zum geschmacksneutralen Anreichern der Speisen eingesetzt werden.

Fallstudie: Tumorerkrankungen
Arbeitsform: Einzelarbeit, anschließend Diskussion in der Gruppe
Zeitdauer: 25 Minuten
Lernfeldbezug: 1.3 und 2.2

Frau Mäder ist 76 Jahre. Nach der Operation eines Bauchspeicheldrüsenkarzinoms hat sie so sehr abgenommen und ist so geschwächt, dass sie in einem Pflegeheim versorgt werden muss. Sie ist appetitlos und kann den Geruch von Fleisch und Fisch nicht ertragen.
Welche Maßnahmen können ergriffen werden,
a) um den Eiweißbedarf zu decken, wenn Fleisch und Fisch abgelehnt werden?
b) um den Energiebedarf zu decken?
c) um der Appetitlosigkeit zu begegnen?

In Extremfällen sollte eine bedarfsdeckende Sondenkost verabreicht werden.

Durchfall und Erbrechen

Leiden Krebskranke unter Durchfall und Erbrechen, so gelten auch für sie die Ernährungsregeln, die jeder bei diesen Beschwerden beachten sollte:

♦ Weglassen von frischem Obst und Obstsäften
♦ keine blähenden oder schwer verdaulichen Gemüsesorten und Salate
♦ keine Vollkornprodukte
♦ keine alkoholischen Getränke
♦ je nach Schweregrad ist ein Kostaufbau notwendig

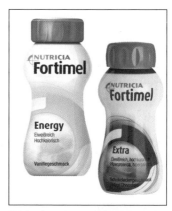

Trinknahrung zur Ergänzung der Kost

Stets muss die Flüssigkeitszufuhr kontrolliert werden. Es empfehlen sich 2,5–3 l reizarme Flüssigkeit in Form von Getränken, Suppen, Süßspeisen.

Trockener Mund und verminderter Speichelfluss

Ein ständig trockener Mund und mangelhafter Speichelfluss können gelindert werden durch häufiges Trinken kleiner Mengen von:

♦ Tee, Mineralwasser, Malzbier
♦ Besonders geeignet ist Pfefferminztee, da er den Speichelfluss anregt.
♦ Ungünstig ist Milch, da sie die Schleimbildung fördert.
♦ Sauermilchprodukte sind besser, Nachspülen mit Wasser scheint aber dennoch empfehlenswert.
♦ Ebenfalls speichelflussfördernd sind: Kauen von Kaugummi, Pfefferminzbonbons und Lutschen von Zitronenscheiben.

Kau- und Schluckbeschwerden

Erniedrigte Speichelproduktion, Entzündungen der Mundhöhle und Folgen der Therapie können zu Kau- und Schluckstörungen führen.

Zur Unterstützung sollten alle Nahrungsmittel kleingeschnitten, weichgekocht und gehacktes Fleisch von Geflügel und Fisch angeboten werden. Brotrinden sollten entfernt, Obst geschält, Salate geraspelt und Wurst/Käse in der Form von Streichwurst/Streichkäse angeboten werden. Zu allen Mahlzeiten sollten Getränke gereicht werden.
Als Zwischenmahlzeiten sollte vermehrt Joghurt, Quark, Fruchtsuppen und Kompotte angeboten werden. Am Abend eignen sich Breie und Suppen.
Sahne, Butter oder Margarine als Zugabe zur Kost wird von vielen als angenehm empfunden.

Entzündungen der Mundhöhle, der Speiseröhre und bei Magenkrebs

Bei Entzündungen der oberen Verdauungsorgane sollten alle scharfen, reizenden und säurehaltigen Nahrungsmittel gemieden werden. Harte und sehr trockene Lebensmittel werden auch als sehr unangenehm und schmerzhaft empfunden:

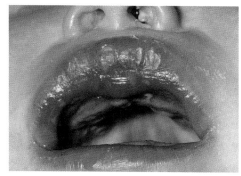

Mundraumentzündung

♦ keine scharfen Gewürze oder stark gesalzenen Speisen

♦ keine säurehaltigen Lebensmittel wie Essig, Obstsäfte, Obst mit hohem Säuregehalt wie Johannisbeeren, Zitrusfrüchte, Rhabarber, Tomaten

♦ die Verzehrtemperatur der Speisen darf nicht zu hoch sein

♦ als Getränke: kohlensäurefreies Mineralwasser, dünner Tee

♦ Alkohol meiden

♦ Ansonsten gelten die Regeln der leichten Vollkost, wobei persönliche Unverträglichkeiten berücksichtigt werden sollen.

Geschmacksveränderungen und Abneigungen gegen bestimmte Nahrungsmittel

Die meisten Krebspatienten leiden unter Geschmacksveränderungen. Die Geschmacksschwelle für bitter ist herabgesetzt, die Schwelle für süß erhöht. Oft wird von einem Metallgeschmack der Speisen insbesondere Fleisch gesprochen, der durch Chemotherapeutika verursacht wird. Die häufigste Abneigung besteht gegen Fleisch und Wurst.
Diese veränderten Geschmacksempfindungen müssen die Betroffenen hinnehmen, da sie sich nicht verändern lassen. Im Allgemeinen lässt man sie eine sogenannte „Wunschkost" auswählen, wobei sie selbständig weglassen, was ihnen nicht schmeckt.
Für eine ausreichende Proteinzufuhr bei Abneigung gegen Fleisch eignen sich Milchprodukte, Eier, Kartoffeln, Getreideprodukte und Sojaprodukte.

Appetitlosigkeit

Appetitlosigkeit ist bei Krebskranken verbreitet und sie sind besonders empfindlich gegenüber Essensgerüchen. Es hat sich daher bewährt
♦ den Kranken vor dem Essen an die frische Luft zu schicken,
♦ das Zimmer vor dem Essen gründlich zu lüften,
♦ den Kranken seine Wunschkost alleine essen zu lassen, damit er nicht von den Essensgerüchen der anderen gestört wird.

Vor der Chemotherapie

Der Einsatz von Chemotherapeutika führt bei den meisten Menschen zu Übelkeit und Erbrechen. Es wird daher geraten, am Tag davor leicht verdauliche Speisen zu sich zu nehmen und vor der Chemotherapie nichts zu essen. Zum einen vermindert diese Maßnahme die Häufigkeit des Erbrechens, zum anderen führen Übelkeit und Erbrechen automatisch zu Abneigung gegen die vorher verzehrten und dann wieder erbrochenen Speisen.

Spezielle Ernährungsformen

Es gibt Krebserkrankungen, die während der Therapie oder danach eine ganz spezielle Ernährungsweise erfordern. Dies ist der Fall bei:

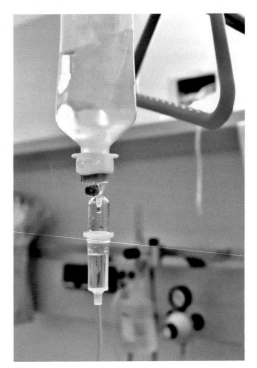

Chemotherapie

♦ OPs am Verdauungstrakt

♦ Magenkarzinomen und den verschiedenen Formen der Magenresektion

♦ Darmkarzinomen und Dünndarmresektion

♦ Pankreaskarzinomen und Pankreasektomie

♦ Stomaträgern infolge ausgedehnter Darmresektionen

Fallstudie: Tumorerkrankungen
Arbeitsform: Einzelarbeit und anschließende Diskussion in der Gruppe
Zeitdauer: 15 Minuten
Lernfeldbezug: 1.3 und 2.2

Herr Obert lebt im Pflegeheim, er ist 79 Jahre alt. Er muss in regelmäßigen Abständen zur Chemotherapie, weil er an einem Karzinom der Haut erkrankt ist. Durch die Chemotherapie leidet er fast ständig an Entzündungen im Mund- und Rachenbereich. Dies äußert sich in Kau- und Schluckbeschwerden sowie in einem Rückgang des Körpergewichtes.

Welche Maßnahmen würden Sie ergreifen,
a) um seine Beschwerden im Mundbereich beim Essen zu lindern?
b) um das Kauen zu erleichtern?
c) um das Gewicht zu stabilisieren?

2.6   Mangelernährung im Alter

Nach Schätzung des Medizinischen Dienstes der Spitzenverbände der Krankenkassen (MDS) leiden in Deutschland 1,6 Millionen der 19,4 Millionen über 60-Jährigen unter chronischer Mangelernährung. Davon leben 1,3 Millionen zu Hause und 330 000 in Altenpflegeheimen (vgl. Deutsche Seniorenliga e. V., 2006, S. 4).

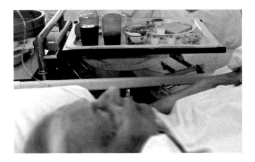

2.6.1   Mangelernährung: Was ist das?

Unter Mangelernährung versteht man eine Nahrungszufuhr, die den Stoffwechselbedarf nicht deckt. Der Begriff Mangelernährung wird in deutschsprachigen Ländern häufig gleichbedeutend mit Malnutrition und Unterernährung verwendet.

Malnutrition
Der Begriff Malnutrition steht für jegliche Art von Ernährung, die den Organismus nicht optimal mit den Nährstoffen versorgt, die er braucht. Es kann sich dabei um Unterernährung, Überernährung oder Fehlernährung handeln.

Mangelernährung
Mangelernährung entspricht am ehesten der Malnutrition, wird aber im deutschsprachigen Raum eher bei Unterernährung bzw. energetisch unzureichender Ernährung und mangelhafter Versorgung mit Mikronährstoffen benutzt.

2.6.2   Wie stellt man Untergewicht und Mangelernährung fest?

Da das Körpergewicht im Laufe des Lebens erheblichen Schwankungen unterliegt und es auch große konstitutionsbedingte Unterschiede gibt, ist es nicht einfach, Untergewicht von Normalgewicht abzugrenzen.

Untergewicht und Mangelernährung: verschiedene Definitionen!

BMI
Der Referenzbereich für das Normalgewicht nach dem BMI liegt zwischen 20 und 25. Ab einem BMI von
♦ weniger als 18,5 spricht man von Untergewicht,
♦ weniger als 13 bei Männern und von weniger als 11 bei Frauen ist das Untergewicht letal (tödlich).

BMI plus Gewichtsverlust
Manche Autoren sprechen aber erst von Untergewicht, wenn zu einem BMI unter 18,5 ein ungewollter Gewichtsverlust von
♦ > 10 % innerhalb von sechs Monaten
♦ bzw. > 5 % innerhalb von drei Monaten eintritt.

BMI plus geringe Nahrungsaufnahme

Weiter verknüpfen andere Autoren den BMI unter 18,5 mit einer Nahrungsaufnahme von unter 60% über länger als eine Woche.

BMI plus Alter

Vielfach wird ein BMI unter 21 bei Menschen über 65 Jahren mit Untergewicht gleichgesetzt.

Alles verstanden?

Diskutieren Sie in der Klasse die einzelnen Definitionen zur Feststellung von Untergewicht und Mangelernährung. Welche Definition spricht Sie persönlich am meisten an? Welche eignet sich für den Heimalltag am besten?

2.6.3 Äußerliche Merkmale von Untergewicht

Untergewicht ist einem Menschen äußerlich anzusehen und bringt eine Reihe körperlicher und gesundheitlicher Veränderungen mit sich. Diese können zur Diagnose herangezogen werden. Sie sind wie folgt beschrieben:

Äußerlich erkennbare Veränderungen:

- Abmagerung
- schwacher Muskeltonus
- schwache Kaumuskulatur
- Leistungsschwäche
- übermäßige Darmgeräusche
- häufige und anhaltende Müdigkeit
- Konzentrationsstörungen
- Niedergeschlagenheit
- Frieren
- trockene, faltige Haut
- mattes Haar, Haarausfall
- Hauterkrankungen
- Infektanfälligkeit
- entzündete Mundhöhle
- Schwindel
- Sehschwäche

2.6.4 Nicht nur das Gewicht entscheidet

Neben den Informationen, die man über das Körpergewicht und den Gewichtsverlauf erhält, sind andere Parameter mitentscheidend für die Beurteilung des Ernährungszustandes. Wie unter Lernfeld 1.3, 1.14.2 vorgestellt, kann er über den MNA bestimmt werden.

2.6.5 Risikofaktoren für die Entstehung von Untergewicht und Unterernährung im Alter

Ursachen des Untergewichts

Die Ursachen, die im Alter zu einer Ausbildung von Untergewicht führen, sind sehr vielfältig. Sie hängen zum einen mit den körperlichen Veränderungen im Alter selbst zusammen, zum anderen aber auch mit Erkrankungen, dem sozialen und ökonomischen Umfeld der alten Menschen sowie mit deren geistiger und psychischer Verfassung.

Ursachen von Untergewicht und Mangelernährung im Alter

Ursachen	Beispiele
Alter	– erhöhte Konzentration an Stoffwechselmediatoren, die Appetitmangel und Übelkeit verursachen – vermindertes Geruchs- und Geschmacksvermögen – langsamere Gewichtszunahme in der Rekonvaleszenz – rückläufige sensorische Sättigung $\rightarrow$ es werden immer nur die gleichen Speisen und Lebensmittel gegessen
Krankheiten	– Kau- und Schluckstörungen (30–40 % der Pflegeheimbewohner haben Schluckstörungen, 50 % der Apoplexpatienten haben Schluckstörungen) – Entzündungen der Mundhöhle – verminderter Speichelfluss – chronische Darminfekte und Diarrhöe – Hyperthyreose – Laktoseintoleranz – Tumorerkrankungen – chronische Infekte mit Fieber (+1 °C benötigt je 500 kcal) – Morbus Parkinson und Demenz: erhöhter Bedarf durch motorische Unruhe – Dekubitus: erhöhter Proteinbedarf – Osteoporose $\rightarrow$ Bewegungseinschränkung $\rightarrow$ Muskelabbau, Appetitlosigkeit – chronische Lungenerkrankungen – Stauungsherzinsuffizienz – Malabsorptionsstörungen – Diabetische Gastroparese – nach Apoplex – chronische Arthritis
schlechte körperliche Verfassung, Sehbehinderung, Immobilität	– Unfähigkeit, das Besteck zu benutzen – Essabhängigkeit – erschwerte Selbstversorgung – Aspirationsgefahr – Schmerzen – erschwerter Einkauf und Nahrungszubereitung
Medikamente	– Mehrfachmedikation mit Nebenwirkungen und Synergismen – Medikamente können Appetitverlust, gestörte Geschmacksempfindungen, Mundtrockenheit, Übelkeit und Schläfrigkeit verursachen
hoher Alkoholkonsum	– vermindert den Appetit und hemmt die Nährstoffresorption
Rauchen	– erhöht den Grundumsatz und den Bedarf an Vitaminen

Ursachen	Beispiele
geistige und psychische Situation	– Depressionen – Müdigkeit, Schwäche, Stimmungslabilität – Demenz – Vergesslichkeit – Neglect – Nahrungsverweigerung – kein Einfordern von Hilfe, trotz Bedarf, aus Scham und Schuldgefühlen
soziologische und ökonomische Situation	– Einsamkeit und Alleinleben, keine stabiles soziales Netz – schwierige Wohnverhältnisse – Partnerverlust – belastendes Lebensereignis – Wohnsituation und schlechte Infrastruktur → weite Wege zum Einkauf, Treppen – Umzug in ein Pflegeheim – keine Kochkenntnisse bei alleinlebenden Männern – geringes Einkommen zwingt zum Kauf von billigen Lebensmitteln und Großpackungen, was zu einer einseitigen und wenig schmackhaften Kost führen kann – unzureichende Zahnsanierung, wenn dafür nie Geld da war – Unfähigkeit, sich an die Esskultur im Heim anzupassen, weil sie sich als Gast und nicht zu Hause fühlen
pflegerische Aspekte	– Zeitnot – geringer Personalschlüssel – Zunahme der Beschäftigung von Hilfskräften – häufige Erkrankungen von Kollegen – mangelhaftes Wissen um adäquate pflegerische Maßnahmen allgemein und in Bezug auf Situationen erschwerter Nahrungsaufnahme – Unklarheit darüber, wie viel vom alten Menschen gegessen wurde, da häufig Hilfspersonal das Essen verteilt und abräumt – Mangelhafte Erfassung von Verzehrsmengen bei Risikopatienten – Esseneingeben gehört zu den unbeliebtesten Beschäftigungen von Altenpflegern – Unterscheidung zwischen Nahrungsverweigerung und nicht mehr zum Essen fähig sein, im finalen Stadium des Lebens, fällt oft schwer

Stoffwechselmediator = *Überträgerstoff, der einen Reiz in einem begrenzten Gewebegebiet überträgt.*

Gastroparese = *Lähmung der Magenmotorik*

Neglect = *Reize auf einer Seite des Gesichtsfeldes werden nicht wahrgenommen. Meist durch Gehirntumoren verursacht.*

Die oben genannten Ursachen für Untergewicht im Alter sind gleichzeitig auch als Risikofaktoren zur Entstehung von Untergewicht bei allen Senioren anzusehen. Besonders dramatisch ist die Situation, wenn mehrere Risikofaktoren zusammen auftreten. Untergewicht entsteht nicht schlagartig, sondern stufenweise, durch wiederholt auftretende Zeiten der Unterernährung, unterbrochen von Zeiten des Gewichtsstillstandes. Dabei stabilisiert sich das Gewicht aber auf einem niedrigeren Niveau als das Ausgangsgewicht. Wenn dann wieder eine Phase erhöhten Bedarfs oder unzureichender Nahrungsaufnahme eintritt, kommt es zu einer weiteren Gewichtsabnahme.

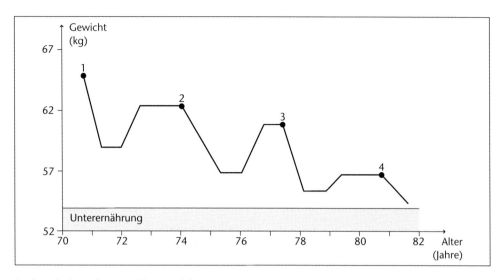

Stufenweise Entstehung von Untergewicht.
1 = Knieoperation, 2 = Pneumonie, 3 = Tod des Partners, 4 = Sturz, Hüftfraktur
(Volkert, Ernährung im Alter, 1997, S. 163)

Risikopotenzial: Medikamente

Laut Statistiken nehmen über 70-jährige Menschen durchschnittlich bis zu 5 verschiedene Medikamente täglich ein. Einige Medikamentengruppen haben einen Einfluss auf das Geschmacksempfinden und den Appetit. Andere wiederum verursachen Übelkeit, Mundtrockenheit und machen müde. Diese unerwünschten Nebenwirkungen fördern eine geringe Nahrungsaufnahme und stellen einen Risikofaktor für die Entstehung von Mangelernährung dar.

Erzeugt ...	Medikamentengruppe		
Geschmacks-veränderungen	– Analgetika – Antidiabetika – Antihypertensiva	– Penicillin – Psychopharmaka – Vasodilatatoren	– Zytostatika
Appetithemmung	– Analgetika – Antibiotika – Antihistaminika	– Antihypertensiva – Antirheumatika – Digitalisglykoside	– Neuroleptika – Sedativa – Tranquilizer
Mundtrockenheit	– Anti–Parkinsonmittel – Trizyklische Anti- depressiva	– Antihistaminika – Anticholinergika – Diverse Psychopharmaka	
Übelkeit	– Antihypertensiva – Zytostatika		
Schläfrigkeit	– Psychopharmaka		

(Schreier/Bartholomeyczik, Mangelernährung bei alten und pflegebedürftigen Menschen, 2004, S.43, Tab.15)

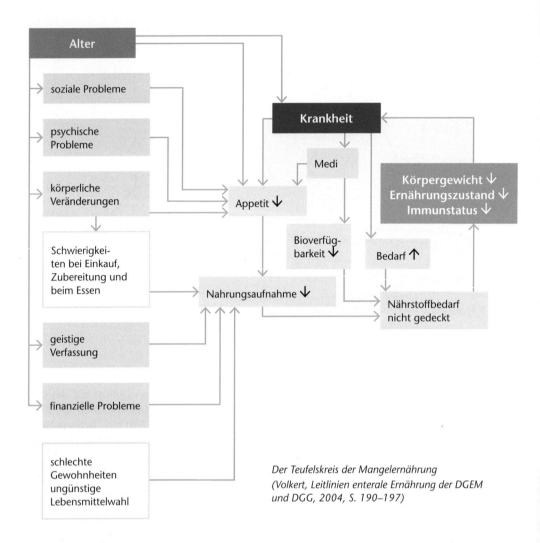

Der Teufelskreis der Mangelernährung
(Volkert, Leitlinien enterale Ernährung der DGEM
und DGG, 2004, S. 190–197)

Risikopotenzial: Demenz

Besonders auffällig ist das Untergewicht bei dementen Menschen. Demenz erzeugt einen höheren Energie- und Nährstoffbedarf und es liegt wahrscheinlich eine katabole = abbauende Stoffwechselsituation vor. Hier entsteht ein wahrer Teufelskreis, denn mitverantwortlich für die Demenz sind eine schlechte Versorgung mit den Vitaminen A, C, E, Folsäure und B_{12}. (Dies betrifft auch eine mangelhafte Versorgung mit Vitaminen, Mineralstoffen und essenziellen Fettsäuren in jungen Jahren.)

Nun ist es gerade besonders schwierig, demente Menschen zu einer ausreichenden Nahrungszufuhr zu bewegen. Was wiederum den Prozess der Demenz weiter fortschreiten lässt.

2.6.6   Folgen von Untergewicht und Mangelernährung

Untergewichtige Menschen sind sichtbar abgemagert und körperlich wenig aktiv und leistungsfähig. Das Wohlbefinden der Betroffenen ist vermindert. Bei genauerem Hinsehen findet man eine schwere Entgleisung des Stoffwechsels von Proteinen, Fetten und Kohlenhydraten, Enzymen und Hormonen. Dadurch werden folgende Funktionen beeinträchtigt: Herz-Kreislaufsystem, Niere, Immunsystem, Wasser- und Elektrolythaushalt, Verdauung und Gehirnfunktionen.

Bei alten Menschen äußert sich eine anhaltende Unterernährung gehäuft in folgenden Bereichen:

♦ verschlechterter Allgemeinzustand, Schwäche, Müdigkeit, verminderte Muskelkraft, erhöhte Infektanfälligkeit

♦ schlechte Wundheilung → erhöhtes Dekubitusrisiko

♦ häufigere Stürze,

♦ häufigere Frakturen,

♦ neurologische und kognitive Störungen → Demenz schreitet fort

♦ Verlust der Körpermagermasse (= Muskulatur, Organe, Hormone, Enzyme, Immunoglobuline) → verschlechterter Immunstatus → häufigere Infektionen → längere Krankenhausaufenthalte

♦ doppelt so hohe Mortalität gegenüber normalgewichtigen Senioren im gleichen Alter!

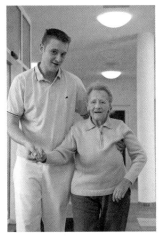
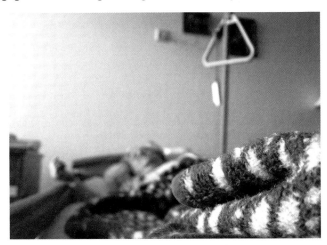

Sturzprophylaxe   *Dekubitusrisiko durch Bettlägerigkeit*

2.6.7   Die Therapie von Untergewicht und Mangelernährung

Ab wann besteht Handlungsbedarf?

Da bestehendes Untergewicht oder Mangelernährung immer Folgen für die Gesundheit haben, besteht im Prinzip immer Handlungsbedarf, zumindest um eine weitere Gewichtsabnahme zu vermeiden.

Gehandelt werden muss unbedingt, wenn sich die Situation krisenhaft zuspitzt:

♦ Wenn das ohnehin geringe Gewicht weiter fällt, besonders wenn die Abnahme 5 % pro Monat oder 1–5 kg pro Monat überschreitet,

♦ wenn die Nahrung verweigert wird,

♦ wenn Krankheit, insbesondere Fieber, auftritt,

♦ wenn bereits eine extrem schlechte körperliche Verfassung vorliegt, beispielsweise ermittelt durch den MNA.

Vorbeugende Maßnahmen oder Mindestanforderungen an die tägliche Nahrungsaufnahme

Weil der Weg ins Untergewicht sehr kurz sein kann, muss in der Pflege täglich darauf geachtet werden, dass auch normalgewichtige Personen ausreichend essen. Für Senioren, die in der Gemeinschaftsverpflegung leben, ist ein Minimalbedarf für die tägliche Nahrungsaufnahme festgelegt worden. Die Kontrolle kann mit Tellerdiagrammen oder Checklisten erfolgen.

Mindestanforderung an die tägliche Nahrungsaufnahme, um Mangelernährung zu vermeiden

Täglich	1 warme Mahlzeit
Täglich	1 Portion Obst
Täglich	1 Portion Gemüse oder Salat
Täglich	1 Glas Milch und Joghurt, Quark oder Käse
Täglich	1 Scheibe Vollkorn-, oder Vollkornschrotbrot
Mindestens	1 Liter Flüssigkeit
Fast täglich	1 Stück Fleisch, Fisch oder Eier

(Senioren in der Gemeinschaftsverpflegung, 1. Auflage, Bonn, herausgegeben von: AID Infodienst Verbraucherschutz, Ernährung, Landwirtschaft e. V., 2003)

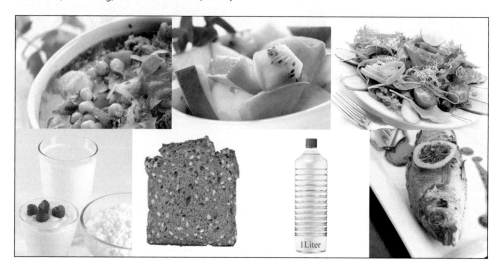

Fallbeispiel:	Energiereiches Frühstück
Arbeitsform:	Zweiergruppe
Zeitdauer:	20 Minuten
Material:	Nährwerttabelle
Lernfeldbezug:	1.3 und 2.2

Stellen Sie ein energiereiches Frühstück für einen alten Menschen zusammen. Wählen Sie dabei bewusst energiereiche Lebensmittel aus und achten Sie auf die Mengen.

Vorbeugen

Es ist wünschenswert, dass im Pflegeheim bei der Aufnahme ausführlich der Ernährungszustand festgestellt und dokumentiert wird. Dabei können bereits pflegerische Unterstützungsmaßnahmen und ein Ernährungsplan erstellt werden. Diese Maßnahmen sollten täglich überprüft und dokumentiert werden, z. B. mit Tellerdiagrammen.
Nur so können mögliche Risikofaktoren entdeckt, der Gewichtsverlauf beurteilt und bei krisenhaften Situationen frühzeitig eingegriffen werden.
Danach sollte das Gewicht monatlich und der Ernährungszustand alle drei Monate mit dem MNA überprüft werden.
Eine weitere vorbeugende Maßnahme ist die Erfassung der Verzehrsmengen anhand von Tellerdiagrammen oder der Ernährungspyramide (*Lernfeld 1.3, 1.15*).
Bei Heimbewohnern mit einer gestörten Einstellung zum Essen oder zur Nahrungsaufnahme lohnt es sich, sich klar zu machen, was die Nahrungsaufnahme bei alten Menschen beeinflusst (*Lernfeld 2.2, 1.4*).

Den Teufelskreis durchbrechen

Nun ist es relativ einfach, anhand des Ausmaßes des Untergewichtes den Energiebedarf zu errechnen. Der ist dann aber bei stark untergewichtigen Personen so hoch, dass die betroffenen Patienten meist nicht in der Lage sind, derart hohe Nahrungsmittelmengen aufzunehmen. Es ist eine Versorgung im Bereich des Tagesbedarfes anzustreben, um einer weiteren Gewichtsabnahme vorzubeugen. Es empfiehlt sich daher, den Tagesbedarf einmal auszurechnen und mit den tatsächlich gegessenen Mengen zu vergleichen. Je nach Schweregrad des Zustandes und der Beeinträchtigung des Verdauungstraktes muss der Körper wieder langsam an mehr Nahrung gewöhnt werden. Bei extrem schlechtem Zustand geht man daher nach dem Kostaufbauschema (*Lernfeld 1.3, 3.4.3*) vor. Am Ende steht dann eine leichte Vollkost.

So wie Mangelernährung und Untergewicht im Alter nicht nur auf eine einzige Ursache zurückzuführen sind, kann auch nicht mit einer einzigen Methode dagegen eingeschritten werden. Es ist eine Intervention auf verschiedenen Ebenen notwendig. Dabei können drei Interventionsebenen unterschieden werden:

◆ Anforderungen an die Kost
◆ Anforderungen an die Pflege
◆ Anforderungen an das Umfeld

Wie kann Mangelernährung gestoppt werden?

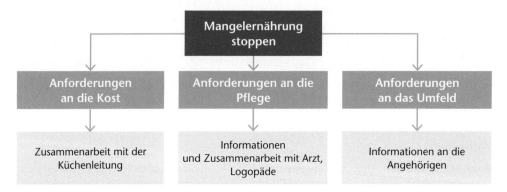

Anforderungen an die Kost

Für alte Menschen soll die Kost blähungsarm, schmackhaft und appetitanregend zubereitet werden. Wann immer möglich, sollten dem Einzelnen seine Lieblingsspeise, z. B. am Geburtstag, serviert werden. Alte Menschen können häufig keine großen Portionen mehr essen, daher ist ihre Kost auf 5–6 kleine Mahlzeiten zu verteilen und darauf zu achten, dass das Essen weder zu kalt noch zu heiß (Suppen!) serviert wird. Landestypischer Kost und traditionellen Gerichten wird meist mehr zugesprochen als „modernen" Gerichten wie Lasagne. Dagegen mögen alte Menschen Snacks für zwischendurch, die man einfach mit den Händen essen kann.

Um ausreichendes Trinken zu fördern, sollten an verschiedenen Stellen, z. B. Wohnküche, Essplatz, Flur, sogenannte Trinkinseln aufgebaut werden. Dort werden verschiedene Warm- und Kaltgetränke für jeden frei zugänglich angeboten.

Diese Maßnahmen erfordern eine gute Zusammenarbeit mit der Küche und dem hauswirtschaftlichen Personal.

Bei ständig zu geringer Nahrungsaufnahme können Pulver zur Energie- und Eiweißanreicherung unter die normalen Speisen gemischt werden. Sie sind in der Regel geschmacksneutral. Ist der alte Mensch bereits so geschwächt, dass normales Essen zu anstrengend für ihn ist, dann sollte zusätzlich auf Trinksupplemente (*Lernfeld 1.3, 2.9.3*) zurückgegriffen werden. Diese trinkfertigen Flüssigkeiten, die es in vielen Geschmacksrichtungen gibt, können zu einer zusätzlichen Energieanreicherung von 400–600 kcal pro Tag beitragen.

Aber Vorsicht: Trinksupplemente sättigen stark und es sollte vermieden werden, dass nur noch Trinksupplemente aufgenommen werden und die normale Kost vernachlässigt wird.

Erst wenn all diese Interventionen versagen, sollte an Sondenkost gedacht werden. Aber im Falle von Demenz ist dies umstritten, weil sie bei dementen Menschen mit Dysphagie keine Lebensverlängerung bringt. Des weiteren ist für viele Betroffene Sondenernährung so unangenehm, dass sie unter erhöhtem Stress stehen, was ihren Energiebedarf erhöht.

Anforderungen an die Pflege

Neben diesen praktischen, rein auf die Nahrungsaufnahme bezogenen Versuchen, dem Untergewicht zu begegnen, brauchen Mangelernährte viel Hilfe und Zuspruch, aber auch pflegerisches Know-how, damit die eingeleiteten Maßnahmen erfolgreich sind.

Das Pflegepersonal muss ausreichend geschult sein für den Umgang mit Menschen mit erschwerter Nahrungsaufnahme. Sichere Kenntnisse über Lagerung, Sitzpositionen beim Essen, Unterstützung bei motorischen Problemen und bei Schluckstörungen sind unerlässlich.

Zu den pflegerischen Maßnahmen gehören auch die regelmäßige Gewichtskontrolle, die Dokumentation der Nahrungsaufnahme, das regelmäßige Durchführen des MNA. Eine adäquate Schmerzbehandlung sowie die kritische Überprüfung der eingenommenen Medikamente sind unerlässlich.

Die Ergebnisse der Maßnahmen sind mit dem Hausarzt zu besprechen.

Wenn jemand beim Essen Hilfe braucht, sollte dies dokumentiert und im Pflegeplan festgelegt werden. Für diese Menschen ist Betreuung und Ermunterung beim Essen meist unerlässlich. Sie brauchen ausreichend Zeit und wann immer möglich eine feste Bezugsperson an ihrer Seite.

Senioren, die noch selbstständig essen können, aber etwas eingeschränkt sind, sollten geeignete Hilfsmittel wie angedickte Getränke, Teller mit rutschfestem Boden u. Ä. zur Verfügung gestellt werden. Für diese Menschen ist eine Erreichbarkeit des Pflegepersonals während der Mahlzeiten notwendig.

Anforderungen an das Umfeld

Entscheidend für eine ausreichende Nahrungsaufnahme ist, dass das Umfeld beim Essen so gestaltet wird, dass Essen Freude macht. Nun können diese Ansprüche durchaus sehr unterschiedlich sein. Positiv auf alle Menschen jedoch wirken sich eine saubere, schön gestaltete Umgebung mit Tischschmuck aus. Auch das Praktizieren von Tischsitten, wie ein Gebet, Lied, Guten-Appetit-wünschen als Zeichen dafür, dass die Mahlzeit nun beginnt, hat fördernden Einfluss. Negativ dagegen wirken sich schlechte, abgestandene Luft, ein hoher Geräuschpegel im Raum, zu viel Ablenkung und „unsaubere" Mitesser aus. Menschen, denen das unruhige Umfeld zu schaffen macht, essen vielleicht lieber alleine.

Das Pflegepersonal dient als Schnittstelle zwischen dem Heimbewohner und seinen Angehörigen. Es kann den Angehörigen Tipps geben, was der Heimbewohner gerne einmal wieder essen würde, aber im Heim nicht so häufig angeboten wird.

Auf der anderen Seite sind teilweise Kostformen für einen Heimbewohner notwendig, die seiner Gesundheit dienen. Darüber müssen Angehörige informiert und geschult werden. Damit sie wissen, welche Lebensmittel als Mitbringsel geeignet sind und welche nicht.

Projektarbeit:	Energie- und Eiweißanreicherung
Arbeitsform:	Gruppenarbeit (3–5 Personen)
Zeitdauer:	60 Minuten
Lernfeldbezug:	1.3 und 2.2

Im Internet sind zahlreiche Anbieter (Braun, Novartis, Fresenius) von Nahrungsergänzungsmitteln und Sondenkost vertreten.

a) *Suchen Sie die Produkte dieser Anbieter darauf hin durch, ob sie neben Sondenkost auch geschmacksneutrale Pulver zur Eiweiß- und Energieanreicherung anbieten.*

b) *Bitten Sie die Hersteller um eine Probepackung.*

c) *Experimentieren Sie selbst, inwieweit sich diese Nahrungsergänzung in Joghurt, Säften, Quark, Pudding, Suppen unterbringen lässt. Testen Sie die angereicherten Speisen auf ihren Geschmack und diskutieren Sie, ob sie von alten Menschen akzeptiert werden würden.*

2.7 Psychiatrische Erkrankungen und der Einfluss der Ernährung

Der überwiegende Teil der in Pflegeheimen lebenden Senioren ist von einer Form der Demenz oder von einer anderen psychiatrischen Krankheit betroffen. Dabei wird häufig die Frage gestellt, inwieweit die Ernährung einen Einfluss auf die Entstehung und den Verlauf von psychiatrischen Erkrankungen hat oder ob es Ernährungsformen gibt, die zu einer Verbesserung psychiatrischer Symptome beitragen.

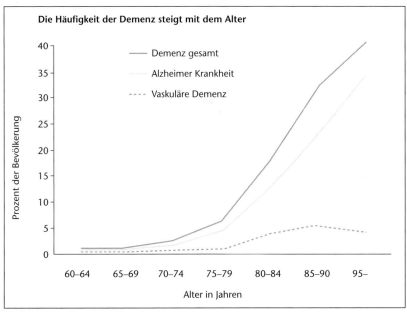

Häufigkeit der Demenz

2.7.1 Depressionen

Ernährung als Verursacher?

Die Ernährung als Verursacher von Depressionen anzusehen, wäre eine extrem einseitige Sicht. Es ist aber bekannt, dass sich Depressive aufgrund ihrer Krankheit mangelhaft und sehr einseitig ernähren. So kann ein schlechter Ernährungszustand das Krankheitsbild offenbar verschlechtern. Ein Mangel an den Vitaminen Niacin und Biotin wird mit dem Auftreten von Depressionen in Verbindung gebracht.

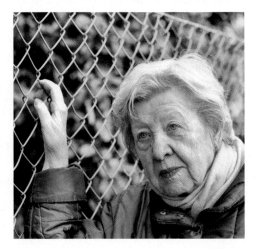

Therapiemöglichkeiten

In Studien wurde eine Kost als sinnvoll eingestuft, die nachfolgende Gesichtspunkte berücksichtigt. Sie trug zu einer deutlichen Stimmungsaufhellung bei:

♦ wenig Eiweiß
♦ wenig Milchprodukte, Käse, Fleisch
♦ reichlich Kohlenhydrate
♦ reichlich Fisch
♦ reichlich Obst und Gemüse

Kohlenhydrate verbessern die Aufnahme der Aminosäure Tryptophan, eine Vorstufe des Botenstoffes Serotonin, ins Gehirn. Serotonin ist bei Depressionen nur defizitär vorhanden. Ebenfalls positiv wirken sich Fettsäuren aus, die ausschließlich in den Fettfischen Hering, Makrele, Lachs vorkommen. Vermutlich hemmen diese Fettsäuren die Bildung von depressionsfördernden Stoffwechselprodukten.

Eine entsprechende Ernährung kann Depressionen lindern, aber weder heilen noch verhindern.

2.7.2 Demenz

Ernährung als Verursacher?

An der Entstehung von Demenz im Alter sind folgende ernährungsbedingte Faktoren beteiligt:

♦ Ein hoher Blutdruck im mittleren Lebensalter schädigt die kleinen Gefäße. Je höher der Blutdruck ist, desto stärker sind später Gedächtnisstörungen.

♦ Ein hoher Fischverzehr schützt vor Demenz; die Ursachen dafür sind allerdings noch nicht geklärt.

♦ Mehrfach ungesättigte Fettsäuren reduzieren Entzündungsprozesse im Gehirn und unterstützen die Regeneration von Nervenzellen.

♦ Eine 40 %ige Erhöhung des Demenzrisikos ergibt sich durch erhöhte Homocysteinwerte. Homocystein entsteht im Stoffwechsel, wenn der Körper mangelhaft mit den Vitaminen B_6, B_{12} und Folsäure versorgt ist.

♦ Hohe Blutspiegel von Vitamin C und β-Carotin wirken sich positiv auf das Langzeitgedächtnis aus.

Die aufgeführten ernährungsbedingten Faktoren haben hauptsächlich präventive Wirkungen auf die Demenzentstehung. Eine Verbesserung des Krankheitsverlaufes ist nicht nachgewiesen.

2.7.3 Alzheimer-Demenz und Morbus Parkinson

Ernährung als Verursacher?

Sowohl die Alzheimer-Demenz als auch Morbus Parkinson werden u. a. auf Schädigungen von Gehirnzellen auf zellulärer Ebene zurückgeführt. Es gibt zahlreiche Einflüsse, die die Gehirnzellen schädigen können; man spricht in diesem Zusammenhang von „oxidativem Stress".

Oxidativer Stress für Gehirnzellen sind Rauchen, Umweltverschmutzung, UV-Strahlen der Sonne (Solarium), negativer Stress, Infektionen und Fieber. Jede Körperzelle und damit auch die Gehirnzellen erleben jeden Tag etwa 10 000 solcher Attacken von oxidativem Stress.

Die Zellen verfügen über zahlreiche Möglichkeiten Schäden, die durch oxidativen Stress entstehen, zu reparieren. Wirksam unterstützt werden sie dabei von den Vitaminen C, E und β-Carotin, Selen und den sekundären Pflanzenstoffen. Eine gute Versorgung mit diesen Substanzen aus der Nahrung beugt daher Gehirnzellschädigungen vor, die zu Demenz führen.

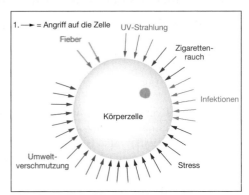

Bei vielen an Alzheimer-Demenz Erkrankten ließen sich stark erniedrigte Werte der Vitamine C und E nachweisen. Es ist aber nicht klar, ob diese Beobachtung eine Ursache oder Folge der Krankheit ist. Regelmäßig hohe Gaben an Vitamin E erhielten ein Jahr länger die Selbstständigkeit von Alzheimer-Patienten.

Als Mitverursacher der Alzheimer-Demenz und Morbus Parkinson gilt die verminderte Durchblutung des Gehirns durch Arteriosklerose (*Lernfeld 1.3, 2.3.2*). Einen vorbeugenden Effekt auf die Entstehung von Morbus Parkinson hat der tägliche Konsum von Bohnenkaffee.

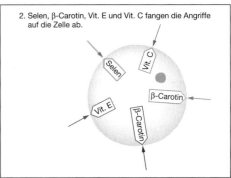

Oxidativer Stress

Wie bei anderen im Alter gehäuft vorkommenden Erkrankungen wie Schlaganfall, Diabetes, Fettstoffwechselstörungen und Bluthochdruck muss bei Demenzerkrankungen eine gezielte Vorbeugung in jungen Jahren stattfinden, d. h. mit einer ausgewogenen Ernährung, die reich an Vitaminen und sekundären Pflanzenstoffen ist.

Alles verstanden?

Welche Nährstoffe und Nahrungsmittel sind bei einer Depression in Bezug auf das Krankheitsbild günstig, welche sind ungünstig?

2.7.4 Ernährungspflege dementer Menschen

Im Allgemeinen gilt für die Basisernährung des dementen Menschen das gleiche wie für andere Senioren. Auch die Feststellung des Ernährungszustandes lässt sich mit den gleichen Methoden vornehmen.

In Bezug auf Essen und Ernährung ist für demente Menschen je nach Schweregrad der Erkrankung auf folgende Aspekte zu achten:

◆ In der Anfangsphase starker Bewegungsdrang. Untersuchungen zeigen, dass Demente bis zu 8 km/Tag zurücklegen. Dies erhöht den Energiebedarf!

◆ Gabe von sedierenden Medikamenten. Sie stellen Betroffene aber oft so ruhig, dass sie schläfrig sind und das Essen vergessen oder es viel zu anstrengend für sie ist.

◆ Ein verschobener Tag-Nacht-Rhythmus führt zu geringer Nahrungsaufnahme, da es nachts keine umfangreichen Speisenangebote gibt.

◆ In der häuslichen Pflege wird häufig viel zu früh kompensierende Unterstützung angeboten.

◆ Im fortgeschrittenen Stadium ergeben sich:
  – Schluckstörungen
  – Kommunikationsschwierigkeiten
  – Nichterkennen von Speisen und Lebensmitteln

Einflussnahme auf die Ernährung dementer Menschen

Zu Beginn der Krankheit

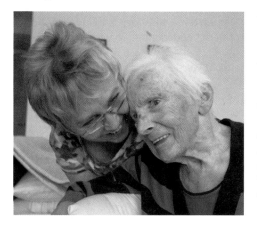

Zu Beginn der Krankheit eignen sich Tischgemeinschaften mit Schöpfsystem, dies vermittelt eine geborgene, häusliche Atmosphäre. Das ist entscheidend, da demente Menschen sich häufig ängstigen.

Der Betroffene sollte stets am gleichen Platz essen können. Gemeinsames Tisch decken bereitet die Mahlzeit mental vor. Untersuchungen zeigen: Je häufiger etwas zu essen angeboten wird, desto häufiger wird auch getrunken. Demente Menschen essen am Vormittag mehr als zu anderen Tageszeiten. Gemeinsames Kochen und Backen im Wohnbereich regt die Nahrungsaufnahme an.

Fingerfood

Unter Fingerfood versteht man verzehrsgerechte Happen, die mit den Händen gegessen werden können. Finger Food muss mundgerecht vorbereitet sein. Es darf höchsten so groß sein, dass es mit zwei Bissen verzehrt werden kann. Es muss griffig, darf nicht zu hart sein, aber auch nicht so weich, dass es auseinanderbricht. Zur Hauptmahlzeit wird es am besten auf einem abteilbaren Teller angerichtet. Gleiche Speisenkomponenten immer nebeneinander z.B. in einem Abteil des Tellers oder auf einem Extrateller anrichten. Mehrere verschiedene Speisenkomponenten

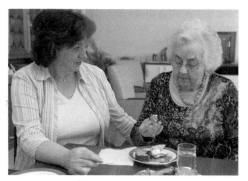

Mit den Fingern essen

nebeneinander sind verwirrend. Dazu in einem Abteil die Soße oder den Dip. Besteck bereitlegen, falls doch damit gegessen werden soll. Serviette dazu legen, falls der Wunsch besteht, die Hände abzuwischen.

Ist Fingerfood als Snack und Essen zum Gehen aufgebaut, immer gleich zu gleich auf einem Teller/Platte anrichten, nicht mischen. Nur kleine Mengen auftischen, gegebenenfalls nachlegen.

Vorschläge für Fingerfood:

- belegte Brote
- Blätterteiggebäck, süß oder pikant
- Gefülltes Hefegebäck z. B. Schinkenhörnchen oder Nusshörnchen
- Salzgebäck
- Hackfleischbällchen
- Chicken Nuggets
- Würste, klein geschnitten
- dicke Teigwaren
- Fischstäbchen
- Pommes frites bzw. wilde Kartoffeln
- Kroketten aus Kartoffeln oder Gemüse
- Gemüsewürfel

- geschnittenes Obst
- Grießschnitten
- Polentaschnitten
- Suppenmaultaschen, Tortellini
- Käse
- kleine Omeletts
- Petit four
- Minipizza
- gebratene Fleischstreifen
- Räucherfischhäppchen
- Gelatinespeisen in Würfeln
- Röstitaler

Heimbewohner mit starkem Bewegungsdrang und gestörtem Tag-Nacht-Rhythmus

Sogenanntes „Essen im Gehen („eat by walking") anbieten. Dabei werden Fingerfood oder Snacks in Kopfhöhe von „wandernden Heimbewohnern" angerichtet. So wird immer wieder an Essen erinnert.

Fingerfood kann auch zu den Hauptmahlzeiten gereicht werden. Für die Nacht können kleine Mahlzeiten und Snacks bereitgehalten werden.

Bewährt hat sich auch die Einrichtung eines Nachtcafés, das die nachtaktiven Heimbewohner aufsuchen und dort etwas zu essen bekommen können.

Im Endstadium der Demenz

Im Endstadium der Demenz kann Essen im Sinne der basalen Stimulation eingesetzt werden. Der Erkrankte kann an Speisen riechen, sie lutschen, sie schmecken, sie ertasten.

Sehr aufwendig und nicht für jeden Tag geeignet ist das „Kochen am Bett" für bettlägerige, meist demente Heimbewohner. Es ergeben sich erstaunliche Reaktionen, sobald die Menschen die Kochgerüche wahrnehmen. Häufig beginnen sie so, wieder zu essen.

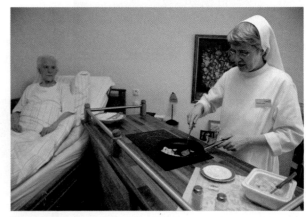

Kochen am Bett

2.8   Arzneimittel und Ernährung

In den vorangehenden Kapiteln wurde bereits an verschiedenen Stellen der Einfluss von Medikamenten auf den Ernährungsstatus angesprochen. Aber auch die Ernährung selbst hat wiederum Einfluss auf die Aufnahme, Verteilung und Wirksamkeit von Medikamenten. Da Senioren häufig mehrere Medikamente einnehmen, sollten die Wechselwirkungen der Medikamente untereinander beachtet werden.

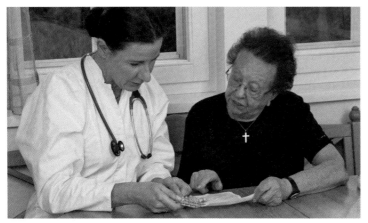

Senioren nehmen täglich durchschnittlich fünf verschiedene Medikamente zu sich

Inwieweit sich bei der Medikamenteneinnahme negative Auswirkungen auf den Patienten ergeben, ist schwer voraussagbar und hängt von folgenden Faktoren ab:
♦ Alter des Patienten
♦ Ernährungsstatus des Patienten
♦ Anzahl der Medikamente
♦ Art der Medikamente
♦ Dauer der Medikamenteneinnahme

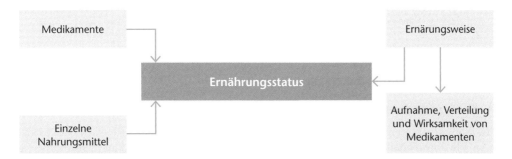

Ältere Menschen gelten im Bereich der negativen Medikamentenwirkungen als besonders gefährdet. Das liegt zum einen daran, dass sie meist mehrere Medikamente gleichzeitig einnehmen müssen, zum andern daran, dass ihre Körperfunktionen und ihr Stoffwechsel altersbedingt verändert sind. Viele alte Menschen sind auch mit der vorschriftsmäßigen Einnahme überfordert.

2.8.1 Wie beeinflussen Nahrungsmittel die Aufnahme und Wirksamkeit von Medikamenten?

Die gegenseitigen Wirkungen zwischen Nahrungsmitteln und der Aufnahme und Wirkung von Medikamenten ist sehr komplex, für die Praxis aber wichtig.

Einfluss der Nahrung und einzelner Nahrungsbestandteile	betroffene Medikamente
Bildung unlöslicher Komplexe mit Calcium (z. B. aus Milch) und Eisen (z. B. aus Fleisch)	Tetracycline Gyrasehemmer
Bildung unlöslicher Komplexe mit Schwarztee	Antidepressiva Neuroleptika
verzögerte Magenentleerung	Antibiotika
Nahrung verhindert den Zutritt der Medikamente zur Darmschleimhaut	Sulfonamide Antihypertensiva
isolierte Ballaststoffe (z. B. Weizenkleie) verhindern die Verfügbarkeit des Medikamentes	Paracetamol
eiweißreiche Nahrung bindet Medikament	L-Dopa Methyldopa
verlangsamte Absorption des Medikamentes durch eine verzögerte Magenentleerung	Sulfonamide
Nahrung verzögert den Wirkungseintritt der Medikamente	ASS, Valproinsäure, Antiepileptika, Cortisol, Captopril
verbesserte Aufnahme des Medikamentes durch fettreiche Nahrungsmittel	Phenytoin Theophyllin
erhöhte Wirksamkeit des Medikamentes durch Fett	L-Dopa Sympathomimetika
vermehrte Verstoffwechselung des Medikamentes durch Folsäure (> 1 mg/Tag)	Phenytoin

2.8.2 Wie beeinflussen Medikamente den Ernährungsstatus?

Nahrungsaufnahme

Bei Medikamenten handelt es sich meist um körperfremde Wirksubstanzen. Nach der Resorption, die überwiegend im Dünndarm erfolgt, verteilen sie sich über das Blut in alle Körperregionen. Sie können somit auch ungewollte Einflüsse auf Organe oder den Stoffwechsel und ebenfalls auf die Befindlichkeit des Menschen haben. Sie wirken sich auf diese Weise auch auf das Essverhalten und somit auf den Ernährungsstatus aus.

Hunger und Sättigung

Psychopharmaka haben einen Einfluss auf die Neurotransmitter im Gehirn. Einige dieser Neurotransmitter, z. B. das Serotonin, sind wirksam im Bereich von Hunger und Sättigung und wirken häufig appetitanregend:

◆ Neuroleptika vom Phenothiazin-Typ
◆ Tricyclische Antidepressiva
◆ MAO-Hemmer, Lithiumsalze
◆ Migräneprophylaxemittel
◆ Amitriptylin → Heißhunger
                   auf Kohlenhydrate
◆ Amphetamin → Appetitverlust

Geruch, Geschmack, Speichelproduktion

Folgende Medikamente haben einen Einfluss auf das Geruchs- und Geschmacksempfinden sowie die Speichelproduktion:

◆ Antibiotika
◆ Analgetika
◆ Allopurinol
◆ Zytostatika

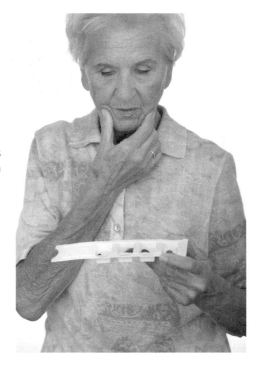

Übelkeit, Erbrechen, Schleimhautreizungen

In diesem Zusammenhang sind folgende Medikamente zu nennen:

◆ Sedativa
◆ Hypnotika
◆ ASS
◆ Zytostatika
◆ Antidiabetika
◆ Antihistaminika

◆ Antihypertensiva
◆ Digitalisglykoside
◆ Neuroleptika

Durch Medikamente geschädigte Schleimhäute neigen zu Eiweiß- und Eisenverlusten.

Medikamentenwirkungen am Magen-Darm-Trakt

Der überwiegende Teil der auf dem Markt befindlichen Medikamente wird oral aufgenommen. Ihre Wirksubstanzen können daher schon einen Einfluss auf die Verdauungsorgane haben. Diese Einwirkungen können teilweise vom Patienten deutlich wahrgenommen werden, z. B. wenn sie Durchfälle auslösen. Sie können aber auch völlig unbemerkt bleiben, wenn ein Medikament beispielsweise Verdauungsenzyme blockiert.

Mobilitätsveränderungen, Durchfälle

Ursächlich verantwortlich für unphysiologische Darmbewegungen und Durchfälle können folgende Medikamente sein:

◆ Laxanzien
◆ Diuretika
◆ Methyldopa

◆ L-Dopa
◆ Zytostatika

Ist die Verweildauer der Speisen im Dünndarm durch unphysiologische Darmbewegungen verkürzt, kommt es zu einer verminderten Ausnutzung der Nährstoffe. Im Falle einer dauerhaft notwendigen Gabe von Medikamenten, die dies auslösen, kann es auf diese Weise zu einer Unterversorgung kommen. Am stärksten betroffen sind dabei die Eiweiße und Fette. Bei starken Durchfällen kommt es zu Verlusten von Wasser und Elektrolyten.

Verdauungsenzyme

Damit die Nährstoffe vollständig in ihre kleinsten Einheiten zerlegt werden können, werden im Verdauungstrakt die entsprechenden Enzyme freigesetzt. Diese Verdauungsenzyme können blockiert und damit unwirksam werden durch:

- ◆ Sulfonamide
- ◆ Diuretika
- ◆ Anticholinergika
- ◆ Sulfosalazin
- ◆ Antiepileptika

Sind Verdauungsenzyme blockiert, werden die entsprechenden Nährstoffe nicht abgebaut und resorbiert. Langfristig kommt es zu einer Mangelernährung bei Eiweißen, Fetten, Kohlenhydraten und Folsäure.

Resorptionsstörungen

Resorption = Aufnahme der Nährstoffe über die Dünndarmschleimhaut ins Blut

Manche Medikamente haben einen Einfluss auf die Schleimhaut des Magen-Darm-Traktes, was zu Störungen in der Resorption von Nährstoffen führen kann.

Medikamente	hemmender Einfluss auf die Resorption
Carbamazepin, Pirimodon	Biotin
Triamteren, Trimethoprim	Folsäure
ASS, Metformin	Vitamin C
Antazida	Folsäure, Vitamin B_{12}

2.8.3   Essen und Medikamenteneinnahme

Antibiotika sollten nicht zusammen mit Milch und Milchprodukten eingenommen werden. Zwischen dem Konsum von Milch- und Milchprodukten und der Einnahme eines Antibiotikums sollen mindestens zwei Stunden liegen.

Bisphosphonate sollten nicht in Kombination mit calciumreichen Mineralwässern eingenommen werden.

Antazida sollten nicht zusammen mit Limonaden, Obstsäften und Wein eingenommen werden.

Antihypertensiva, Antihistaminika und Statine sollten nicht zusammen mit Grapefruit und Grapefruitsaft eingenommen werden.

ASS, Paracetamol sollen nur in zeitlichem Abstand von mindestens zwei Stunden zu isolierten Ballaststoffen eingenommen werden.

Diuretika: Bei einer Dauereinnahme von Diuretika sollte nur gelegentlich Lakritze verzehrt werden.

Präparate zur Eisensubstitution sollten nicht zusammen mit Kaffee und Schwarztee eingenommen werden.

Präparate zur Calciumsubstitution sollten in zeitlichem Abstand von drei Stunden zum Konsum von koffeinhaltigen Getränken eingenommen werden.

Antibiotika und Gyrasehemmer verstärken die Wirkung von Koffein, daher sind koffeinhaltige Getränke für die Dauer der Einnahme zu meiden.

MAO-Hemmer: Da unter der Einnahme von MAO-Hemmern bestimmte Histamine nicht abgebaut werden können, muss für die Dauer der Einnahme und bis zu vier Wochen danach auf folgende histaminhaltigen Lebensmittel verzichtet werden: alter Käse, Salami, Rotwein, Sojasoße, Salzhering.

Projektaufgabe: Medikamente und Ernährung
Arbeitsform: Gruppenarbeit (zuerst Materialsammlung durch die ganze Klasse, danach 7 Kleingruppen)
Zeitdauer: 45 Minuten
Lernfeldbezug: 1.3

Erstellen Sie gemeinsam im Klassenverband eine Liste der Medikamente, die Sie während Ihrer Ausbildung schon kennengelernt haben. Führen Sie die Medikamente nach der Häufigkeit ihres Einsatzes auf.
Überprüfen Sie diese Medikamente anschließend in Kleingruppen nach folgenden Gesichtspunkten:

Gruppe 1: Beeinflusst das Medikament den Ernährungsstatus?
Gruppe 2: Beeinträchtigt das Medikament die Nahrungsaufnahme?
Gruppe 3: Beeinflusst das Medikament Hunger und Sättigung?
Gruppe 4: Macht das Medikament appetitlos?
Gruppe 5: Verursacht das Medikament Übelkeit oder Erbrechen?
Gruppe 6: Beeinflusst das Medikament die Verdauung?
Gruppe 7: Stört oder verändert das Medikament die Resorption?

Jede Gruppe stellt ihre Ergebnisse auf einem Plakat dar.

2.9   Enterale Ernährung (Sondenkost)

Julia hat auch schon in der Tagespflege, die dem Pflegeheim angeschlossen ist, gearbeitet. Von dort kennt sie Herrn Dressler. Nach einem Schlaganfall kommt er nicht mehr in die Tagespflege, sondern direkt aus dem Krankenhaus auf ihre Pflegestation. Durch den Schlaganfall hat Herr Dressler ausgeprägte Lähmungen im Bereich von Mund, Gaumen und Kehlkopf, sodass er weder kauen noch schlucken kann. Man entschließt sich daher, ihn über eine Sonde zu ernähren.

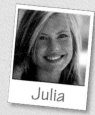

Julia

Wenn ein Mensch auf normalem Weg keine Nahrung mehr aufnehmen kann oder wenn er nicht mehr in der Lage ist, die normale Kost zu sich zu nehmen, dann ist es möglich, ihn künstlich zu ernähren.

Die künstliche Ernährung kommt zum Einsatz, wenn ein Mensch nicht essen

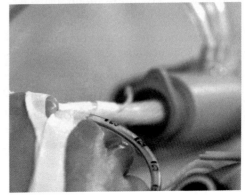

♦ KANN
♦ DARF
♦ WILL

Mit der künstlichen Ernährung werden nicht mehr Lebensmittel und Speisen verabreicht, sondern speziell zusammengesetzte Nährstofflösungen. Mit diesen Lösungen ist es möglich, einen Menschen bedarfsgerecht und über einen sehr langen Zeitraum zu ernähren.

Ernährungssonde

Man unterscheidet im Wesentlichen drei Formen der künstlichen Ernährung.

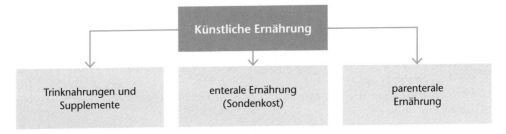

Parenterale Ernährung = Ernährung unter Umgehung des Verdauungstraktes. Infusionen mit Nährlösungen, die direkt in die Venen verabreicht werden.

2.9.1 Ziel der künstlichen Ernährung

Das Hauptziel der künstlichen Ernährung ist es, schwer und lebensbedrohlich Kranke, die keine normale Kost zu sich nehmen können, bedarfsgerecht zu ernähren.

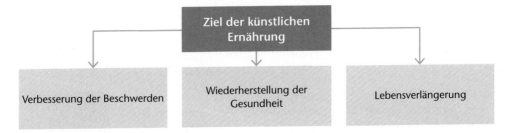

2.9.2   Indikationen für eine künstliche Ernährung in der Altenpflege

Die Indikationen für die verschiedenen Formen der künstlichen Ernährung sind vielfältig.

- Krankheiten oder andere Lebensumstände, die ein tägliches Energiedefizit von mindestens 500 kcal verursachen, welches nicht dauerhaft behoben werden kann.
- postoperativ
- Untergewicht und Unterernährung verschiedener Ursache
- Kau- und Schluckstörungen
- nach Schlaganfall
- Apallisches Syndrom
- Komapatienten
- Demenz (Wirksamkeit umstritten)
- Nahrungsverweigerung
- Morbus Parkinson im fortgeschrittenen Stadium
- gravierende mechanische oder funktionelle Störungen des Verdauungstraktes
- Verbrennungen
- Polytrauma
- Sepsis
- Niereninsuffizienz
- Pankreatitis
- Chronisch entzündliche Darmerkrankung (CED) im akuten Schub
- konsumierende Erkrankungen: Krebs
- nach Organtransplantation
- Mukoviszidose
- Leberinsuffizienz
- Peritonitis
- respiratorische Insuffizienz
- Kurzdarmsyndrom
- chronisch-obstruktive Lungenerkrankungen

Demenz: Sondennahrung bei Demenz ist umstritten, weil damit keine Lebensverlängerung erreicht werden kann. Wohl ist eine Mangelernährung damit zu bekämpfen, was sich positiv auf das Wohlbefinden auswirkt. Anderseits stellt eine Ernährung über die Sonde für den Betroffenen eine Belastung dar.

2.9.3   Trinknahrungen und Supplements

Trinknahrungen werden als Zusatznahrungen oder alleine eingesetzt, wenn der Kranke über die Normalkost nicht ausreichend Nahrung aufnehmen kann.

Trinknahrungen sind energiereich (1,4–1,6 kcal/ml) oder besonders eiweißreich. In jedem Fall bieten sie alle Nährstoffe, Vitamine und Mineralstoffe. Trinknahrungen werden in den verschiedensten süßen und pikanten Geschmacksrichtungen angeboten und bilden somit einen abwechslungsreichen Zusatz zur Normalkost.

Voraussetzung für den Einsatz ist ein funktionstüchtiger Magen-Darmtrakt.

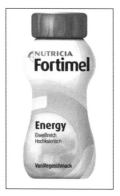
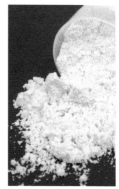

Trinknahrung   *Proteinpulver*

Hauptsächlicher Einsatz ist bei Unterernährten, Untergewichtigen, Tumorpatienten, AIDS Patienten, Kindern und alten Menschen, die sehr schwach sind.

Zur Anreicherung von herkömmlichen Speisen mit Energie und Proteinen sind im Handel Präparate in Pulverform erhältlich. Diese können geschmacksneutral vielen Speisen vor dem Servieren zugesetzt werden. Dies ist ein guter Behandlungsansatz für Personen, die zwar noch essen können, deren Nahrungsaufnahme aber entsprechend ihrer Krankheit zu niedrig ist.

2.9.4   Enterale Ernährung (Sondenkost)

Weitere Bezeichnungen von Sondenkost sind: bilanzierte Diät und Formuladiät. Wenn der Verdauungstrakt funktionstüchtig ist, aber andere Hindernisse für die Normalkost existieren, so kommt die enterale Ernährung zum Einsatz. Mittels Sonden (durch Nase, Magen, Dünndarm) werden bedarfsgerechte Nährstofflösungen unter Umgehung des oberen Verdauungstraktes zugeführt.

Sondennahrungen sind flüssig und werden von der Industrie in steril abgepackten Einheiten abgegeben. (Früher wurden sie in der Krankenhausküche selbst aus natürlichen Nahrungsmitteln hergestellt. Dies brachte vielfältige hygienische Probleme mit sich und die Kost konnte nicht immer bedarfsgerecht angepasst werden, weil sich nicht alle Lebensmittel sondengängig aufbereiten lassen.). Eine Zubereitung entfällt also vollständig.

Der Einsatz der jeweiligen Sondennahrung hängt von der Grundkrankheit ab. Man unterscheidet:

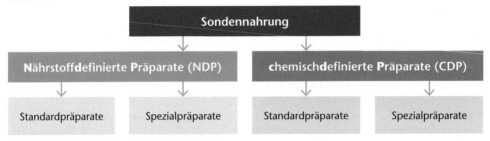

Nährstoffdefinierte Präparate (NDP) oder hochmolekulare Formuladiät = Nährstoffe sind in ihrer natürlichen Form enthalten. Sie werden verwendet, wenn Verdauung und Resorption noch vollständig intakt sind, z. B.: Unterernährung, Morbus Parkinson, Kau- und Schluckstörungen, nach Schlaganfall, Tumoren.

Chemisch definierte Präparate (CDP) oder niedermolekulare Formuladiät = Die Nährstoffe sind in ihre Bausteine aufgespalten:
Eiweiß → Aminosäuren
Fette → Glycerin und langkettige Fettsäuren
Kohlenhydrate → Oligo- und Monosaccharide

NDP oder NDD = Nährstoff definierte Präparate/Diäten
CDP oder CDD = chemisch definierte Präparate/Diäten

Somit entfällt die Verdauungsarbeit ganz oder teilweise. Diese Präparate kommen zum Einsatz, wenn Verdauung und Resorption gestört sind, z. B.: Pankreatitis, Kurzdarmsyndrom, Malabsorptionsstörungen

Von der Lebensmittelindustrie wird eine Vielzahl von Sondennahrungen für jeweils gezielte Ernährungszwecke angeboten. Sowohl NDP als auch CDP gibt es den entsprechenden Indikationen angepasst. Grob unterscheidet man:

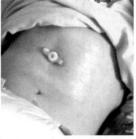

Perkutane Endoskopische Gastrostomie (PEG)

Standardpräparate: Enthalten alle Nährstoffe, Vitamine, Mineralstoffe und sind für die jeweilige Personengruppe bilanziert, z. B. Kinder, Erwachsene, Tumorpatienten. Sie werden mit und ohne Ballaststoffen angeboten, außerdem speziell energiereich oder eiweißreich.

Spezialpräparate bei Krankheiten und Stoffwechselstörungen: Es ist möglich, dass ein Mensch mit Sondennahrung versorgt werden muss, der bereits eine andere Krankheit hat, die eine bestimmte Ernährungsweise erfordert. Für diese Fälle gibt es speziell zusammengesetzte Sondennahrungen, die auch die Bedürfnisse der Grundkrankheit berücksichtigen, z. B.:

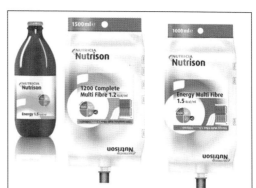

- Diabetes
- eiweißarm, elektrolytreduziert, flüssigkeitsarm bei Niereninsuffizienz
- hochkalorisch, mit speziellen Aminosäuren bei fortgeschrittener Leberzirrhose
- Gicht
- Fettstoffwechselstörungen
- Dialysepatienten
- Tumorpatienten insbesondere nach Strahlen- oder Chemotherapie, eiweiß- und fettreich, wenig KH, Vitamine C, E, Provitamin A, Selen, Ω-3-Fettsäuren
- hoher Eiweißanteil > 20 % bei katabolen Zuständen
- Spezialdiäten mit Zusätzen, die einen Einfluss auf das Immunsystem haben sollen, sind derzeit noch umstritten.

Spezialpräparate = Sondennahrung für besondere Zwecke

2.9.5   Dosierung von Sondennahrungen

Der Energiebedarf

Die Priorität bei der Sondennahrung ist die optimale Deckung des Energiebedarfs. Der Grundumsatz oder Ruheenergiebedarf = REE (Resting energy expenditure) wird nach der Formel von Harris und Benedikt ermittelt.

REE (kcal/Tag) Frauen = 665 + 9,46 x KG + 1,86 x KL* – 4,68 x Alter

REE (kcal/Tag) Männer = 66,47 + 13,75 x KG + 5 x KL* – 6,76 x Alter

* KL = Körperlänge in cm

Die optimale Energiezufuhr errechnet man
- für bettlägerige Personen mit der Formel unter Lernfeld 1.3, 1.3.4,
- für mobile Personen über den PAL-Wert unter Lernfeld 1.3, 1.3.5,
- für kranke Personen muss der Grundumsatz in den tatsächlichen Energiebedarf (TEE = total energy expenditure) umgerechnet werden.

Der REE entspricht nicht dem tatsächlichen Energiebedarf (TEE = total energy expenditure), denn bestimmte Krankheiten und Traumen erhöhen den Energiebedarf teilweise erheblich. Daher muss der ermittelte REE mit dem jeweiligen Krankheitsfaktor F multipliziert werden. Es handelt sich dabei aber nur um grobe Schätzungen.

TEE = REE X Krankheitsfaktor F

Krankheit	Krankheitsfaktor
Fieber	1,1
Infektion, leicht	1,0–1,2
Infektion, mittel	1,2–1,4
Sepsis	1,4–1,6
Unterernährung	1,6–2,0

Beispiel 1:
Frau Friedrich ist 89 Jahre alt und hat seit einem Schlaganfall Schluckstörungen und ist bettlägerig. Sie soll daher mit Sondenkost ernährt werden. Sie ist 170 cm groß und wiegt 80 kg. Wie hoch ist ihr REE?

REE (kcal/ Tag) Frauen = 665 + 9,46 x KG + 1,86 x KL – 4,68 x Alter

REE = 665 + 9,46 x 80 + 1,86 x 170 – 4,68 x 89

REE = 665 + 756,8 + 316,2 – 416,52

REE = 1321 kcal

Beispiel 2:
Frau Friedrich erkrankt zusätzlich an einer leichten Infektion mit Fieber. Wie hoch ist nun ihr Energiebedarf?

TEE = REE x Krankheitsfaktor

TEE = 1321 kcal x 1,1

TEE = 1453 kcal

Bei derartigen Rechnungen vernachlässigt man die Stellen nach dem Komma im Endergebnis. Sie sind so hinreichend genau.

Energiedichte und Dosierung von Sondennahrungen

Die meisten Sondennahrungen haben eine Energiedichte von 1 kcal pro 1 ml. In diesem Fall ist die Dosierung einfach, da der Energiebedarf genau der Tagesdosis entspricht.
Es gibt aber auch Präparate mit einer höheren Energiedichte, z. B. 1,3 kcal pro 1 ml. Sie sind besonders dann geeignet, wenn eine kalorienreiche Ernährung notwendig ist.

Die Berechnung der Tagesdosis ergibt sich dann folgendermaßen:

$$\text{benötigte Sondennahrung in ml} = \frac{\text{TEE in kcal}}{\text{Energiedichte der Sondennahrung in kcal/ml}}$$

Beispiel 3:
Frau Ganz ist von einer Tumorerkrankung betroffen. Sie ist appetitlos und bereits untergewichtig und man hat sich entschlossen, ihr eine hochkalorische Sondennahrung zu geben, bis sich ihr Zustand gebessert hat.

Ihr Gesamtenergiebedarf (= TEE) beträgt 2 400 kcal. Wie viele ml Sondennahrung muss sie erhalten, wenn die Sondennahrung eine Energiedichte von 1,6 kcal/ml hat?

$$\textit{benötigte Sondennahrung in ml} = \frac{\textit{TEE in kcal}}{\textit{Energiedichte der Sondennahrung in kcal/ml}}$$

$$\textit{benötigte Sondennahrung in ml} = \frac{\textit{2 400 kcal}}{\textit{1,6 kcal/ml}} = \textit{1500 ml}$$

Wasserbedarf

Bei Sondenernährung ist auf eine ausreichende Flüssigkeitszufuhr zu achten. Empfohlen wird eine Wasseraufnahme von **40 ml pro kg ISTgewicht**. (Achtung bei Übergewichtigen! Bei Übergewichtigen entspricht das Istgewicht nicht dem Sollgewicht im Bereich der normalen BMI. Bei der Berechnung der Flüssigkeitszufuhr muss aber mit dem tatsächlichen Gewicht, also dem Istgewicht gerechnet werden, da es sonst zu einer Unterversorgung mit Wasser kommt.)
Sondennahrung enthält durchschnittliche 80 ml Wasser pro 100 ml. Dies wird bei der Berechnung des Flüssigkeitsbedarfes mit berücksichtigt. Die noch zusätzlich notwendige Wassermenge wird folgendermaßen ermittelt:

Zusätzlich notwendige Wassermenge = Wasserbedarf – Wassergehalt der Sondennahrung

Beispiel 4:
Herr Grohe, wiegt 63 kg und erhält täglich 2 000 ml Sondennahrung. Diese Sondennahrung hat einen Wassergehalt von 80 %. Wie hoch ist der zusätzliche Wasserbedarf von Herrn Grohe?

Zusätzlich notwendige

Wassermenge = Wasserbedarf – Wassergehalt der Sondennahrung

Zusätzlich notwendige Wassermenge = 40 ml/kg x 63 kg – 80 % von 2 000 ml

Zusätzlich notwendige Wassermenge = 2 520 ml - 1600 ml = 920 ml

Wie berechnet man 80 % von 2 000 ml?

2 000 ml : 100 = 20 ml = 1%

20 ml x 80 = 1600 ml

Die zusätzlich notwendige Flüssigkeit wird über die Sonde in der ernährungsfreien Zeit gegeben. Geeignet sind stilles Wasser, abgekochtes Wasser und Kräutertee. Auf keinen Fall sollten Früchtetees oder Fruchtsaft verwendet werden, da diese Getränke zu einer Ausflockung der Sondennahrung führen. Dies kann wiederum ein Verstopfen der Sonde zur Folge haben.

2.9.6   Zufuhrsysteme

Sondenkost muss allmählich und in langsam steigenden Mengen zugeführt werden. Dafür gibt es unterschiedliche Systeme und Vorgehensweisen:

♦ **Bolusgabe:** Die Sondenkost wird portionsweise innerhalb einer kurzen Zeit verabreicht. Dies geschieht mehrmals pro Tag. Dazwischen liegen ernährungsfreie Zeitabschnitte. Eine Menge von 250 ml pro 20 Minuten sollte nicht überschritten werden. Zur Verabreichung können Spritzen oder Pumpen oder die Schwerkraft verwendet werden.
♦ **Ernährungspumpe:** Die heute gebräuchlichste, flexibelste und schonendste Zufuhr von Sondenkost erfolgt über Ernährungspumpen. Sie geben die Sondenkost kontinuierlich ab. Entweder über den gesamten Tag hinweg oder mit ernährungsfreien Nachtstunden.
♦ **Schwerkraftsysteme:** Hier fließt die Sondenkost allein durch die Schwerkraft in Magen bzw. Dünndarm.

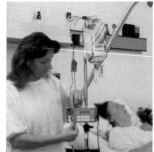

Ernährungspumpe

2.9.7   Nahrungsaufbau mit der Ernährungspumpe

Man unterscheidet verschiedene Applikationsweisen:

♦ kontinuierlich über 24 Stunden verteilt
♦ kontinuierlich mit 4–6 Stunden Nachtpause
♦ zusätzlich zur Normalkost nur während der Nachtstunden

Die Zufuhrgeschwindigkeit beträgt am ersten Tag 20 ml pro Stunde, dies entspricht 480 ml pro Tag und ist nicht bedarfsdeckend.
Diese Zufuhrrate wird alle 24 Stunden um 20 ml pro Stunde erhöht. Das Ziel sind 200–250 ml/Stunde. Also folgendermaßen:

1. Tag =	20 ml/Stunde	4. Tag =	80 ml/Stunde
2. Tag =	40 ml/Stunde	5. Tag =	100 ml/Stunde
3. Tag =	60 ml/Stunde	6. Tag =	120 ml/Stunde

Wenn keine Komplikationen oder Unverträglichkeiten auftreten, kann die höchste Zufuhrrate beibehalten und einige Stunden Nachtruhe eingehalten werden. Bei Komplikationen muss die Zufuhrrate gegebenenfalls reduziert und nach einer Pause ein erneuter Steigerungsversuch unternommen werden.

Umgang mit Sondennahrung

◆ Gebrauchsfertige flüssige Sondennahrung sollte dunkel und kühl aufbewahrt werden.
◆ Sondennahrung vor Applikation auf Zimmertemperatur bringen.
◆ Keine Medikamente der Sondennahrung zusetzen.
◆ Angebrochene Nahrung muss im Kühlschrank aufbewahrt werden. Sie ist innerhalb von 24 Stunden aufzubrauchen.
◆ Trink- und Sondennahrung in Pulverform mit abgekochtem, abgekühltem Wasser nach Vorschrift zubereiten. Achtung: Zu heißes Wasser verändert die Eiweißbestandteile.

Komplikationen

Während des Nahrungsaufbaus kann es immer wieder zu Problemen und Komplikationen kommen. Diese ergeben sich aus drei Bereichen:

gastrointestinale Komplikationen	nahrungsbedingte Komplikationen	stoffwechselbedingte Komplikationen
Diarrhöe	Applikationsfehler	hypertone Dehydration
Obstipation	Dumping-Syndrom	Hyperglykämie
Übelkeit, Erbrechen, Völlegefühl		
Blähungen und Flatulenz		
Regurgitation, pulmonale Aspiration und Aspirations- pneumonie		

2.9.8 Ethische Aspekte

Ist eine orale Ernährung mit optimiertem Angebot (= leichte Vollkost, passierte Kost, viele kleine Mahlzeiten, Supplements, Ernährungspflege) nicht mehr möglich, so muss auch bei alten Menschen zur Sicherstellung der Energie- und Nährstoffzufuhr auf Sondenkost ausgewichen werden.

Alle Formen der künstlichen Ernährung stellen für den Betroffenen eine Belastung dar. Daher sollte nicht vorschnell die Entscheidung für diese Art der Ernährung getroffen werden. Senioren haben bei der operativen Anlage von Sondensystemen ein höheres Komplikationsrisiko als junge Menschen.

Bei der künstlichen Ernährung im Alter, insbesondere bei Hochbetagten, stellt sich die Frage, ob überhaupt und wenn, wie lange diese Maßnahme durchgeführt werden soll: Handelt es sich um eine lebenserhaltende oder lebensverlängernde Maßnahme, die hilft Gesundheit und Wohlbefinden wieder herzustellen? Wann ist es eine nicht nur lebenserhaltende, sondern gleichzeitig auch leidensverlängernde Maßnahme?

Eine Entscheidung sollte im Idealfall vom Betroffenen selbst getroffen werden. Es gibt Empfehlungen, eine dahin gehende Verfügung vom Bewohner bei Eintritt in das Pflegeheim verfassen zu lassen. Das ist allerdings nur dann möglich, wenn der Betroffene zu diesem Zeitpunkt noch in der Lage ist, eine Entscheidung zu treffen und seinen Willen kundzutun.

Sollte dies nicht mehr möglich sein, so ist der Nutzen einer künstlichen Ernährung für den Betroffenen mit dem Arzt, dem Pflegepersonal und den Angehörigen zu besprechen. Ähnlich schwierige Überlegungen sind anzustellen, wenn Heimbewohner hartnäckig jegliche Nahrungsaufnahme verweigern und sich teilweise sogar gegen eine künstliche Ernährung zur Wehr setzten.

Fallstudie: Enterale Ernährung
Arbeitsform: Einzelarbeit, Ergebnisse in der Klasse vergleichen
Zeitdauer: 30 Minuten
Lernfeldbezug: 1.3

Frau Kerner wird mit ausgeprägtem Untergewicht ins Pflegeheim aufgenommen. Sie ist sehr schwach und kann auch tagsüber nur liegen. Sie konnte schon seit Monaten nicht mehr richtig essen, weil ihre Prothese nicht mehr richtig passte. Sie nahm zuletzt so wenig Nahrung zu sich, dass sie schließlich zu schwach zum Essen wurde. Bei einer Größe von 1,68 m wiegt sie noch 48 kg.

a) Wie hoch ist ihr Ruheenergiebedarf?
b) Wie hoch schätzen Sie ihren Gesamtenergiebedarf?

Man beschließt, Frau Kerner wegen ihres ausgeprägten Untergewichts und der Unmöglichkeit, ausreichend normale Kost zu sich zu nehmen, eine Sondenkost mit 1,3 kcal/ml zu geben. Der Wassergehalt der Sondennahrung beträgt 80 %.

c) Wie viel Sondennahrung benötigt Frau Kerner täglich?
d) Wie hoch ist der zusätzliche Wasserbedarf von Frau Kerner?

3 Ernährungspflege bei akuten Erkrankungen (situationsbezogen)

Frau Dreier (84 Jahre) wollte am Morgen nicht aufstehen, da sie sich nicht gut fühlte. Als Yasemin im Laufe des Vormittags nach ihr sieht, klagt Frau Dreier über Übelkeit. Sie hat Durchfall und Fieber und ihr Zustand scheint sich rasch zu verschlechtern.
Frau Dreier erhält oft Besuch von Verwandten, die auf dem Land wohnen. Diese bringen ihr dann stets hausgemachte Speisen mit, die Frau Dreier mit großem Appetit verzehrt. Der letzte Besuch liegt einige Tage zurück.

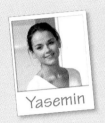
Yasemin

3.1 Risikomaterial: verdorbene Lebensmittel

Überall dort, wo Lebensmittel gelagert, verarbeitet, zubereitet und verzehrt werden, stellt sich das Problem des Lebensmittelverderbes. Verdorbene Lebensmittel sind aber nicht nur ein Ärgernis, sie können zu ernsthaften Erkrankungen führen. Seit Beginn der 80er Jahre des vorigen Jahrhunderts haben die durch verdorbene Lebensmittel ausgelösten Erkrankungen dramatisch zugenommen, wobei Salmonellen immer noch der Spitzenreiter sind.

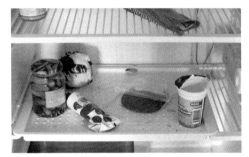
Unsauberer Kühlschrank

Meldepflichtige Lebensmittelinfektionen in Deutschland gesamt, 2006

Botulismus	Campylobacter	EHEC	Hepatitis A	Listeriose	Salmonella	Shigella	Yersinia	E. Coli
3	52 038	1183	1126	508	52 575	814	5 161	6 470

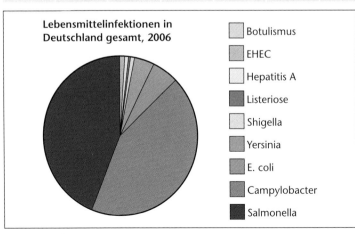

Lebensmittelinfektionen in Deutschland gesamt, 2006

- Botulismus
- EHEC
- Hepatitis A
- Listeriose
- Shigella
- Yersinia
- E. coli
- Campylobacter
- Salmonella

Lebensmittelinfektionen in Deutschland
(erstellt nach Daten des Infektionsepidemiologischen Jahrbuchs meldepflichtiger Krankheiten, Robert-Koch-Institut, Berlin, 2007)

3.1.1   Warum verderben Lebensmittel?

Lebensmittel sind von der Produktion bis zum Verzehr vielfältigen schädigenden Einflüssen ausgesetzt. Lebensmittelverderb wird ausgelöst durch:

♦ physikalische Faktoren
♦ biologische Faktoren
♦ mikrobiologische Faktoren

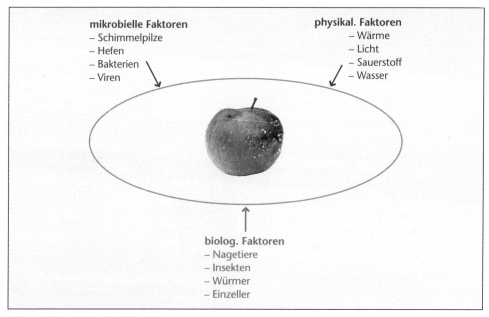

Lebensmittelverderbende Faktoren

In der Regel spielt der Verderb durch Mikroorganismen die Hauptrolle. Durch Mikroorganismen verdorbene Lebensmittel gefährden die Gesundheit in besonderer Weise und verdienen daher besondere Aufmerksamkeit.

3.1.2   Verderb durch Mikroorganismen

Welche Mikroorganismen verursachen den Verderb?
Von allen bekannten Arten der Mikroorganismen gibt es einige, die sich auf Lebensmittel spezialisiert haben. Lebensmittel dienen ihnen als Nahrungsquelle, Lebensraum und Ort der Vermehrung. Dabei verderben d. h. zersetzen oder zerstören die Mikroorganismen die Lebensmittel.

Folgende Mikroorganismen treten in Erscheinung:
♦ Schimmelpilze   ♦ Hefen   ♦ Bakterien   ♦ Viren

Wachstumsbedingungen

Die Lebensmittel verderbenden Mikroorganismen brauchen für ihr Wachstum geeignete Bedingungen, um sich vermehren zu können und auf diese Weise das Lebensmittel ungenießbar zu machen.

Zu den geeigneten Wachstumsbedingungen zählen:

♦ reichlich Nährstoffe (Bakterien bevorzugen Proteine, Hefen und Schimmelpilze bevorzugen Fette und Kohlenhydrate)
♦ Wasser
♦ günstige Temperaturen
♦ günstiges pH-Milieu und
♦ Anwesenheit bzw. Abwesenheit von Sauerstoff

Diese Bedingungen führen zum Wachstum der Mikroorganismen und verderben Lebensmittel in charakteristischer Weise.

Schimmelpilze		Hefen	Bakterien	
Schimmel	Fäulnis	Gärung	Fäulnis	Säuerung
Brot	Obst	Saft	Wurst	Milch
Backwaren	Gemüse	Kompott	Fleisch	Sahne
Marmelade	Kartoffeln	Obstkuchen	Fisch	Brühwurst
Nüsse			Eier	
Milchprodukte				
Käse				
Räucherfisch				

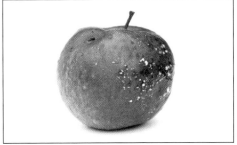

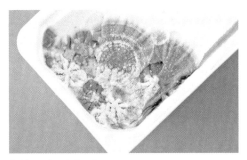

Schimmel auf Obst   *Schimmel auf Quark*

3.1.3   Bakterien

Lebensmittelverderbende Bakterien

Es gibt eine sehr große Anzahl von Bakterien, die Lebensmittel befallen und dadurch beim Konsumenten Erkrankungen auslösen.

Die am häufigsten vorkommenden lebensmittelverderbenden Bakterien sind:

♦ Salmonella
♦ Stapyhlococcus aureus
♦ Clostridium botulinum
♦ Listeria monocytogenes

♦ Enterohämorrhagische Escherichia coli (EHEC)
♦ Clostridium perfringens
♦ Campylobacter jejunii
♦ Bacillus cereus

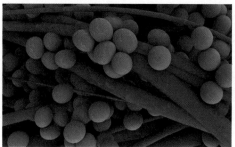

Staphylokokken

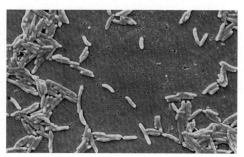

Campylobacter

Lebensmittelinfektionen

Sie werden ausgelöst durch Mikroorganismen, überwiegend Bakterien und Viren, die in menschliches Gewebe eindringen und sich dort vermehren. Übertragen werden sie durch Lebensmittel. Meist können sie sich im Lebensmittel nicht vermehren, bleiben dort aber lebendig und können den menschlichen Organismus beim Verzehr des Lebensmittels infizieren. Die Infektion verläuft meist über die Schleimhautzellen des Dünndarms und von da aus in tiefer liegende Schichten. Daher sind die meisten Lebensmittelinfektionen von ihren Auswirkungen her auf den Magen-Darm-Kanal beschränkt. Es gibt aber auch Bakterien und besonders Viren, die sich über das lymphatische System im ganzen Körper ausbreiten und vermehren. Über die Blutbahn gelangen sie zu den Organen, wo sie sich ansiedeln.

Lebensmittelintoxikationen

Bei der Lebensmittelintoxikation vermehren sich die Mikroorganismen im Lebensmittel und bilden dort die Toxine. Die Krankheitszeichen werden von den mit den Lebensmitteln aufgenommenen Toxinen ausgelöst. Die Mikroorganismen vermehren sich im menschlichen Organismus nicht weiter.

Im Gegensatz zum Befall durch Schimmelpilze oder Hefen ist der Befall von Lebensmitteln durch Bakterien selten äußerlich zu erkennen. Von Bakterien befallene Lebensmittel lösen bereits beim Verzehr Erkrankungen aus, auch wenn der Befall nicht erkennbar ist.

Alles verstanden?

Was ist der Unterschied zwischen einer Lebensmittelinfektion und einer Lebensmittelintoxikation?

3.2 Salmonellen

Die verschiedenen lebensmittelverderbenden Bakterien unterscheiden sich hinsichtlich der befallenen Lebensmittel, Inkubationszeit, pathologischer Wirkung und Infektionsweg erheblich voneinander. Da Infektionen durch Salmonellen anteilmäßig die größte Rolle spielen (97 %), sollen sie hier ausführlich besprochen werden.

3.2.1 Basisdaten: Salmonellen

Salmonellen sind stäbchenförmige Bakterien, von denen es 2 500 verschiedene Arten gibt. Seit den 70er Jahren des vorigen Jahrhunderts
kam es in Deutschland zu einem dramatischen Anstieg der Salmo-
nelleninfektionen von knapp 30 000 gemeldeten Fällen pro Jahr auf
über 200 000 gemeldete Fälle bis Mitte der 90er Jahre, wobei bis zu
200 Fälle tödlich endeten. 1998 fiel die Zahl der gemeldeten Salmo-
nelleninfektionen erstmals wieder unter 100 000 Fälle.

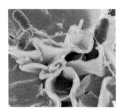

Salmonella

Vorkommen	Luft, Wasser, Erdboden sowie Haut und Fäkalien von Tier und Mensch
Vorkommen in LM, gefährdete Lebensmittel	Geflügel, Wild, Hackfleisch, Mett, nicht vollständig durchgegarte Fleischspeisen, Fisch, Muscheln, Krabben, Konditoreiwaren mit nicht erhitzten Füllungen, Softeis, Eier sowie mit Rohei hergestellte Speisen wie Mayonnaise oder Tiramisu **Achtung: Der Befall eines Lebensmittels durch Salmonellen ist äußerlich nicht erkennbar!**
Inkubationszeit	8–24 Stunden.
Infektionsdosis	104–106 Keime
Krankheitsdauer	3 bis 8 Tage, wobei der Höhepunkt am dritten Tag liegt
Krankheitssymptome	Durchfälle, Erbrechen, leichtes Fieber, Kopf- und Bauchschmerzen
Senioren besonders gefährdet?	ja
Sterblichkeitsrate	Allgemein 0,5 %, bei Senioren dagegen bei 10 %.
Vermehrungsbedingungen	– Salmonellen sind in der Lage, sich bei Temperaturen zwischen 8 °C und 63 °C zu vermehren. Das Wachstumsoptimum liegt zwischen 10 °C und 50 °C. – Unter 8 °C stellen Salmonellen das Wachstum ein. Bei Gefrier-temperaturen sterben Salmonellen nicht ab, sie stellen nur das Wachstum ein und können nach dem Auftauen erneut aktiv werden. – Salmonellen sterben ab, wenn sie mindestens 10 Minuten lang über 70 °C erhitzt werden. – Die Verdoppelungszeit beträgt unter günstigen Bedingungen 20 Minuten.

Temperatur
°C
100
70
63
50
37
35
20
15
10
4
1
0

Wachstumsoptimum

Thermometer: Wachstumsbereiche von Salmonellen

3.2.2 Infektionswege

Salmonellen können wegen ihrer weiten Verbreitung und ihrer Fähigkeit, in einem weiten Temperaturbereich wachsen zu können, auf verschiedenen Wegen beim Menschen zu einer Infektion führen.

Der Infektionsweg 1 beschreibt den Weg vom infizierten Schlachttier zum Menschen, der Infektionsweg 2 den Weg über infizierte Materialen, Speisen und Personal.

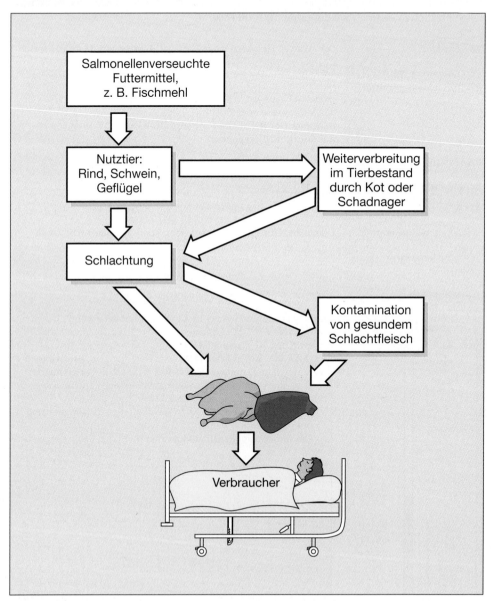

Infektionsweg 1

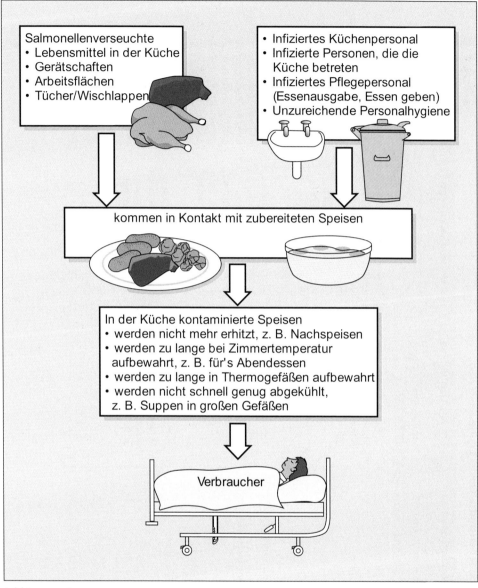

Infektionsweg 2

3.3   Übersicht: Häufig vorkommende lebensmittelverderbende Bakterien

Das Spektrum der lebensmittelverderbenden und krankmachenden Bakterien ist groß. Hier wurden diese ausgewählt, die sehr häufig Erkrankungen auslösen und somit weitverbreitet sind. Vergiftungen mit Clostridium botulinum kommen zwar nur selten vor, sind aber stets mit einem schweren Krankheitsverlauf bis hin zum Tod verbunden und daher auch in die folgende Tabelle mit aufgenommen.

Übersicht: Häufig vorkommende lebensmittelverderbende Bakterien

Name des Bakteriums	Inkubationszeit	Krankheitssymptome	Betroffene Lebensmittel	Infektionsweg
	Dauer der Krankheit	Senioren besonders gefährdet?		
Staphylococcus aureus	1–7 Stunden	Durchfall, Erbrechen, Übelkeit, Bauchkrämpfe, kein Fieber, in schweren Fällen Kreislaufversagen	Protein- und kohlenhydratreiche Lebensmittel mit hohem Wassergehalt, Milchprodukte, Eis, Cremefüllungen, Torten, Soßen, Pudding, Fleisch, Wurst, Geflügel, Aspik, Eiersalate	Rauchen, husten, niesen auf Lebensmittel, eiternde Wunden, Nasen-Rachenentzündungen, bei Personen, die mit Lebensmitteln in Berührung kommen, Speichel, Haare
	2–3 Tage	–		
Clostridium botulinum	12–36 Stunden	Benommenheit, Sehstörungen, Sinnestäuschungen, Schluck- und Atembeschwerden, Muskellähmung, Tod durch Atemlähmung	Unzureichend sterilisierte Konserven von Fleisch, Wurst, Bohnen, Pilzen, Spargel, Spinat, fehlerhaft gepökelter Schinken, Fisch, in Vakuumfolie verpackte Lebensmittel	Mit Erde verschmutzte Rohware, hohe Sporenbelastung der Rohware mit anschließend unzureichender Reinigung, unsauberes Arbeiten in der Küche
	6 Tage bis mehrere Wochen	–		
Listeria monocytogenes	7–10 Tage	Fieber, Übelkeit, Durchfall, Fehlgeburt, Hirnhautentzündungen, mit Todesfolge für 50 %	Rohmilch, Rohmilchkäse, rohes Fleisch, Gemüse und Salate, die mit Stallmist, Jauche, Fäkalien gedüngt wurden Meerestiere aus Oberflächenwasser	Leben im Verdauungstrakt von Rindern und gelangen so in Milchprodukte und Fleisch, können sich vermehren, wenn Lebensmittel nicht mehr erhitzt und ungenügend gekühlt werden
	–	ja		

Name des Bakteriums	Inkubationszeit / Dauer der Krankheit	Krankheitssymptome / Senioren besonders gefährdet?	Betroffene Lebensmittel	Infektionsweg
Enterohämorhagische E. coli (EHEC)	4–6 Tage / 8 Tage	Blutige Durchfälle, blutige Darmentzündung, Nierenversagen, hämolytisch-urämisches Syndrom = HUS, Sterblichkeitsrate 4%	Rohmilch, Rohwurst, rohes Rindfleisch, nicht vollständig gegarte Rindfleischstücke, Wildfleisch	80% der Rinderbestände sind infiziert, Verunreinigungen von Schlachtkörpern mit Kot, mit Fäkalien gedüngtes Gemüse
Campylobacter jejunii	1–7 Tage / wenige Tage	Darmentzündungen, wässrige blutige Durchfälle, Fieber, Erbrechen, Darmkoliken, Hirnhautentzündungen bei Kleinkindern, Spätfolgen: Gelenkerkrankungen	Geflügel, Rinder, Schweine, Schafe, Wildvögel	Schmierinfektionen der genannten Fleischarten auf andere Lebensmittel, Kontamination während der Schlachtung infizierte Tiere
Clostridium perfringens	8–24 Stunden / 1–2 Tage	Durchfälle, gewebeschädigende Enteritis	Abwässer und Staub aus der Tier- insbesondere Geflügelproduktion	Unzureichende Kühlung zubereiteter Lebensmittel
Bacillus cereus	8–18 Stunden / 1 Tag	Übelkeit, Durchfälle, Erbrechen	Getreideerzeugnisse, gekochter Reis, Eierspeisen, Pudding, Soßen, zerkleinerte, erhitzte Fleischspeisen	Mit Erde und Staub verschmutzte Lebensmittel, die unsachgemäß gereinigt wurden, vorgekochte und nicht gekühlt aufbewahrte Speisen

Fallbeispiel: verdorbene Lebensmittel
Arbeitsform: Einzelarbeit mit Abgleich in der Gruppe
Zeitdauer: je 10 Minuten für jedes Fallbeispiel
Lernfeldbezug: 1.3 vernetzt mit 1.5

Fallbeispiel 1:   Einstiegsbeispiel
Um welches Bakterium handelt es sich beim Einstiegsbeispiel sehr wahrscheinlich?
Hätte diese Infektion vermieden werden können?

Fallbeispiel 2:
Wenn Yasemin, Julia und Marco in die Berufsschule gehen, essen sie häufig in der nahe
gelegenen Schulmensa zu Mittag. Von den Essensteilnehmern erkranken 180 plötzlich an
Erbrechen, Durchfall, Bauchkrämpfen und Fieber. Einige Schüler müssen mit einem Kreis-
laufkollaps ins Krankenhaus gebracht werden.
Alle hatten zu Mittag ein Wurstgulasch gegessen, der in der Mensa selbst zubereitet worden war.

– *Um welches Bakterium handelt es sich?*
– *Hätte diese Infektion vermieden werden können?*

Fallbeispiel 3:
Im Pflegeheim wird mit der Tagespflege und deren Angehörigen ein Sommerfest gefeiert.
Die Angehörigen bringen einen Teil der Speisen mit.
Ein Fischsalat für das Buffet steht von der Zubereitung, bis er gegessen wird, etwa 40 Mi-
nuten bei einer Zimmertemperatur von 21 °C. Die Fische waren salmonellenverseucht und
1 g des Fischsalates enthielt 8 Salmonellakeime.

Wie viele Salmonellenkeime enthalten 50 g des Fischsalates nach 40 Minuten?
– *Werden die alten Menschen, die Angehörigen und das Pflegepersonal erkranken, wenn sie
von dem Fischsalat eine Portion von 50 g essen?*

3.4   Die Therapie akuter Lebensmittelinfektionen

3.4.1   Akute Gastroenteritis mit Durchfall und Erbrechen

Durchfälle und Erbrechen sind die häufigsten Folgen von Infektionen des Verdauungstraktes
mit Bakterien (*Lernfeld 1.3, 3.2 und 3.3*) oder Viren. Meist werden die Keime durch Nahrungsmittel aufgenommen. Einige der Keime verursachen daneben weitere Krankheitssymptome.
Alte Menschen sind besonders gefährdet, weil
♦ ihr Immunsystem nicht mehr so rasch und adäquat reagieren kann,
♦ ihr Wasser- und Elektrolythaushalt bei Verlusten nicht mehr voll ausgleichend reagiert.

Um eine irreversible Austrocknung zu vermeiden, ist stets rasch einzuschreiten. Je nach Dehydrationszustand (unter oder über 5 % des Körpergewichtes) wird eine

♦ ambulante, orale Rehydration mit anschließendem Kostaufbau (= Realimentation) oder

♦ stationär durchgeführte Rehydration über Infusionen mit anschließendem Kostaufbau durchgeführt.

Dehydration = Austrocknung
Rehydration = Zufuhr von Salzlösung zum Ausgleich eines Flüssigkeitsmangels
oral = über den Mund

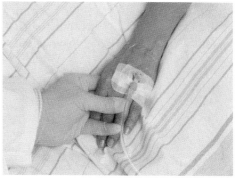

Infusion

3.4.2   Das Behandlungskonzept

Je nach Dehydrationsgrad kann eine Rehydration im Pflegeheim durchgeführt werden oder muss eine Klinikeinweisung erfolgen. Sobald die akuten Symptome abklingen, kann mit dem Kostaufbau begonnen werden. Manchmal ist die Dünndarmschleimhaut so geschädigt, dass es zunächst notwendig ist, eine niedermolekulare Sondenkost zu verabreichen.

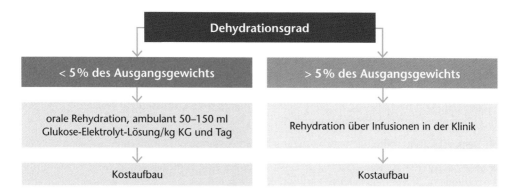

3.4.3   Das Kostaufbauschema

Wie lange die jeweilige Aufbaustufe eingehalten werden soll, hängt vom Krankheitsverlauf ab. Sobald eine Stufe komplikationslos vertragen wird, kann zur nächsten Stufe übergegangen werden. Das Ziel ist die leichte Vollkost. (Der Begriff Schonkost ist veraltet und wird heute nicht mehr verwendet.) Teefasten im Umfang von sechs bis 24 Stunden ist heute nicht mehr üblich, weil man in der Altenpflege mit bereits geschwächten Menschen rechnen muss. Außerdem hat man herausgefunden, dass eine komplette Ruhigstellung des Magen-Darmtraktes keinen Nutzen hat bzw. zu keiner rascheren Gesundung beiträgt.

Aufbaustufe	Mahlzeiten-anzahl	Lebensmittelauswahl
Stufe 1	–	Rehydration oral/Infusion
Stufe 2	6–9	Schleimsuppen, Breie aus Haferflocken Reis, Grieß Fleischbrühe Zwieback, Toastbrot geriebene Äpfel, Bananen, pürierte Möhren, Kartoffeln
Stufe 3	6	Weißbrot, Brötchen Honig, Gelee Quark Apfelkompott Brei aus fettarmer Milch und Nährmittel passiertes, gekochtes Fleisch, passiertes Gemüse: Spinat, Sellerie, Blumenkohl, Kohlrabi, Schwarzwurzel, Kartoffeln
Stufe 4	6	25 g Koch- und Streichfette fettarme Milchprodukte gekochtes Gemüse: Spargel, Tomaten, Brokkoli, Zucchini, Auberginen Fleisch in fettarmer Zubereitung fettarmes Gebäck Kompott aus Birnen, Kirschen, Mandarinen, Pfirsichen
Stufe 5	5	leichte Vollkost

Abschließende Bemerkungen

♦ Nach spätestens sieben Tagen sollte der Stuhl wieder eine normale Beschaffenheit haben. Sollte dies nicht der Fall sein, muss der Kostaufbau noch einmal von vorne begonnen werden. Ist auch nach 14 Tagen keine Besserung eingetreten, müssen zur Abklärung weitere Untersuchungen durchgeführt werden.

♦ Der Kostaufbau sollte nach sechs Tagen abgeschlossen sein.

♦ Alte Menschen können nach einer Gastroenteritis eine Sensibilisierung gegen Nahrungsproteine (z. B. Kuhmilchallergie) entwickeln.

Projektaufgabe: „Schonkost" früher
Arbeitsform: Gruppenarbeit
Zeitdauer: 45 Minuten
Material: alte Kochbücher, Kochplatte, Töpfe, Rührlöffel, Teller, Löffel, entsprechende Lebensmittel
Lernfeldbezug: 1.5 vernetzt mit 2.2

Zu der Zeit, als die heutigen Senioren jung waren, wurde bei Durchfall und Erbrechen als erste Kost Schleimsuppen und Breie auf Wasserbasis verabreicht. Auch heute ist dies zu Beginn eines Kostaufbaues noch sinnvoll.

Durchsuchen Sie alte Kochbücher nach Rezepten für Schleimsuppen und Breie. Versuchen Sie, diese nachzukochen. Wie beurteilen Sie das Ergebnis geschmacklich?

Alte Menschen bei der Wohnraum- und Wohnfeldgestaltung unterstützen

1 Ernährungsgewohnheiten

Herr und Frau Keitel, ein Ehepaar in den 80ern, wird von ihrer Tochter an vier Tagen in der Woche in die Tagespflege gebracht. Beiden gefällt es dort, aber Herr Keitel hat, solange er berufstätig war und danach auch im Ruhestand, immer am Abend die warme Hauptmahlzeit zu sich genommen. In der Tagespflege gibt es die warme Mahlzeit zu Mittag. Er isst meist lustlos zu Mittag und hätte lieber ein Brot mit Belag. Herr Keitel befindet sich aber auch in einem Konflikt. Da er die Nachkriegs-jahre mit Hunger als Kind erlebt hat, möchte er auch nicht, dass Essen weggeworfen wird

1.1 Essen im Spannungsfeld zwischen Hunger und Überfluss

Um ihren Hunger zu stillen und zu überleben, haben Menschen jahrmillionenlang gesammelt und gejagt. Vor knapp 10 000 Jahren begannen die ersten Menschen Ackerbau und Viehzucht zu betreiben und auf diese Weise für ihre tägliche Nahrung zu sorgen. In jedem Fall war es eine anstrengende Sache und oft genug reichte das Erarbeitete nur für das Überleben.
Durch die gesamte Menschheitsgeschichte lässt sich verfolgen, dass die Produktion von Nah-rung Zeit und Kraft kostete, dass die Ressourcen knapp waren und ihretwegen sogar Kriege geführt wurden. Bis heute gefährden Missernten und Katastrophen die Versorgung mit Nah-rungsmitteln.

In weiten Teilen der Erde ist das heute noch immer so, denn 828 Millionen Menschen leiden täglich Hunger. In den westlichen Industrienationen dagegen gibt es Lebensmittel im Über-fluss und zu günstigen Preisen. So steht Essen bei uns heute im Spannungsfeld zwischen „Hunger stillen, um zu überleben" und „Essen im Überfluss".

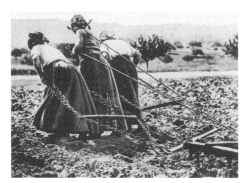
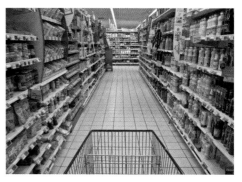

So dient heute Essen nicht nur dem schlichten Überleben, in dem der Körper mit Nährstoffen versorgt wird, gegessen wird auch aus vielen anderen Gründen.

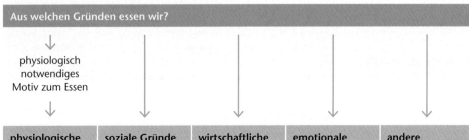

physiologische Gründe	soziale Gründe	wirtschaftliche Gründe	emotionale Gründe	andere
Um den Körper mit Energie und Nährstoffen zu versorgen.	an Festen, Feiern und Einladungen	Weil die Haltbarkeit des Produktes abläuft.	aus Stress, Frustration, Einsamkeit, Langeweile	aus Appetit und Gelüsten
Um den Hunger zu stillen und satt zu sein.	Um in Gesellschaft Geborgenheit zu erfahren.	Weil Essen reichlich zur Verfügung steht.		Weil die Werbung lockt, Produkte auszuprobieren.
Um den Körper gesund zu erhalten.	Um andere Personen zufriedenzustellen.	Weil bestimmte Lebensmittel gerade preiswert sind.		Neugier auf unbekannte Genüsse

Menschen essen also keineswegs nur, um satt zu werden und ihrem Körper die lebensnotwendige Energie zuzuführen. Überall dort, wo Nahrung nicht begrenzt vorhanden ist, kommen eine ganze Reihe anderer Motive hinzu.
So ist auch die Regulation von Hunger und Sättigung sehr vielen Einflüssen ausgesetzt.

1.2 Die Entwicklung des Ernährungsverhaltens im Laufe des Lebens

Jeder Mensch kann schon bei seiner Geburt fünf verschiedene Geschmacksvarianten unterscheiden:

- ◆ süß
- ◆ salzig
- ◆ bitter
- ◆ sauer
- ◆ umami (fleischartig)

Für süß besteht eine angeborene Vorliebe, denn im Laufe der Evolution hat der Körper gelernt, dass sich hinter „süß" Kohlenhydrate verstecken, die schnell Energie liefern.

Verhaltensweisen, die häufig ausgeübt werden, und dazu gehört das Essen, werden entsprechend stark im Gehirn verankert. Die Vorliebe für eine bestimmte Speise, die häufig gegessen wurde, wird sich so immer mehr verfestigen. Anderseits ist bekannt, dass eine sehr abwechslungsreiche Mahlzeit dazu verführt, mehr zu essen, als es der Hunger gebieten würde. Kommt jedoch stets das Gleiche auf den Tisch, dann wirkt das mit der Zeit appetitdämpfend. Ob jemand sehr abwechslungsreich isst und Neuem gegenüber aufgeschlossen ist, hängt ab vom Vorbild in der Kindheit. Frauen essen mehr Obst und Gemüse als Männer. Männer wiederum mehr Fleisch und Wurst.

Obwohl die Ausgangsbedingungen die Gleichen sind, entwickelt doch jeder Mensch ein ganz persönliches Ernährungsverhalten, hat eigene Vorlieben und Abneigungen in Bezug auf Lebensmittel. Dies rührt daher, dass jeder Mensch im Laufe seines Lebens beeinflusst wird vom sozialen und familiären Umfeld, in das er hineingeboren wird, von den finanziellen Möglichkeiten, die ihm zur Verfügung stehen, der Region, in der er heranwächst, eventuell der Religion und nicht zuletzt von Alter, Gesundheitszustand und psychischer Verfassung.

Einflussgrößen auf die Entstehung persönlicher Ernährungsgewohnheiten

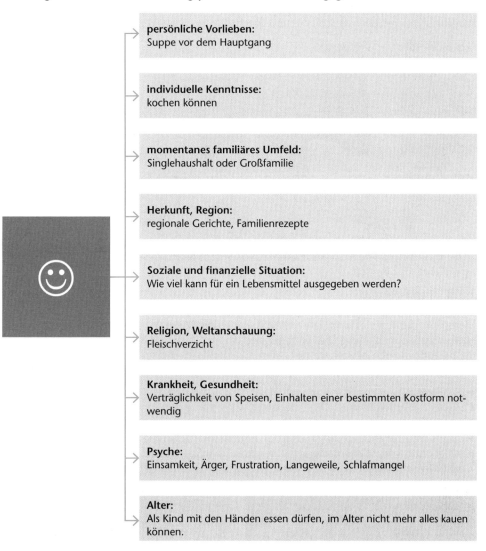

persönliche Vorlieben:
Suppe vor dem Hauptgang

individuelle Kenntnisse:
kochen können

momentanes familiäres Umfeld:
Singlehaushalt oder Großfamilie

Herkunft, Region:
regionale Gerichte, Familienrezepte

Soziale und finanzielle Situation:
Wie viel kann für ein Lebensmittel ausgegeben werden?

Religion, Weltanschauung:
Fleischverzicht

Krankheit, Gesundheit:
Verträglichkeit von Speisen, Einhalten einer bestimmten Kostform notwendig

Psyche:
Einsamkeit, Ärger, Frustration, Langeweile, Schlafmangel

Alter:
Als Kind mit den Händen essen dürfen, im Alter nicht mehr alles kauen können.

1.3 Ernährungsgewohnheiten von Senioren

1.3.1 Senioren sind neugierig

Solange alte Menschen mobil sind, gehen die meisten von ihnen täglich einkaufen, weil sie den sozialen Umgang dabei schätzen. Da sie häufig die Geschäfte besuchen, entdecken sie neue Produkte kurz nach der Markteinführung und probieren diese auch aus. Senioren sind gegenüber Neuem auf dem Tisch aufgeschlossen.

Beeinträchtigt wird diese Neugierde zum einen durch lebenslang praktizierte Ernährungsvorlieben, durch ihre Lebensgeschichte und durch altersbedingte Veränderungen.

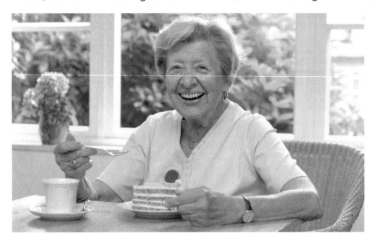

1.3.2 Essbiografie

Menschen, die heute über 65 Jahre alt sind, haben die Kriegs- bzw. Nachkriegsjahre mit ihrer Nahrungsknappheit erlebt. Dies hat bei vielen einen so tiefen Eindruck hinterlassen, dass auch die darauffolgenden Jahrzehnte des Nahrungsüberflusses dies nicht verändern konnten. Bei derart geprägten Menschen spielen folgende Verhaltensweisen eine Rolle:

◆ Sparsam mit Lebensmitteln umgehen,
◆ nichts verderben lassen,
◆ alles aufessen, nichts wegwerfen, auch wenn man schon satt ist,
◆ nichts wegwerfen, auch wenn es schon ein bisschen Schimmel zeigt,
◆ Ablehnung von Speisen, die als „Kriegskost" häufig verzehrt werden mussten, wie beispielsweise Kaninchenfleisch, Kartoffeln, Brot mit Hefeaufstrich, Gerstensuppe.

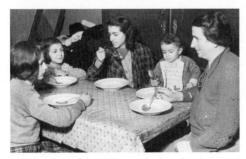

Essen in Krisenzeiten

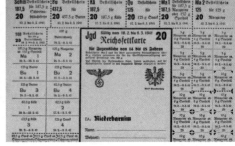

Lebensmittelmarken

1.3.3   Was im Alter anders ist

Die Zahl der Geschmacksknospen und Riechzellen lässt im Alter nach. Das führt zum einen dazu, dass nicht mehr so intensiv geschmeckt wird, zum anderen aber auch dazu, dass das gewohnte Zusammenspiel von Schmecken und Riechen nicht mehr so wahrgenommen wird wie in jungen Jahren. Plötzlich werden bekannte Speisen in ihrem Geruch und Geschmack nicht mehr so erlebt wie früher. Das ist irritierend und dämpft den Appetit.

Nun kann aber nicht generell gesagt werden, dass alte Menschen alles intensiver im Geschmack wünschen, es kommt vielmehr auf das Produkt an. Suppen mögen sie weniger salzig, Süßspeisen süßer, Brühen kräftiger, Kakaoprodukte mit höherem Kakaogehalt.

Wie etwas schmeckt, hängt auch davon ab, wie gut es gekaut wird. Alte Menschen haben häufig eine eingeschränkte Kauleistung, was Aromen weniger gut freisetzt.

Wie gut wir etwas geschmacklich finden, hängt aber auch von der Konsistenz ab – ob es weich, knusprig, geraspelt, fasrig, trocken oder feucht ist. Dabei bevorzugen auch Senioren mit Kaustörungen eher härtere und knusprige Speisen als breiige. Fleisch und Gemüse wird eher weich (gut zu kauen und zu schlucken) bevorzugt. In welcher Konsistenz Obst und Brot bevorzugt werden, hängt von der Zahl der Zähne ab.

Bei alleine lebenden Senioren wirkt sich soziale Isolierung besonders negativ auf die Nahrungsaufnahme aus. Für sich alleine einkaufen, kochen, alleine essen, macht eben nicht gerade Spaß. Zu große Packungen, die leer gegessen werden sollen, machen das Essen eintönig. Alleine lebende alte Männer haben oft nur geringe Kochkenntnisse, was ebenfalls den Appetit nicht fördert.

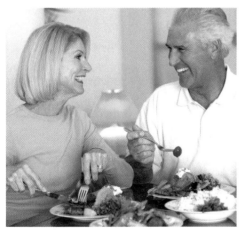

Zu Hause essen im Alter

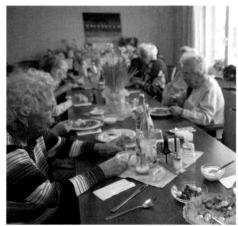

Essen im Pflegeheim

1.4   Essen im Pflegeheim, eine besondere Herausforderung

Im Pflegeheim lebende Senioren haben kaum noch einen Einfluss auf ihre Ernährung. Aber alte Menschen hatten viel Zeit ihre persönlichen Ernährungsgewohnheiten im Laufe ihres Lebens zu festigen und werden nicht bereit sein, diese ohne Weiteres zu ändern. So kommt es vor, dass Menschen erstmals im Alter Schwierigkeiten mit ihrer Ernährung bekommen z. B.

♦ beim Umzug in ein Pflegeheim, wo eine ungewohnte Kost serviert wird, wo andere Tischsitten herrschen, wo man sich nach anderen Essenszeiten und anderen Mitessern richten muss,

◆ wenn aus gesundheitlichen Gründen eine spezielle Kostform, z. B. Diabetes, eingehalten werden soll, die stark vom Gewohnten abweicht,

◆ wenn sie beim Essen selbst abhängig sind von Hilfestellungen durch das Pflegepersonal.

Nach Untersuchungen haben folgende Umweltfaktoren einen Einfluss auf die Nahrungsaufnahme von in Heimen lebenden Senioren.

Positiver Einfluss = es wird ausreichend gegessen, Essen schmeckt. ☺	Negativer Einfluss = es wird nur wenig gegessen, Essen wird abgelehnt. ☹
harmonische Beziehung zwischen Pflegekraft und Heimbewohner	unruhiges, lautes Umfeld beim Essen
Zuwendung und Unterstützung	lieblos gestaltetes Umfeld
Unterbrechung des Essens durch Ansprache, Ablenkung	abgestandene Essensgerüche
Vorhandensein geeigneter Hilfsmittel wie z. B. rutschfeste Teller, gut haltbare Trinkgefäße, Spezialbesteck	unbequeme Sitzposition
appetitliche Darreichung der Speisen	zu große Portionen
Auswahlmöglichkeiten aus Speisen	zu kalte oder zu heiße Speisen
vielfältiges Getränkeangebot	Konfrontationen mit Mitbewohnern
Erreichbarkeit von Pflegepersonal, falls Unterstützung benötigt wird	
stets der gleich Essplatz	
regionale Küche	

Fallstudie: Wie ist es in meinem Ausbildungsheim?
Arbeitsform: Einzelarbeit
Zeitdauer: 15 Minuten
Lernfeldbezug: 2.2

Nehmen Sie sich die oben stehende Tabelle vor: Positive und negative Einflüsse auf das Essverhalten im Pflegeheim. Gehen Sie die angegebenen Einflüsse der Reihe nach durch und beurteilen Sie, wie weit die positiven Einflüsse durchgesetzt sind und wie weit die negativen Einflüsse eine Rolle spielen.

Setzen Sie sich mit einem Mitschüler zusammen, der im gleichen Heim die Ausbildung macht wie Sie. Vergleichen Sie Ihre Ergebnisse miteinander.

2 Essen und Ernährung im Privathaushalt

2.1 Schwierigkeiten im Alter

In seinem Praktikum in der Sozialstation lernt Marco Frau Lowinski kennen. Frau Lowinski hat starke Ödeme in den Beinen und ist daher sehr schlecht zu Fuß. Sie geht aber noch mithilfe des Rollators zum Einkaufen. Wenn Marco bei Frau Lowinski um die Mittagszeit vorbeischaut, dann bemerkt er, dass sie stets Nudeln isst. Er spricht sie darauf an. Frau Lowinski erzählt Marco, dass sie gerne Nudeln esse, aber diese hauptsächlich auch einkaufe, weil sie nicht schwer zu transportieren und rasch zuzubereiten sind. Konserven seien ihr zu schwer, Reis möge sie nicht und Kartoffeln zu schälen, falle ihr manchmal schwer.

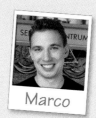

2.1.1 Mobilität und Sehvermögen

Im Alter lässt aus unterschiedlichen Gründen die Mobilität außer Haus nach. So lange wie möglich versuchen Senioren, selbstständig zu bleiben und z. B. selbst einkaufen zu gehen und damit auch einen Einfluss auf den Speiseplan zu haben.
Eingeschränkt sind sie beim Kauf von Getränken und schweren Lebensmitteln, z. B. Kartoffeln, Gemüse, Obst. Dies kann dazu führen, dass auf diese Lebensmittel verzichtet wird.

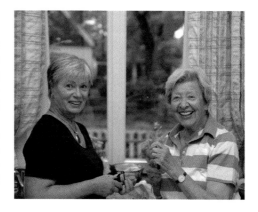

Auch bei der Nahrungszubereitung ergeben sich gewisse Einschränkungen, wenn die Beweglichkeit oder das Sehvermögen nicht mehr so gut sind. Das schälen eines Apfels, das Putzen von Salat, das Öffnen einer Konserve kann dann unmöglich werden, was wiederum zu einer eingeschränkten Nahrungsmittelauswahl führen kann. Nur noch von einer begrenzten Auswahl Lebensmittel zu essen, ist nicht gerade appetitanregend und birgt die Gefahr, dass insgesamt zu wenig gegessen wird.
Die Folge von wenigem und einseitigem Essen sind Unter- und Mangelernährung.

2.1.2 Lebensmittelverderb

Eine weitere Schwierigkeit bei alten Menschen, die sehbehindert oder sonst in ihren Sinnesleistungen eingeschränkt sind, ist das Erkennen von verdorbenen Lebensmitteln und der allgemeine hygienische Umgang mit Lebensmitteln im Haushalt.

So kann es vorkommen, dass sich im Kühlschrank verdorbene Lebensmittel, z. B. verschimmelter Joghurt, ranzige Wurst befinden. Aber auch überlagerte Lebensmittel und viel zu lange geöffnete Packungen mit inzwischen schlechtem Inhalt können vorkommen.

Die eingeschränkte Mobilität ist auch der Grund dafür, dass die Küche und alles, was mit Lebensmitteln in Berührung kommt, nicht mehr gründlich gereinigt werden kann. Verdorbene Lebensmittel und unzureichende Küchenhygiene sind aber ein Gefahrenpotenzial für die Entstehung einer Lebensmittelvergiftung.

2.2 Unterstützung alter Menschen bei der Ernährung im Privathaushalt

Werden alte Menschen, die von einem Pflegedienst betreut werden, in einer schlechten körperlichen Verfassung angetroffen, so ist es ratsam, einmal nachzufragen, wie es um das Essen und die Ernährung bestellt ist.

Ist diese mangelhaft, so sollte man dem alten Menschen die Versorgung durch einen Verpflegungsdienst vorschlagen.

Verpflegungsdienste werden von karitativen Einrichtungen angeboten (Essen-auf-Rädern), vielfach auch von einer ortsansässigen Pflegeeinrichtung, von Gasthäusern und Metzgereien. Das größte Angebot besteht im Bereich des Mittagessens. Die Gerichte werden entweder täglich warm geliefert, täglich kalt geliefert und müssen noch in der Mikrowelle erwärmt werden oder sie werden wöchentlich tiefgefroren gebracht.

Neben den Diensten, die warme Mahlzeiten anbieten, gibt es einige wenige Anbieter, die eine Ganztagsverpflegung erbringen. Das ist besonders interessant für insulinpflichtige Typ-2-Diabetiker. Ihnen werden entsprechend ihren individuellen Erfordernissen täglich fünf Mahlzeiten gebracht. Dabei wird alles frisch zubereitet.

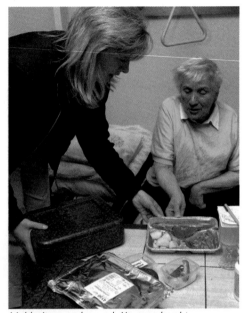

Mahlzeiten werden nach Hause gebracht

Manche alte Menschen bewegen sich innerhalb ihrer Wohnung noch sicher, fühlen sich außer Haus aber unsicher oder ermüden sehr schnell. Für sie bieten sich Einkaufsdienste an. Das Bringen von Lebensmitteln wird häufig von örtlich ansässigen Lebensmittelgeschäften, weniger von Discountern, übernommen.

Ist eine hauswirtschaftliche Betreuung zusätzlich notwendig, dann bleibt meist nur der Umzug ins Pflegeheim mit der damit gewährleisteten ganztägigen Betreuung in allen Lebensbereichen. Es gibt Dienstleister, die einzelne hauswirtschaftliche Arbeiten wie Putzen, Wäsche machen, Fenster putzen erledigen. Eine ganztägige Betreuung in den eigenen vier Wänden ist aber meist finanziell nicht tragbar.

Fallbeispiel: Frau Lowinski unterstützen
Arbeitsform: Zweiergruppe
Zeitdauer: 20 Minuten
Lernfeldbezug: 2.2

Überlegen Sie sich verschiedene Möglichkeiten, wie Frau Lowinski aus dem Einstiegsbeispiel hinsichtlich einer besseren Ernährung unterstützt werden kann.

Immer ein Schüler nimmt die Rolle von Frau Lowinski ein und ein Schüler die Rolle des Pflegenden. Der Pflegende soll im Gespräch Frau Lowinski beraten hinsichtlich der Möglichkeiten, sie bei der Ernährung zu unterstützen. Frau Lowinski soll aber nicht nur abwartend alles aufnehmen, sondern auch Gegenargumente einbringen.

3 Essen und Ernährung im Pflegeheim

Marco

*Marco war den ganzen Morgen über auf seiner Pflegegruppe sehr ein-
gespannt. Er hat gar nicht bemerkt, wie spät es schon geworden ist. Da
fällt ihm auf, dass einige Bewohner schon am gemeinsamen Esstisch sit-
zen und offenbar etwas nervös sind. Ist es denn schon Zeit für das Mittagessen?*

Wenn alte Menschen zu krank sind, um sich noch selbst auch mit den Verpflegungs- und
Haushaltsdiensten versorgen zu können, oder wenn sie zusätzliche Hilfen und Pflege benötigen, kann das nur noch in einer Pflegeeinrichtung geleistet werden.

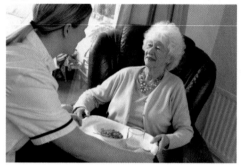

In diesen Einrichtungen versucht man so weit
als möglich, den gewohnten Alltag zu bieten.
Für alte Menschen gehört zum gewohnten
Alltag das Essen, am besten so wie sie es
kennen. Die Mahlzeiten selbst strukturieren
den Alltag im Heim. Gleichzeitig muss aber
auch auf die ernährungsphysiologischen Bedürfnisse der Heimbewohner, z. B. Diabeteskost, leichte Vollkost, eingegangen werden.
Dabei müssen die Regeln der Lebensmittelhygiene beachtet werden.

Ebenso muss die Qualität der Speisen stimmen und dann soll die Küche auch noch wirtschaft-
lich effizient sein. D. h. an die Ernährung im Pflegeheim werden hohe und sehr unterschiedliche Ansprüche gestellt.

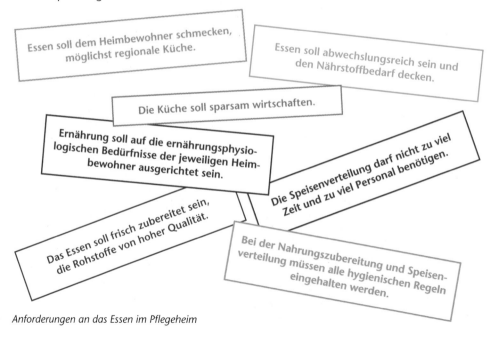

Essen soll dem Heimbewohner schmecken,
möglichst regionale Küche.

Essen soll abwechslungsreich sein und
den Nährstoffbedarf decken.

Die Küche soll sparsam wirtschaften.

Ernährung soll auf die ernährungsphysiologischen Bedürfnisse der jeweiligen Heimbewohner ausgerichtet sein.

Die Speisenverteilung darf nicht zu viel
Zeit und zu viel Personal benötigen.

Das Essen soll frisch zubereitet sein,
die Rohstoffe von hoher Qualität.

Bei der Nahrungszubereitung und Speisenverteilung müssen alle hygienischen Regeln
eingehalten werden.

Anforderungen an das Essen im Pflegeheim

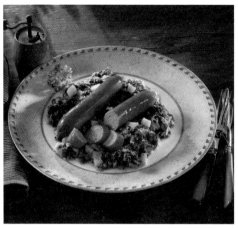 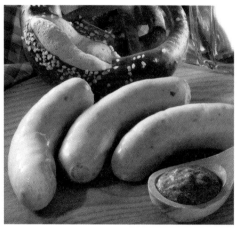

Regionale Küche ist wichtig. Grünkohl und Mettwurst isst man in Norddeutschland lieber, Weißwurst mit Laugengebäck dagegen lieber in Südeutschland.

3.1 Kostformen im Pflegeheim

Im überwiegenden Teil der Pflegeeinrichtungen haben sich drei Haupt- und zwei Zwischenmahlzeiten etabliert. Dabei werden folgende Kostformen standardmäßig angeboten:

♦ Vollkost
♦ leichte Vollkost *(Lernfeld, 1.3, 2.2.1)*
♦ Diabeteskost *(Lernfeld 1.3, 2.4.3)*
♦ Passierte Kost *(Lernfeld 1,3, 2.2.1)*
♦ Lacto-ovo-vegetable Kost

Lacto-ovo-vegetarische Kost ist eine Kostform, bei der keine Lebensmittel gegessen werden, die von toten Tieren stammen: Fleisch, Wurst, Fisch. Sehr wohl werden aber andere tierische Produkte wie Milch, Eier und Honig verzehrt.

Nach Bedarf werden für betroffene Personen spezielle Diäten zubereitet, z. B. salzarme Kost für Hypertoniker oder allergenfreie Kost bei diversen Lebensmittelallergien.

3.2 Verpflegungssysteme

In Deutschland werden täglich über eine Million Essen für alte Menschen in Pflegeeinrichtungen produziert. Die Qualität der Gemeinschaftsverpflegung hängt ab vom Speiseplan, den verwendeten Lebensmitteln und Rohstoffen und von den Zubereitungsverfahren.
Über den Genusswert für den Essensteilnehmer entscheiden aber nicht nur die zuvor genannten Faktoren, sondern auch die Art des Verpflegungssystems, die Speisenverteilung, Warmhalte- und Standzeiten des Essens. Je größer eine Einrichtung ist, desto kostengünstiger kann sie arbeiten.

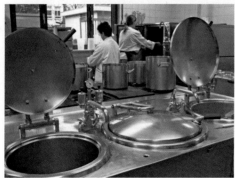

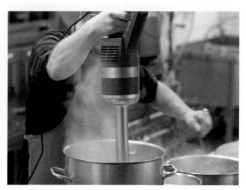

Großküche   *Geräte in der Großküche*

Gleichzeitig ist es aber umso schwieriger, die Speisen im optimalen Zustand bezüglich Temperatur, Aussehen, Geruch und Geschmack den Essensteilnehmer zu servieren.

Die Belange der Essensteilnehmer mit ihren unterschiedlichen Ansprüchen, Forderungen und Reaktionen sind einerseits zu berücksichtigen. Anderseits reagieren Speisen sehr unterschiedlich auf Zeit- und Temperatureinflüsse und stellen daher hohe Anforderungen an ihre Handhabungen.

In der Gemeinschaftsverpflegung existieren eine Vielzahl verschiedener Verpflegungssysteme; es ist nicht möglich, eines davon als das einzig optimale und wirtschaftlichste oder für den Essensteilnehmer beste auszuzeichnen.

Die Entscheidung für ein Verpflegungssystem hängt von folgenden Faktoren ab:

◆ Anzahl der Essensteilnehmer
◆ Anzahl der Mahlzeiten pro Tag
◆ Ansprüche der Essensteilnehmer
◆ örtliche Gegebenheiten und Alter des Gebäudes und der Räumlichkeiten

◆ innerbetriebliche Regelungen
◆ zur Verfügung stehende Finanzen
◆ zur Verfügung stehendes Personal in der Küche und bei der Speisenverteilung

3.2.1   Verpflegungssysteme in Altenpflegeheimen

Grundsätzlich können drei Formen von Verpflegungssystemen unterschieden werden:

◆ **Frischkost-/Warmkostverpflegung (Cook & Serve):** Das Essen kommt frisch zubereitet und ohne lange Warmhaltezeiten aus der Küche des Hauses.

◆ **Kühlkost (Cook & Chill):** Das Essen kommt frisch zubereitet und warm gehalten aus einer Zentralküche. Oder es kommt gekühlt aus einer Zentralküche außerhalb des Pflegeheimes und muss vor Ort noch erwärmt werden.

◆ **Tiefkühlkost (Cook & Freeze):** Das Essen kommt tiefgefroren aus einer Zentralküche außerhalb des Hauses und muss noch erwärmt werden.

3.2.2   Tischgemeinschaften oder alleine essen?

Für den Heimbewohner stehen je nach körperlichem Befinden, individuellen Fähigkeiten und Wünschen verschiedene Möglichkeiten der Essenseinnahme zur Verfügung:

♦ im Speisesaal
♦ im Wohnbereich, Wohnküche
♦ allein auf seinen Zimmer

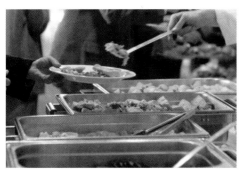

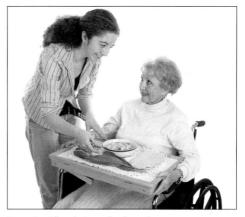

Essenausgabe im Speisesaal   *Essen im Pflegeheim soll schmecken*

Beides hat Vor- und Nachteile und es muss im Einzelfall entschieden werden, welche Art der Speiseneinnahme für den Heimbewohner die richtige ist.

Vorteile +	Nachteile –
Tischgemeinschaften	
– Kommunikation zwischen den Heimbewohnern ist möglich. – Pflegepersonal kann Hilfsbedürftigen mehr Unterstützung bieten und mehrere Personen gleichzeitig betreuen.	– Beeinträchtigung durch andere, unappetitlich essende Tischgäste. – Neid bei Diäten und Orientierung am Essen des Tischnachbarn.
alleine im Zimmer essen	
– Ungeschickte Heimbewohner müssen auf niemanden Rücksicht nehmen. – Tumorpatienten, die häufig Probleme mit übermäßigen Essensgerüchen haben, werden so weniger belastet.	– Heimbewohner haben eventuell weniger Hilfe beim Essen. – Keine Kommunikation und Gesellschaft bei den Mahlzeiten möglich.

Fallstudie: Mein Heim
Arbeitsform: offene Diskussion, zwei Gruppen
Zeitdauer: 20 Minuten
Lernfeldbezug: 2.2

Die oben angeführte Tabelle beschreibt die Vor- und Nachteile von Tischgemeinschaften und dem Essen auf dem Zimmer. Betrachten Sie diese Situationen nun nicht aus der Sicht des Heimbewohners, sondern aus der Sicht des Pflegenden. Wo liegen für Sie die Vor- und Nachteile der beiden Verpflegungsformen?
Teilen Sie sich in zwei Gruppen auf. Eine Gruppe stellt die Vorteile vor, die andere Gruppe die Nachteile aus Sicht des Pflegenden.

3.2.3   Speisenausgabesysteme

Von den unterschiedlich verwendeten Speiseausgabesystemen sind zwei für Altenpflegeeinrichtungen geeignet: Tablettsystem und Schöpfsystem.

Tablettsystem

Das Tablettsystem eignet sich vor allem für sehr große Einrichtungen mit vielen Essensteilnehmern. So können viele verschiedene Kostformen und unterschiedliche Portionsgrößen realisiert werden. Der Vorgang der Speisenportionierung wird dabei teilweise maschinell erledigt.

Es kommen drei Arten von Tabletts zum Einsatz:

♦ Tablett, auf das die Geschirrteile lose aufgesetzt werden. Ohne Warmhaltekomponenten.

♦ Tablett, auf das die Geschirrteile lose aufgesetzt werden. Die Warmhaltekomponenten können zusätzlich isolierte Unter- und Oberteile enthalten.

♦ Tablett, bei dem Ober- und Unterseite aus geschäumten Kunststoffkomponenten bestehen. Im Unterteil sind Vertiefungen für die Geschirrteile angebracht. Das Oberteil ist so gestaltet, dass Warm- und Kaltkomponenten durch Stege abgetrennt sind und auf diese Weise die Temperaturbereiche separat liegen.

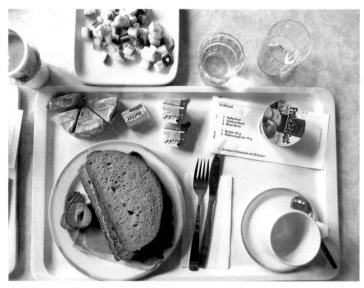

Tablettsystem ohne Warmhalteeinheiten

Alle Tablettsysteme werden nach der Portionierung mithilfe unbeheizter oder beheizbarer Stationswagen zum Essensteilnehmer transportiert und ausgegeben. Essen, das am Vortag gekühlt oder tiefgekühlt angeliefert wurde, wird in die beheizbaren Speisentransportwagen geschoben und dort in 30 bis 40 Minuten auf Verzehrstemperatur gebracht.

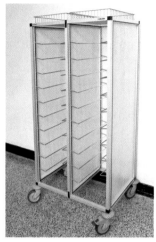

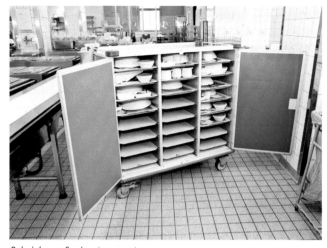

Speisentransportwagen   *Beheizbarer Speisentransportwagen*

Schöpfsystem

Beim Schöpfsystem kommen die einzelnen Speisekomponenten in Schüsseln direkt aus der Küche in den Speiseraum. Dies entspricht am ehesten einer gewohnten häuslichen Form der Verpflegung. Je nach psychischer und physischer Verfassung ist es möglich, die Heimbewohner vorher am Tisch decken und später beim Verteilen der Speisen zu beteiligen.

In großen Einrichtungen mit weit entlegenen Gebäudeteilen kommen beheizbare Speiseausgabewagen, sogenannte Thermoporte, zum Einsatz. Im Thermoport befinden sich Gastronormgefäße mit 25 l Inhalt oder Schüsseln und Auflaufformen, die darin warm gehalten werden.

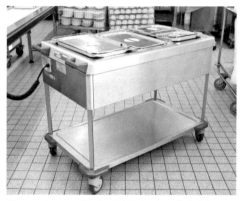

Transportwagen für das Schöpfsystem, beheizbar

Bei der Endverteilung werden die Serviergefäße auf den Tisch gestellt. Anschließend können sich die Essensteilnehmer selbst bedienen, werden bedient oder es wird direkt aus den Gastronormbehältern auf den Teller bei Tisch geschöpft.

3.2.4　Vor- und Nachteile von Tablett- und Schöpfsystem

Die beiden Speisenausgabesysteme können je nach Essensteilnehmer und Personalstruktur Vor- und Nachteile aufweisen. Beim Einsatz sind diese gegeneinander abzuwägen.

Tablettsystem	
Vorteile +	**Nachteile –**
– Es sind viele verschiedene Kostformen und Diäten möglich. – Es sind verschiedene Portionsgrößen möglich. – Es sind genaue Portionsgrößen für Diabetiker möglich. – Sonderkostformen und Diäten sind individuell portionierbar. – Der Personalaufwand bei der Essenausgabe ist geringer.	– Es ist nicht möglich nachzuschöpfen oder von einer Komponente nachzulegen. – Das Geschirr ist durch den Transport häufig verschmiert, Suppen schwappen auf das Tablett. – Soßen sind häufiger eingetrocknet. – Es entsteht der Eindruck von „Krankenhaus-kost".

Schöpfsystem	
Vorteile +	**Nachteile –**
– Es herrscht eine familiäre Tischatmosphäre. – Es kann nachgelegt werden. – Vom Heimbewohner unerwünschte Speisen-komponenten kommen erst gar nicht auf den Teller. – Schon beim Verteilen der Speisen entsteht ein Kontakt zwischen Heimbewohner und Pflegepersonal.	– Portionsgrößen sind abhängig von der Person, die die Speisen verteilt; der Unterschied in den Portionsgrößen liegt im Vergleich zum Tablettsystem bei bis zu 20 %. – Sonderkostformen und Diäten sind nicht individuell genug portionierbar. – Die Anzahl der Kostformen ist begrenzt. – Die Speisenausgabe ist sehr personalintensiv. – Zurückhaltende Heimbewohner sind bei der Speisenausgabe eventuell benachteiligt.

Fallsbeispiel: Welches Verpflegungssystem würden Sie wählen?
Arbeitsform: zwei Gruppen
Zeitdauer: 20 Minuten
Lernfeldbezug: 2.2

Eine Mitschülerin von Julia in der Berufsschule erzählt, dass in ihrem Pflegeheim demnächst eine komplett neue Großküche eingebaut wird. Dort sollen täglich 300 Essen für Heimbe-wohner, Tischgäste aus der Tagespflege und für Essen-auf-Rädern hergestellt werden.
Bisher wurde in dieser Einrichtung das Schöpfsystem verwendet. Aus Thermophoren auf Transportwagen wurde das Essen auf die einzelnen Wohngruppen und in den Speisesaal gebracht und vom Pflegepersonal direkt auf die Teller portioniert.
Im Zuge des Küchenumbaus wird im Heim diskutiert, ob nicht künftig auf das Tablett-system umgestellt werden soll. Es haben sich bereits zwei Lager gebildet, die sich in ihren Positionen gegenüberstehen.

Bilden Sie in der Klasse ebenfalls zwei Gruppen, die sich jeweils für das
a) *Schöpfsystem*　　　　　　b) *das Tablettsystem*　　　　　　*begeistern.*

Jede Gruppe soll nun versuchen, ihre Argumente für die von Ihnen gewählte Verpflegungs-form möglichst überzeugend vor der anderen Gruppe darzustellen.

3.3   Qualitätserhaltung während der Speisenverteilung

Beim heutigen Stand der Technik sind die unter Großküchenbedingungen hergestellten Speisen den in einem Haushalt gekochten Speisen vergleichbar. Dies trifft sowohl auf ihren Nähr- als auch auf ihren Genusswert zu. Der nie ganz vermeidbare Qualitätsabfall während der Speisenverteilung betrifft häufig folgende Merkmale:

♦ Verzehrstemperatur und Abkühlverhalten von Speisen
♦ Genusswert
♦ Nährwert
♦ gesundheitliche Unbedenklichkeit und Hygiene

3.3.1   Verzehrstemperatur und Abkühlverhalten von Speisen

Mit relativ geringfügigen Unterschieden werden Temperaturen zwischen 55 °C und 65 °C sowohl für Getränke als auch für Speisen als optimal empfunden.

Angenehm sind Verzehrstemperaturen von 55 °C bis 60 °C.

Speisen sollen demnach eine Temperatur in diesem Bereich aufweisen, wenn sie auf den Tisch kommen. Sie sollten möglichst rasch nach dem Erreichen des Garendpunktes, nie aber unterhalb einer Temperatur von 90 °C, vom Gargefäß ins Speiseausgabegefäß umgefüllt werden.

♦ Für nicht isolierte Behälter mit einem Fassungsvermögen von 20–30 l gilt: In der ersten Stunde sinkt die Temperatur um 15 °C, in jeder weiteren Stunde um 5 °C.

♦ Für isolierte Behälter mit gleichem Fassungsvermögen gilt: Die stündliche Abkühlung beträgt etwa 2 °C.

Je kleiner der Behälter ist, desto schneller kühlen die Speisen ab. Werden Speisen mit 90 °C in den Transport- bzw. Ausgabebehälter umgefüllt und bei Zimmertemperatur transportiert, so kann eine Warmhaltezeit von drei Stunden erreicht werden. Dennoch ist mit einer optimalen Verzehrstemperatur auf dem Teller des Essensteilnehmers zu rechnen.
Auch wenn es technisch möglich ist, sollten Warmhaltezeiten über drei Stunden vermieden werden, da der Genusswert sinkt und Vitaminverluste entstehen. Als optimal werden Warmhaltezeiten von 30 Minuten angesehen.

3.3.2   Genusswert

Form und Konsistenz

Der unsachgemäße Umgang mit gegarten Speisen ist häufig die Ursache für Mängel in ihrer äußeren Beschaffenheit. Hier sind die Organisation, aber auch die Arbeitsmittel und -geräte anzusprechen. Wann immer es möglich ist, sollte das Umfüllen bei empfindlichen Speisen, wie z. B. paniertem Fisch, Blattsalaten, vermieden werden. Bei empfindlichen Speisen sind flache Behälter und abgeschrägte Schaufeln bei der Speisenausgabe einzusetzen.

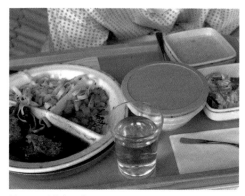

Unappetitliches Essen

Geschmack, Geruch, Farbe

In der Gemeinschaftsverpflegung gibt es ein Benotungssystem hinsichtlich der Qualität und des Genusswertes von Speisen. Dabei spielen die Merkmale **Geschmack**, **Geruch** und **Farbe** die zentrale Rolle. Das Bewertungssystem ist folgendermaßen aufgebaut:

♦ Güteklasse A: Notenbereich 9,0 bis 7,0
♦ Güteklasse B: Notenbereich 6,9 bis 5,5
♦ Güteklasse C: Notenbereich 5,4 bis 4,0

9 = vorzüglich	*6 = befriedigend*	*3 = mangelhaft*
8 = sehr gut	*5 = mittelmäßig 4 = ausreichend*	*2 = schlecht*
7 = gut		*1 = sehr schlecht*

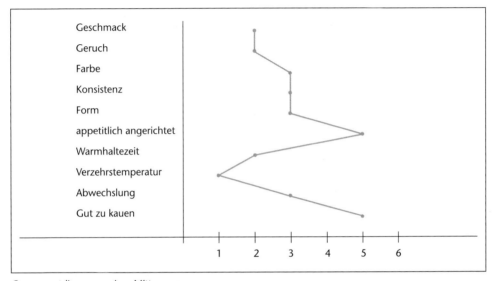

Genusswertdiagramm eines Mittagsessens

Die Qualität und der Genusswert der Speisen werden im Wesentlichen durch die Stand- und Warmhaltezeiten bestimmt. Wird eine sehr gute Qualität verlangt, so ist bei empfindlichen Speisen die Grenze bei einer Stunde Standzeit erreicht; wird eine befriedigende Qualität akzeptiert, so können zwei bis drei Stunden Standzeit zugelassen werden.

Fallbeispiel: Genusswertdiagramm
Arbeitsform: Einzelarbeit, Hausarbeit für die Praxisphase
Lernfeldbezug: 2.2

Die Mahlzeiten im Pflegeheim sollen nicht nur vom ernährungsphysiologischen und hygienischen Standpunkt aus einwandfrei sein. Sie sollen den Essensteilnehmern auch schmecken, abwechslungsreich und appetitanregend sein, den Essenswünschen von Senioren entgegenkommen und gut zu kauen sein.
Mithilfe von Genusswertdiagrammen kann in regelmäßigen Abständen ermittelt werden, inwieweit die diese Kriterien erfüllt werden.

Befragen Sie mindesten 20 Heimbewohner oder Personen aus der Tagespflege hinsichtlich der Kriterien. Stellen Sie das Ergebnis grafisch dar. Vergeben Sie die Noten 1 bis 6. Dabei entstehen bei den Diagrammen Hoch- und Tiefpunkte. Die jeweiligen Hochpunkte sind die Bereiche, die verbesserungswürdig sind.

3.3.3   Nährwert

Die Nährstoffe Eiweiß, Fett, Kohlenhydrate sowie die Mineralstoffe werden während der Stand- und Warmhaltezeiten von Speisen nur unbedeutend oder gar nicht verändert. Die Nährstoffversorgung ist somit auch in der Gemeinschaftsverpflegung gesichert.
Im Gegensatz dazu sind Vitamine durch Stand- und Warmhaltezeiten leicht zu zerstören. Das Ausmaß der Vitaminverluste alleine durch Warmhalten hängt vom Lebensmittel selbst ab.

Vitamin	Hitze	Zubereitungsverluste in %
A	–	20–40
D	–	weitgehend stabil
E	–	10
K	–	weitgehend stabil
C	X	30
B_1	X	30
B_2	–	20
Niacin	–	10
B_6	X	20
B_{12}	X	12
Folsäure	X	35
Biotin	–	weitgehend stabil
Pantothensäure	X	30

X = vitaminzerstörender Einfluss, – = kein Einfluss auf Vitaminstabilität

3.3.4   Gesundheitliche Unbedenklichkeit durch entsprechende Hygiene

Hygieneplanung mit den HACCP-System

In der Gemeinschaftsverpflegung werden große Mengen sehr verschiedenartiger Lebensmittel verarbeitet. Bevor sie zum Essensteilnehmer gelangen, kommen sehr viele Menschen mit den Speisen in Berührung: Vorbereiten, Zubereiten, Kochen, Anrichten, Ausgeben, Verteilen, eventuell Essen geben. Daher gelten für all diese Bereiche besondere Anforderungen hinsichtlich der Hygiene.

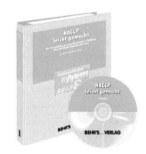

In der Gemeinschaftsverpflegung ist die Küchenleitung ver-   *HACCP-Logo*
pflichtet, im Sinne des **HACCP-Konzeptes** (**H**azard **A**nalysis and
Critical **C**ontrol **P**oint = Erstellen einer Risikoanalyse und Kontrolle kritischer Punkte) zu handeln. Die Produktionsabläufe sollen hinsichtlich kritischer Punkte untersucht werden. Danach wird ein Hygieneplan entsprechend den spezifischen Gegebenheiten erstellt. Die Abläufe müssen schriftlich festgehalten und deren Einhaltung täglich dokumentiert werden. Die Küchenleitung ist für die Einhaltung der Richtlinien verantwortlich, für die Dokumentation des Betriebsablaufes und die jährliche Schulung des Personals hinsichtlich der Hygienerichtlinien.

Personalhygiene

Die Personalhygiene für Küchenpersonal und Personen, die Speisen ausgeben umfasst folgende Punkte:

♦ Das Pflegepersonal darf die Küche nicht betreten. Das Küchenpersonal soll die Pflegestationen nicht betreten.

♦ Vor dem Betreten der Küche muss in speziellen Umkleideräumen Arbeitskleidung angelegt werden. Arbeitskleidung ist täglich zu wechseln.

♦ Bei der Küchenarbeit müssen Hände und Arme bis zum Ellbogen gereinigt werden, dazu sind Handschmuck und Uhren abzulegen. Es darf kein Nagellack getragen werden.

♦ Nach jedem Toilettengang sind ebenfalls die Hände zu reinigen.

♦ Folgende Personen dürfen nicht in der Nahrungszubereitung beschäftigt werden: Personen, die bestimmte meldepflichtige Krankheiten haben, z. B. akute Gastroenteritis, Cholera, Hepatitis A und E, Personen mit infizierten Wunden, Personen, die Krankheitserreger ausscheiden: z. B. Salmonellen, Shigellen, EHEC (Enterohämorrhagische Escherichia coli), Choleravibrionen.

♦ Beim Husten und Niesen muss man sich vom Lebensmittel abwenden, da sich auch bei gesunden Menschen im Nasen-Rachen-Raum pathogene Keime befinden können.

♦ Wunden an Händen und Armen sind mit wasserdichten Verbänden zu schützen.

♦ Bei der Speisenausgabe und -verteilung dürfen die Innenseiten von Tellern und Schüsseln nicht mit den Händen berührt werden.

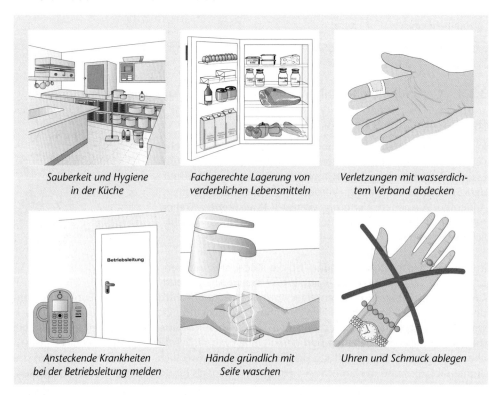

Sauberkeit und Hygiene in der Küche

Fachgerechte Lagerung von verderblichen Lebensmitteln

Verletzungen mit wasserdichtem Verband abdecken

Ansteckende Krankheiten bei der Betriebsleitung melden

Hände gründlich mit Seife waschen

Uhren und Schmuck ablegen

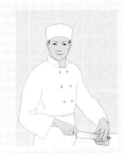

Täglich frische und saubere Arbeitskleidung

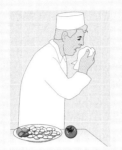

Niesen und husten nicht auf Lebensmittel

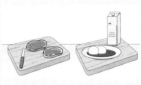

Trennung von „reinen" und „unreinen" Arbeitsbereichen/ Lebensmitteln

Produktionshygiene

Die Produktionshygiene umfasst folgende Schwerpunkte:

♦ Der gesamte Küchenbereich einschließlich der dazugehörigen Wirtschaftsräume ist sauber zu halten.

♦ Eine häufige Zwischenreinigung sorgt für einen hygienischen Küchenbetrieb.

♦ An der Temperatur und Dauer der Reinigungsintervalle von Spülmaschinen darf nicht manipuliert werden.

♦ Die gesamte Küchenarbeit muss zügig und nach Bereichen (Fleisch, Gemüse, Salate) getrennt erfolgen.

♦ Leicht verderbliche Speisen sind immer gekühlt aufzubewahren.

♦ Gegarte Speisen dürfen nicht mit der Hand angefasst werden.

♦ Lebensmittel sind vor dem Befall mit Insekten oder tierischen Schädlingen zu schützen.

♦ Speisen sollen nicht unterhalb von 60 °C warmgehalten werden. Besser ist es, sie rasch abzukühlen, bei 2 °C bis 6 °C zu lagern und bei Bedarf erneut zu erwärmen.

♦ Kühl gelagerte Speisen sind für den Warmverzehr in allen Teilen auf 80 °C zu erhitzten.

♦ Speisereste dürfen nicht in frische mit der gleichen Speise gefüllte Ausgabebehälter umgefüllt werden.

Lernzirkel:	Es gibt vier Tische, an denen sich die Kleingruppen treffen und gemeinsam eine Aufgabe erarbeiten. Ist diese erledigt, zieht die Gruppe weiter zum nächsten Tisch und zur nächsten Aufgabe. Bei großer Klassenstärke sind acht Tische, je zwei mit gleicher Aufgabenstellung sinnvoller.
Zeitdauer:	60 Minuten
Arbeitsform:	Kleingruppen
Lernfeldbezug:	2.2

Da alte Menschen ein geschwächtes Immunsystem haben, ist an die Hygiene in allen Bereiche die höchste Anforderung zu stellen. Manchmal gibt es kritische Punkte innerhalb des Hygieneplanes, die zu Problemen führen können.

Bilden Sie einen Lernzirkel, lernen Sie gemeinsam die Grundlagen der Hygiene und diskutieren Sie die folgenden Fragestellungen.

Lernstation 1:   Lernen Sie gemeinsam die wichtigsten Regeln der Personalhygiene auswendig.

Lernstation 2:   Erarbeiten Sie, welche „kritischen Punkte" es hinsichtlich der Hygiene während der Speisenverteilung geben kann.

Lernstation 3:   Welche Gefahren entstehen, wenn Küchenpersonal die Pflegestationen betritt, dort Tätigkeiten ausführt oder in Kontakt mit Heimbewohnern kommt?

Lernstation 4:   Welche Gefahren entstehen, wenn Pflegepersonal die Großküche betritt und dort Tätigkeiten ausführt?

3.4   Essplatzgestaltung und Tischausstattung

Julia

In der Wohngruppe soll ein Herbstfest gefeiert werden. Dazu gehört auch ein schönes gemeinsames Essen. Julia aber ist frustriert. Sie hat mit einigen alten Damen als Aktivierung Herbstblätter aus buntem Karton ausgeschnitten. Diese dienen nun zur Tischdekoration. Die alten Damen sind stolz auf ihre Arbeit.
Einer dementen Mitbewohnerin gefällt die Dekoration auch, sie beginnt sie auf allen Tischen einzusammeln. Das missfällt einigen Tischgästen. Es entsteht eine angespannte Stimmung.

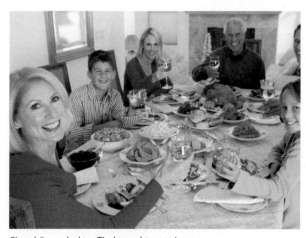

Ein schön gedeckter Tisch macht gute Laune

Zu einer familienähnlichen und kommunikationsfördernden Atmosphäre beim Essen gehört eine entsprechende Tischausstattung. Überall dort, wo es möglich ist – im Essbereich von dementen Personen ist es meist nicht möglich – sollte auf eine ansprechende, saisonal wechselnde Tischausstattung geachtet werden: Blumen, Tischsets für das Schöpfsystem, Dekoration. Zu einer ansprechenden Tischausstattung gehören neben Salz auch Gewürze, Geschmacksverstärker (Fondor), frische Kräuter und Zitronenscheiben. Ebenfalls gut geeignet zur selbstständigen Ergänzung von Speisen sind Zucker, Süßstoff, Zimtzucker und Kakaopulver. Dabei sollen die Tische nicht überladen sein, das erschwert die Auswahl, besser ist es, die genannten Komponenten immer wieder auszutauschen.

3.5 Getränkeangebot

3.5.1 Fokus: Getränke

Statistiken zufolge bevorzugen alte Menschen neben Mineralwasser in erster Linie Kaffee, Tee und Säfte. Eine möglichst abwechslungsreiche Getränkeauswahl erhöht die Akzeptanz höherer Trinkmengen und trägt dazu bei, Austrocknungszuständen vorzubeugen.

Zunächst wird ein Überblick über die jeweilige Getränkegruppe gegeben. Im Anschluss wird ihre Eignung für Senioren bewertet und auf Wechselwirkungen von bestimmten Getränken mit im Alter häufig vorkommenden Erkrankungen eingegangen.

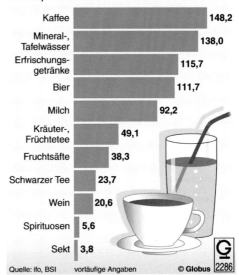

Für trockene Kehlen

Pro-Kopf-Verbrauch in Deutschland 2007 in Liter

Kaffee	148,2
Mineral-, Tafelwässer	138,0
Erfrischungsgetränke	115,7
Bier	111,7
Milch	92,2
Kräuter-, Früchtetee	49,1
Fruchtsäfte	38,3
Schwarzer Tee	23,7
Wein	20,6
Spirituosen	5,6
Sekt	3,8

Quelle: ifo, BSI   vorläufige Angaben   © Globus 2286

3.5.2 Trinkwasser

Das Wasser, wie es aus dem Wasserhahn kommt, ist auf hygienische Unbedenklichkeit und auf Schadstoffe kontrolliert. Es ist daher in allen Gebieten Deutschlands als einwandfrei einzustufen und sowohl zum Bereiten von Getränken (Kaffee, Tee) als auch zum Kochen geeignet.

3.5.3 Mineralwasser

Natürliches Mineralwasser (vgl. den gesetzlich vorgeschriebenen Etikettenaufdruck) muss seinen Ursprung in einem unterirdischen, vor Verunreinigungen geschützten Wasservorkommen haben. Außerdem müssen darin Mineralstoffe gelöst sein. Es darf nicht verändert werden. Lediglich Schwefel und Eisen dürfen entfernt und Kohlendioxid zugesetzt werden.

Durch eine amtliche chemische Analyse erhält es seine Anerkennung. Es darf sich Natürliches Mineralwasser nennen.

Quellwasser muss aus einer natürlichen oder künstlich erschlossenen Quelle stammen. Es braucht aber keinerlei Mineralstoffe zu enthalten.

Tafelwasser ist ein Gemisch aus Trink-, Quell- oder Mineralwasser, evtl. unter Zusatz von Mineralstoffen und Kohlensäure. Es wird häufig in der Gastronomie benutzt.

Auf jeder Mineralwasserflasche muss eine chemische Analyse (siehe Etikett) oder das Datum der letzten Analyse abgedruckt sein. Die Analyse gibt den Anteil der verschiedenen Mineralstoffe und Mineralstoffverbindungen pro Liter an.

Das Etikett ist die „Visitenkarte" eines Mineralwassers. Es gibt neben dem Quellnamen und dem Ort der Quellnutzung Auskunft über:

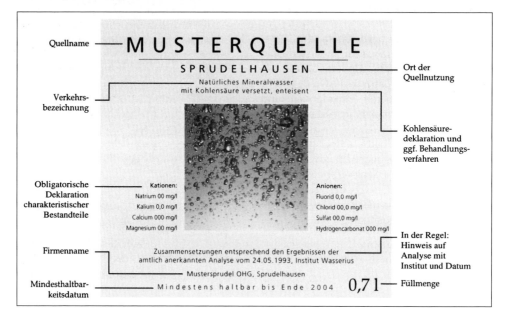

Zeichnet sich ein Mineralwasser durch einen besonderen Gehalt an einem bestimmten Mineralstoff aus, dann ist dies durch eine entsprechende Bezeichnung besonders vermerkt.

Bezeichnung	Bedeutung	
bicarbonathaltig	mehr als	600 mg Hydrogencarbonat/l
calciumhaltig	mehr als	150 mg Calcium/l
magnesiumhaltig	mehr als	50 mg Magnesium/l
fluoridhaltig	mehr als	1 mg Fluorid/l
natriumhaltig	mehr als	200 mg Natrium/l
für die natriumarme Ernährung geeignet	weniger als	20 mg Natrium/l

(IDM-Informationszentrale Deutsches Mineralwasser, 2003)

3.5.4   Heilwasser

Heilwasser ist Mineralwasser mit einer bestimmten Menge an Mineralstoffen und Spurenelementen, die einen Einfluss auf Gesundheit und Krankheit haben. Sie besitzen heilende, lindernde und vorbeugende Wirkungen. Heilwasser gilt als Arzneimittel und unterliegt dem Arzneimittelgesetz. Auf dem

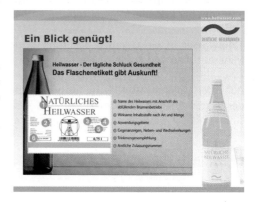

Etikett muss nicht nur die Analyse vermerkt sein, sondern auch die Indikation. Damit ein Mineralwasser die Bezeichnung „Heilwasser" führen darf, sind umfangreiche Gutachten und klinische Studien notwendig, in denen die Wirksamkeit erwiesen wird. Heilwasser sollte nicht über einen längeren Zeitraum täglich getrunken werden. Es ist vielmehr im Sinne eines Medikamentes zu verwenden, also nur, wenn die auf dem Etikett vermerkte Indikation vorliegt.

Bewertung

♦ Mineralwasser ist kalorienfrei und kann daher von Senioren täglich konsumiert werden.

♦ Bei gesunden Senioren können alle Mineralwässer bzw. Mineralwässer ohne besondere Mineralstoffzusammensetzung eingesetzt werden.

♦ Heilwasser ist im Sinne eines Medikamentes einzusetzen, also nur bei entsprechender Indikation.

♦ Bei folgenden Erkrankungen ist streng auf die Zusammensetzung des Mineralwassers zu achten bzw. kann ein bestimmtes Heilwasser nützlich sein:

♦ **Bluthochdruck:** Nur Mineralwasser mit einem Natriumgehalt von weniger als 20 mg/l.
Osteoporose, Rheuma: Mineralwasser, das auf dem Etikett als „calciumhaltig" ausgewiesen ist.
Magenübersäuerung, Harnwegsinfekte: Mineralwasser, das als „bicarbonathaltig oder „hydrogencarbonathaltig" auf dem Etikett ausgewiesen ist.
Verstopfung: Mineralwasser, das als „sulfathaltig" auf dem Etikett ausgewiesen ist.
Täglicher Laxanziengebrauch: Mineralwasser, das als „calciumhaltig" auf dem Etikett ausgewiesen ist.

3.5.5 Früchte- und Kräutertee

Ersatztees sind Aufgussgetränke aus getrockneten Pflanzenteilen. Sie enthalten keinen Schwarztee. Verwendet werden meist

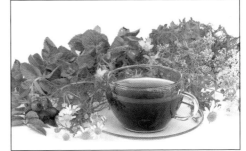

♦ die Blätter von Brombeere, Erdbeere, Himbeere, Heidelbeere, Pfefferminze, Zitronenmelisse, Birke, Rotbusch
♦ die Blüten von Stiefmütterchen, Schafgarbe, Kamille, Linden, Malven
♦ die Wurzeln von Baldrian, Enzian, Galgant, Kalmus
♦ die Früchte von Hagebutten, Äpfeln, Zitrusfrüchten, Kokos, Ananas

Es gibt Mischungen verschiedener Kräuter- und Früchtetees im Handel, außerdem aromatisierte Varianten. Als nebenwirkungsfrei gelten Hagebutte, Malve, Brombeerblätter, Erdbeerblätter, Himbeerblätter, Apfelschalen, getrocknete Früchte, aromatisierter Früchtetee sowie Rotbuschtee. Nebenwirkungsfreie Ersatzteegetränke können täglich in beliebigen Mengen getrunken werden.

3.5.6   Heiltee

Jeder Kräutertee hat im Gegensatz zu den Ersatztees eine gesundheitsbeeinflussende Wirkung, denn alle Kräuter enthalten pharmakologisch wirksame Stoffe. Somit sind die meisten Kräutertees den Heiltees zuzuordnen. Sie haben, ähnlich den Heilwässern, eine pharmakologische Wirkung und sollten nur gelegentlich und bei entsprechender Indikation getrunken werden.

Sorte	Wirkung
Pfefferminztee, Melissentee	gegen Blähungen, Krämpfe, Übelkeit, Bauchschmerzen; entzündungshemmend, beruhigend, gegen Erkältungen
Fencheltee	gegen Blähungen, Krämpfe, Übelkeit, Bauchschmerzen; wirkt stärker als Pfefferminze; entzündungshemmend
Lindenblütentee	heiß getrunken schweißtreibend, beruhigend Brennnesseltee harntreibend, entwässernd, belebend
Johanniskraut	beruhigend
Schafgarbe	verdauungsfördernd
Bitterklee, Wermut	appetitanregend, magenstärkend
Malvenblüten	schleimlösend
Kamille	entzündungshemmend, gegen Bauchschmerzen
Huflattich, Isländisch Moos, Spitzwegerich	bei Husten
Sennesschoten und -blätter, Faulbaumrinde	abführend[1]

[1] *Beide Teesorten und ihre Inhaltsstoffe sind sehr umstritten, da sie sich als darmkrebsauslösend erwiesen haben.*

Bewertung

♦ Die als nebenwirkungsfrei, d. h. ohne pharmakologische Wirkung, angegebenen Früchte- und Kräutertees können von Senioren täglich getrunken werden.

♦ Ohne Zusatz sind Ersatztees kalorienfrei.

♦ Ersatztees bieten große Abwechslungsmöglichkeiten.

♦ Heiltees sind im Sinne eines Medikamentes, also nur bei entsprechender Indikation, zu verwenden.

3.5.7 Fruchtsäfte und Co.

Fruchtsaft ist zu 100 % reiner Saft, zumeist aus einer Obstsorte. Dazu zählen auch Rückverdünnungen aus Konzentraten. Ein Zuckerzusatz ist bis zu 15 g/l erlaubt, um Schwankungen des Zuckergehaltes des Obstes auszugleichen. Bei Birnen- und Traubensaft ist kein Zuckerzusatz gestattet.
Fruchtnektar besteht je nach Obstsorte zu 25 % bis 50 % aus reinem Saft, der Rest ist Zuckerwasser.
Fruchtsaftgetränk besteht je nach Obstsorte zu 6 % bis 30 % aus reinem Saft, der Rest ist Zuckerwasser.
Gemüsesaft ist das unverdünnte, gärfähige, unvergorene oder milchsauer vergorene, flüssige Erzeugnis aus Gemüse. Gemüsesaft darf auch aus Konzentraten hergestellt werden.
Gemüsetrunk ist die über die ursprüngliche Saftstärke hinaus verdünnte Zubereitung aus Gemüsesaft.

Fruchtanteile in %

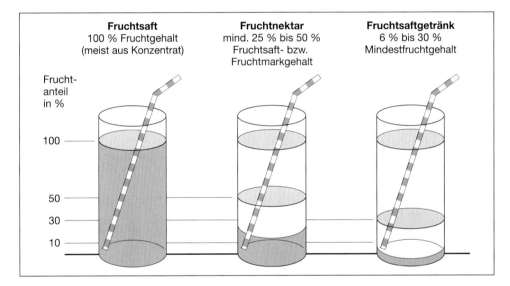

Bewertung

♦ Fruchtsäfte sind für den täglichen Verzehr nur geeignet, wenn sie in Maßen getrunken werden. Ihr natürlicher Zuckergehalt liegt zwischen 7 % und 12 %, was bedeutet, dass ein Liter Fruchtsaft allein durch den Zucker zwischen 280 kcal und 480 kcal mit sich bringt. Fruchtsäfte sind daher ungeeignet für Diabetiker und Übergewichtige.

♦ Fruchtsäfte sind gut geeignet für untergewichtige Personen, sollten aber nur in den Mengen getrunken werden, in denen sie den Appetit nicht verderben.

♦ Am wertvollsten sind Fruchtsäfte, weil sie zu 100 % aus Saft bestehen und damit auch noch den vollen Vitamin- und Mineralstoffgehalt des Obstes aufweisen. Am wenigsten wertvoll sind demnach stark zuckerhaltige Fruchtsaftgetränke.

♦ Multivitaminsäfte und Gemüsesäfte eignen sich für Personen mit entsprechenden Mangelerscheinungen und für Personen, deren Nahrungsaufnahme ungenügend ist.

3.5.8 Limonaden und Erfrischungsgetränke

Zu den Erfrischungsgetränken werden gezählt:

♦ Limonaden
♦ Cola-Getränke
♦ Chininhaltige Getränke
♦ Tonicwater
♦ Diät- und Lightgetränke
♦ Eistee und
♦ Eiskaffee.

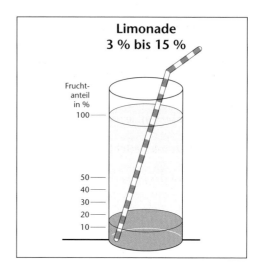

Beide Getränkegruppen setzen sich zusammen aus:

♦ Wasser
♦ Aromastoffen, Essenzen
♦ Kohlensäure
♦ Zucker zwischen 12% und 15%

♦ Fruchtanteil zwischen 3% und 15%
♦ Genuss- und Fruchtsäuren
♦ Farbstoffen
♦ Schwarztee und Teeextrakt.

Ferner enthalten sie je nach Art: Koffein (ab mehr als 150 mg Koffein pro Liter deklarationspflichtig) und der Bitterstoff Chinin.

Diät- und Lightgetränke haben die gleichen oben genannten Inhaltsstoffe, nur ist der Zuckeranteil *ganz* oder *teilweise* durch einen Süßstoff ersetzt. Ihr Energiegehalt liegt bei 2 kcal/l bis 5 kcal/l.

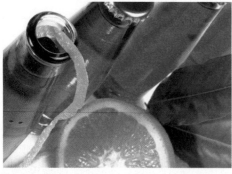
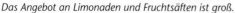
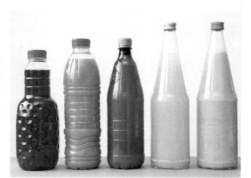

Das Angebot an Limonaden und Fruchtsäften ist groß.

Bewertung

♦ Erfrischungsgetränke eignen sich nur in kleinen Mengen für den täglichen Genuss, da sie in der Hauptsache aus Zusatzstoffen bestehen, von denen einige ein allergieauslösendes Potenzial besitzen.

♦ Erfrischungsgetränke, die mit Zucker gesüßt sind, enthalten zu viel Energie und sind daher ungeeignet für Diabetiker und Übergewichtige.

◆ Erfrischungsgetränke, die ausschließlich mit Süßstoff gesüßt sind, sind geeignet für Diabetiker und Übergewichtige.

◆ Erfrischungsgetränke können für Personen, die Schwierigkeiten haben, ausreichend zu trinken, eine Abwechslung sein.

3.5.9 Koffeinhaltige Getränke

In Deutschland ist eine ganze Reihe koffeinhaltiger Getränke auf dem Markt. Anteilsmäßig spielen aber Bohnenkaffee und Schwarztee die größte Rolle. Neben mehreren Hundert verschiedenen Inhaltsstoffen ist das Koffein der wichtigste Wirkstoff des Kaffees. Das Koffein hat vielfältige Wirkungen auf die Körperperipherie und eine anregende Wirkung auf das Zentralnervensystem. Während die anregende und wach machende Wirkung mit regelmäßigem Konsum koffeinhaltiger Getränke nachlässt, bleibt die Wirkung des Koffeins auf die Körperperipherie bestehen.

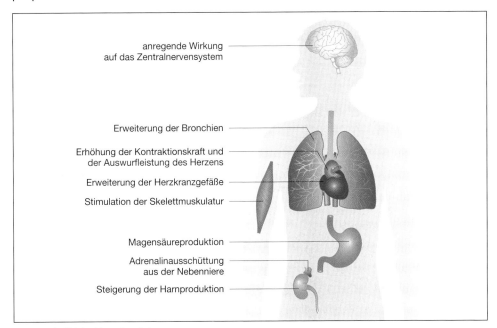

Wirkung koffeinhaltiger Getränke

Getränk	Koffeingehalt
1 Tasse Filterkaffee (125 ml)	80–120 mg
1 Tasse Espresso (50 ml)	50 mg
1 Tasse Schwarztee (125 ml)	60–80 mg
1 Tasse Matetee (125 ml)	17–70 mg
1 Tasse Kakao (125 ml)	2–4 mg
1 Glas Cola (200 ml)	30–70 mg
1 Dose Red Bull (0,33 l)	106 mg
1 Glas Eistee (200 ml)	20 mg

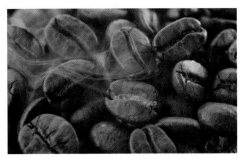

Kaffeebohnen

Entkoffeinierter Kaffee ist nicht völlig „koffeinfrei", er enthält produktionsbedingt noch etwa 0,008 % Koffein. Der typische Kaffeegeschmack bleibt erhalten. Er ist geeignet für Herzkranke, Hypertoniker und anderweitig koffeinsensible Menschen.

Schonkaffee – reizstoffarmer Kaffee: Menschen mit Magen-, Leber- und Gallenleiden vertragen oft keinen Bohnenkaffee. Das liegt nicht am Koffeingehalt, sondern an den Bitter- und Röststoffen sowie kaffeeeigenen Säuren, die eine Unverträglichkeit auslösen. Beim sogenannten Schonkaffee sind diese reizenden Substanzen weitgehend entfernt, sodass empfindliche Menschen diesen Kaffee trinken können. Der Koffeingehalt wird dadurch nicht reduziert der Kaffeegeschmack bleibt ebenfalls erhalten.

Kaffeemittel – Kaffee-Ersatz sind warme Aufgussgetränke, die nicht aus gemahlenen Kaffeebohnen hergestellt werden und auch kaum, wie Bohnenkaffee schmecken. Die Grundlage dieser Getränke sind gemälzte und geröstete Gerste, Roggen oder Zichorienwurzeln. Sie werden auch als Instantprodukte angeboten. Sie sind koffein- und reizstofffrei.

Bewertung

♦ Koffeinhaltige Getränke sollten wegen ihrer anregenden Wirkung auch von gesunden Personen nur in Maßen getrunken werden. Bis zu fünf Tassen Kaffee oder Schwarztee pro Tag gelten für gesunde Personen als unbedenklich.

♦ Für Personen mit Bluthochdruck sind koffeinhaltige Getränke in Mengen von ein bis zwei Tassen pro Tag unbedenklich.

♦ Medikamente, die zur Calciumsubstitution eingenommen werden, dürfen nur in zeitlichem Abstand von mindestens drei Stunden zum Konsum von Bohnenkaffee eingenommen werden, da Koffein die Ausscheidung für etwa drei Stunden erhöht.

♦ Die Gerbsäuren im Schwarztee sind ein wirksames Mittel gegen Durchfall.

♦ Für Personen mit Calciummangel sind Cola-Getränke ungeeignet, da die darin enthaltene Phosphorsäure Calcium bindet und so dem Organismus entzieht.

♦ Kakaogetränke sind für Diabetiker und Übergewichtige ungeeignet, da sie durchschnittlich 60 % Zucker enthalten.

♦ Das Calcium aus der Milch in Kakaogetränken wird zum überwiegenden Teil durch die im Kakao enthaltenen Gerbsäuren gebunden.

♦ Koffein verstärkt die Wirkung von Antihistaminika.

♦ Paradox? Eigentlich ist Bohnenkaffee aufgrund seines Koffeingehaltes anregend, dennoch wird immer wieder von alten Menschen berichtet, die nach dem Genuss von Kaffee besonders gut einschlafen. Kaffee fördert die Durchblutung und eine gute Durchblutung des Gehirns fördert das Einschlafen. Alte Menschen, die unter Durchblutungsstörungen leiden, finden daher Kaffee Schlaf fördernd.

3.5.10 Alkoholische Getränke

In der Bundesrepublik Deutschland beträgt der durchschnittliche Pro-Kopf-Verbrauch an reinem Alkohol 12 Liter im Jahr. Alkohol ist kein Nährstoff. Dennoch liefert Alkohol pro g 7 kcal, womit er energetisch nah bei den Fetten (9 kcal/g) liegt. Alkohol entsteht, wenn Hefepilze Zucker vergären, also abbauen. Dabei stammt der Zucker aus

♦ Weintrauben

♦ verschiedenen Obstsorten oder

♦ Getreide.

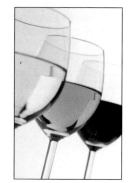

Daraus werden dann die verschiedensten alkoholischen Getränke hergestellt. Alkohol wird rasch und im Gegensatz zu den Nährstoffen bereits im Magen teilweise resorbiert.

Faktoren, die die Resorption von Alkohol beschleunigen oder verlangsamen

Beschleunigung	Verlangsamung
– warmer Alkohol – Alkohol und Zucker – schnelles Trinken – leerer Magen – Kohlensäure	– hohe Alkoholkonzentration im Magen – Milch, Eiweiß, Fett – voller Magen – rauchen

Alkohol ist für den Körper ein Gift und muss daher abgebaut werden. Dies geschieht in der Magenschleimhaut und in der Leber. Das erste Alkoholabbauprodukt Acetaldehyd ist extrem Leber schädigend. Neben den bekannten Wirkungen von Alkoholmissbrauch wie Leberzirrhose, chronische Pankreatitis[1] und Sucht ist Alkohol ursächlich an der Entstehung vieler Krebsarten beteiligt. Die verträgliche Menge an alkoholischen Getränken ist individuell sehr verschieden und körpergewichts- und geschlechtsabhängig. Die Leber kann etwa 0,1 g Alkohol pro kg Körpergewicht und Stunde entgiften. Die typischen Merkmale eines „Katers" beruhen auf Alkoholbegleitstoffen und sogenannten Fuselölen, einer Übersäuerung des Stoffwechsels, Verschiebung von Flüssigkeitskompartimenten im Körper und allergischen Reaktionen auf diverse Bestandteile alkoholischer Getränke.

Durchschnittlicher Alkoholgehalt der wichtigsten Getränke

Getränk	Alkoholgehalt in Volumenprozent
Bier	2,5–5
Tafelwein	9–12
Dessertwein	12–18
Sekt	12
Likör	15
Branntwein	32–40
Weinbrand	36
Rum	38
Whisky	40

Ab welcher Menge ist bei regelmäßigem Alkoholkonsum mit einer Schädigung der Leber und des Pankreas zu rechnen?

Die maximale tägliche Alkoholdosis, bei der wahrscheinlich keine Schädigung zu befürchten ist, beträgt
♦ für die Frau ca. 10 g Alkohol pro Tag und
♦ für den Mann ca. 20 g Alkohol pro Tag.

Dies entspricht in etwa pro Tag:

	Frau	Mann
Bier (4%ig) oder Wein (10%ig) oder Branntwein (40%ig)	250 ml 100 ml 25 ml	500 ml 200 ml 50 ml

---

[1] *Entzündung der Bauchspeicheldrüse*

Bewertung

♦ Alkoholische Getränke sind Genussmittel und sollten aufgrund ihrer vielfältigen Wirkungs-
weise auch von gesunden Menschen nur in den für den Körper zuträglichen Mengen ge-
nossen werden.

♦ Bei individuellen Unverträglichkeiten wie Kopfschmerzen nach dem Genuss schwefelhalti-
ger Weine bzw. Allergien nach dem Genuss histaminhaltiger Rotweine ist auf diese Getränke zu verzichten.

♦ Bei folgenden Erkrankungen ist auf den Genuss alkoholischer Getränke ganz zu verzichten,
da diese ein Fortschreiten der Erkrankung stark fördern: Fettleber und Leberzirrhose, Pank-
reaserkrankungen und bei Frauen mit genetisch erhöhtem Risiko für Brust- und Eierstock-
krebs.

♦ Bei folgenden Erkrankungen ist der Genuss von alkoholischen Getränken auf kleine Mengen zu beschränken: Bluthochdruck, Diabetes und Gicht (dies gilt insbesondere für Bier).

♦ Viele Medikamente vertragen sich nicht mit Alkohol; dies gilt in besonderem Maße für Psychopharmaka. Medikamente sollten daher nie zusammen mit alkoholischen Getränken eingenommen oder kurz vor bzw. nach der Einnahme von Medikamenten konsumiert werden.

♦ Alkohol verstärkt die Wirkung von Muskelrelaxantien, Antihistaminika und Metformin
(Antidiabetikum). Nitrate verstärken die Wirkung von Alkohol. Alkohol führt zusammen mit
Cephalosporinen (Antibiotikum) zu Unverträglichkeiten.

♦ Menschen ab 65 Jahren vertragen Alkohol wesentlich schlechter als Jüngere. Alkohol wird
im Alter langsamer resorbiert, aber auch langsamer abgebaut. Dies kann zur Folge haben,
dass gleiche Alkoholmengen zu einer wesentlich höheren Blutalkoholmenge als bei Jünge-
ren führen und die Wirkung außerdem länger anhält. Dies ist im Straßenverkehr und bei
der Medikamenteneinnahme zu beachten.

♦ Wird Alkohol zusammen mit fetthaltigen Mahlzeiten konsumiert, so führt das eher zu Fett-
ansatz.

Fallstudie:	Alkoholische Getränke im Pflegeheim
Arbeitsform:	Einzelarbeit, anschließend Diskussion in der Klasse
Zeitdauer:	20 Minuten
Lernfeldbezug:	2.2 und 1.3

Es wird kontrovers diskutiert, ob in Pflegeheimen täglich alkoholische Getränke angeboten
werden sollen.
Wie stehen Sie persönlich dazu?
*Welche Erkrankungen von Heimbewohnern müssten in die Überlegung bezüglich alkoholi-
scher Getränke mit einbezogen werden?*

3.6 Wunschlisten und Zusammenarbeit mit Angehörigen

Auch in der besten Gemeinschaftsverpflegung wird es immer wieder Speisen oder Lebensmittel geben, die der Heimbewohner vermisst wird. Es ist daher sinnvoll, wenn das Pflegepersonal die Heimbewohner nach solchen Wünschen fragt und diese an seine Angehörigen
weiterleitet.

Für Angehörige von Heimbewohnern, die eine Diät (Übergewicht, Diabetes) einhalten müssen, ist es hilfreich, wenn das Pflegepersonal Listen mit geeigneten Lebensmitteln und Getränken bereithält. Diese Listen können den oft wenig informierten Angehörigen als Einkaufslisten dienen. Es darf dabei auf keinen Fall der Eindruck entstehen, dass es nicht ausreichend zu essen gibt oder das Heim nicht ausreichend auf die Wünsche der Bewohner eingehen kann.

Beispiele für Erinnerungshilfen für Angehörige

> Liebe Besucher,
>
> Herr/Frau Siebert würde gerne einmal wieder Folgendes essen:
> - Laugenbrezel
> - frische Makrelen
> - Eis aus der Eisdiele

> Liebe Besucher,
> Frau/Herr Klein leidet an Gicht. Er erhält hier eine entsprechende Kost, die auf seine Krankheit zugeschnitten ist. Um die Vorteile, die diese Kost für ihn bringt, nicht zu gefährden, bitten wir Sie Folgendes zu beachten.
>
> Ungeeignet:
> - alkoholische Getränke, insbesondere Bier
> - mit Fruchtzucker gesüßte Getränke und Lebensmittel (kommt häufig in Keksen und Gebäck vor)
> - Fruchtsaft
>
> Geeignet:
> - Light- bzw. Diätlimonaden
> - Obst
> - Selbstgebackenes
> - Milchprodukte

3.7   Möglichkeiten und Grenzen von Wohnküchen

Langsam wandeln sich die Räumlichkeiten im Pflegeheim und man geht wieder dazu über, Wohnküchen einzurichten. Dort können die Bewohner zusammen einfache hauswirtschaftliche Tätigkeiten wie Gemüse schneiden, Wäsche zusammenlegen vornehmen. Die Atmosphäre in Wohnküchen hat sich besonders für demente Menschen bewährt. Wohnküchen sind ein guter Ort, um das Speisenangebot aufzuwerten oder um zusätzliche Mahlzeiten herzustellen und ab und zu mit Bewohnern zu backen. So kann einmal pro Woche eine gemeinsam gekochte Mahlzeit auf dem Plan stehen.

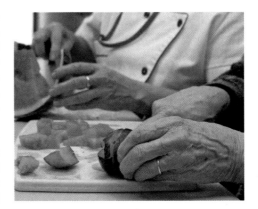

In manchen Einrichtungen steht auch hauswirtschaftliches Personal zur Verfügung, sodass täglich in den Wohnküchen die gesamte Verpflegung zubereitet werden kann.

3.7.1 Ausstattungen von Wohnküchen ohne hauswirtschaftliches Personal

Wohnküchen sind Aufenthaltsbereiche für Heimbewohner. Sie müssen also entsprechend groß sein und genügend sichere Sitzplätze bieten. Ausreichend Besteck, Geschirr, Töpfe und Kochbesteck sind die Voraussetzung. Einwandfreies hygienisches und sicheres Arbeiten setzt das Vorhandensein folgender Geräte voraus: Kühlschrank, Herd, Backofen, Handmixgerät, Küchenmaschine, Kaffeemaschine. Eine große Hilfe sind Mikrowellengeräte.

3.7.2 Lebensmittelvorrat

Um einfache Gerichte zuzubereiten oder backen zu können oder auch einmal einen Sonderwunsch erfüllen zu können, ist eine Auswahl lagerbarer Lebensmittel notwendig:

Praxisaufgabe: Müsli auswählen
Arbeitsform: Zweiergruppe
Zeitdauer: 15 Minuten
Lernfeldbezug: 2.2

Für Ihre Wohnküche sollen ein oder mehrere Müslis eingekauft werden. Die angebotene Vielfalt ist überwältigend. Wonach auswählen? Sie entscheiden sich, die Nährwertangaben der Müslimischungen näher zu betrachten.

In Ihrer Wohngruppe leben Personen mit folgenden Erkrankungen

– Übergewicht   – Untergewicht
– Obstipation   – Dekubitus
– Diabetes Typ 2

Welches Müsli eignet sich für die Heimbewohner mit diesen Erkrankungen, wenn Sie die Nährwertangaben zurate ziehen?

Pro 100 g Müsli enthalten sind	Müsli 1	Müsli 2	Müsli 3	Müsli 4	Müsli 5
Energie in kcal	411	413	311	341	401
Eiweiß in g	9,9	8,9	9,9	8,9	6,8
Fett in g	14,2	14,5	8,3	6,6	12,3
Kohlenhydrate in g, davon als Zucker in g	60,9 19,2	61,7 23,4	49,1 0	61,6 0	56,5 28
Ballaststoffe in g	5,1	4,6	17,7	11,2	3,8

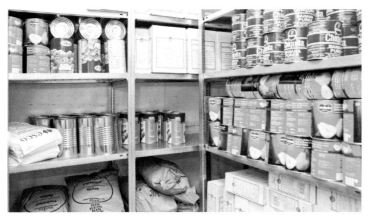

Die richtige Lagerung von Lebensmitteln

Gut lagerbar (Lagerdauer Wochen bis Monate) sind: Mehl, Flocken, Müsli, Grieß, Reis, Teigwaren, Zwieback, Knäckebrot, Kekse, Obstkonserven, Apfelmus, Gemüsekonserven, Tütensuppen, Brühwürfel, getrocknete Gewürze, Zucker, Puddingpulver, Süßstoffe, Salz, verschiedene Teesorten, Kaffee, Babygläschen, Rapsöl.

Mittelfristig (Mindesthaltbarkeitsdatum beachten!) im Kühlschrank lagerbar sind: Milch, Milchprodukte, Käse, Rauchfleisch, Speck, Margarine, Butter, Eier (*Lernbereich 3.7.2*).

Kurzfristig (wenige Tage) kühl und dunkel zu lagern: Obst, Frischgemüse, Salate. Brot kann bei Zimmertemperatur gelagert werden.

Leicht verderbliche Lebensmittel, die am besten nicht in das Speisenangebot aufgenommen werden sollen, sind: Fleisch, Wurst, Fisch, Geflügel, offene Fleisch-, Fisch-, Gemüsesalate.

3.7.3   Kräuterbeete

Eine schöne Aufgabe ist das Anlegen von Kräuterbeeten im Garten oder in Töpfen auf dem Balkon. Zur Anzucht können normale Blumenerde und möglichst große, tiefe Töpfe benützt werden. Kräuter in Töpfen aus dem Supermarkt sind ungeeignet, da sie meist nicht anwachsen. Sie sind für den sofortigen Verzehr bestimmt. Es empfiehlt sich daher mit Saatgut zu arbeiten oder vorgezogene Pflanzen aus der Gärtnerei zu verwenden.

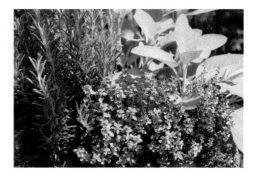

3.8   Lebensmittelhygiene im Heimalltag mit Wohnküchen

In Wohnküchen gelten nicht die strengen Vorschriften zur Personal- und Produktionshygiene wie in Großküchen. Es muss auch keine Hygieneplanung nach dem HACCP-Konzept erstellt werden. Dennoch sind bestimmte Regeln zu beachten, damit Heimbewohner nicht zu Schaden kommen:

◆ In der Küche muss vom Pflegepersonal spezielle Arbeitskleidung getragen werden. Sie ist nicht identisch mit der Kleidung, die bei den pflegerischen Tätigkeiten getragen wird.

◆ Vor der Küchenarbeit und nach dem Toilettengang sind die Hände sachgemäß zu reinigen.

◆ Nehmen Heimbewohner an der Speisenzubereitung teil, so sind auch ihre Hände zuvor zu reinigen. Ihre Kleidung ist durch entsprechende Schürzen zu schützen.

◆ Personen (Pflegepersonal und Heimbewohner) mit meldepflichtigen Erkrankungen oder Ausscheider von Krankheitserregern sind von Küchentätigkeiten auszuschließen.

◆ Der gesamte Küchenbereich ist sauber zu halten.

◆ Lebensmittel müssen so aufbewahrt werden, dass sie vor nachteiliger Beeinflussung durch Heimbewohner geschützt sind.

◆ Das Mindesthaltbarkeitsdatum der gelagerten Speisen ist regelmäßig zu überprüfen.

◆ Die Speisen, die unter Mithilfe von Dementen zubereitet wurden, sollen gründlich auf ihre Eignung zum Verzehr hin überprüft werden.

3.8.1   Das Mindesthaltbarkeitsdatum (MHD)

Unter dem Mindesthaltbarkeitsdatum eines Lebensmittels versteht man den Zeitpunkt, bis zu dem das betreffende Erzeugnis ungeöffnet und unter angemessenen Aufbewahrungsbedingungen seine spezifischen Eigenschaften (Aussehen, Farbe, Geruch, Geschmack) behält.

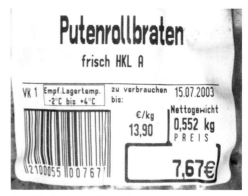

Der Begriff MHD sagt nicht aus, dass die Lebensmittel nach dem angegebenen Datum wertgemindert, verdorben oder ungeeignet zum Verzehr sind. Das MHD ist somit kein Verfallsdatum.

Das Mindesthaltbarkeitsdatum

3.8.2   Der Umgang mit Eiern

Eier gehören zu den stark gefährdeten Lebensmitteln, was ihren Befall mit Salmonellen betrifft.

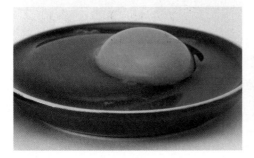 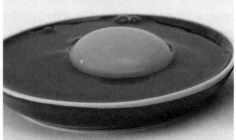

Ein frisches Ei (links) ist erkennbar am gewölbten Eiklar, bei alten Eiern ist es flach (rechts).

Wenn man sich dafür entscheidet, rohe Eier in der Wohnküche zu verwenden, dann sollte auf folgende Regeln geachtet werden:

♦ Rohe Eier stets gekühlt (< 5 °C – 8 °C) aufbewahren. In einem speziellen Eierkühlschrank getrennt von anderen Lebensmitteln aufbewahren. Dies ist Vorschrift für die Gemeinschaftsverpflegung.

♦ Eier stets rasch aufbrauchen, immer nur so viele kaufen, wie benötigt werden, z. B. um einen Kuchen zu backen.

♦ Am besten die Eier immer nur in gut gegartem Zustand auf den Tisch bringen.

♦ Sollen doch Speisen mit Rohei hergestellt werden, so sollten dies nur mit Eiern zubereitet werden, die nicht älter als 5 Tage (vergl. letzter Punkt dieser Liste) sind.

♦ Diese Speisen sollten gekühlt werden und innerhalb von 2 Stunden nach der Herstellung gegessen werden.

♦ Frühstückseier: 10 Minuten kochen oder 5 Minuten kochen und fünf Minuten stehen lassen, nicht abschrecken.

♦ Omeletts, Pfannkuchen, Spiegeleier, Rühreier nur beidseitig durchgegart auf den Tisch bringen; es dürfen keine glasigen Stellen übrig bleiben.

♦ Eier, die älter als 18 Tage sind, am besten nicht mehr verwenden. Das Legedatum und damit das genaue Alter der Eier lässt sich errechnen, indem man vom Kühldatum aus 18 Tage zurückrechnet.

Auf jeder Eierpackung befindet sich ein Etikett, das neben dem Eierproduzenten und der Gewichtsklasse auch das

♦ **Mindesthaltbarkeitsdatum** mit dem Hinweis „*mindestens haltbar bis……*" sowie

♦ das Kühldatum mit dem Hinweis „*ab [Datum] bei Kühltemperaturen (5 °C bis 8 °C) aufzubewahren*" aufweist.

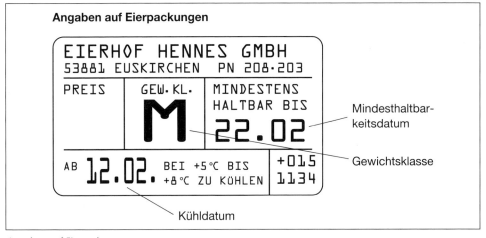

Angaben auf Eierpackungen

Literaturverzeichnis

AID Infodienst e.V.: Senioren in der Gemeinschaftsverpflegung, 1. Auflage, hrsg. von AID Infodienst Verbraucherschutz, Ernährung, Landwirtschaft e.V., Friedrich-Ebert-Str. 3, 53177 Bonn, 2003.

Anamnesebogen zur Bestimmung des Ernährungszustandes älterer Menschen (MNA): Nestlé Nutrition Service, 1998, Vevey, Schweiz.

Arens-Azevedo, Ulrike: Ernährung verstehen, beurteilen, umsetzen, Arbeitsheft, 1. Auflage, Troisdorf, Bildungsverlag Eins, 2006.

Arens-Azevedo, Ulrike/Günther, Beate/Pletschen, Renate/Schneider, Georg: Ernährungslehre zeitgemäß praxisnah, 9. Auflage, Bildungsverlag Eins, Troisdorf, 2005.

Arens-Azevedo, Ulrike/Bohnrath, Thomas/Peters, Ulrike/Schwichtenberg, Sandra: Blickpunkt Ernährung, 2. Auflage, Bildungsverlag Eins, Troisdorf, 2005.

Ballaststoffanalysen der Bundesforschungsanstalt für Ernährung und Landwirtschaft, Detmold, 2002.

Bässler, Karl-Heinz: Aktuelles Interview: Zuckeraustauschstoffe, in: Ernährungsumschau 7, Jahrgang 47, Nr. 7/2000, B25–B27.

Biesalski, Hans-Konrad (Hrsg.): Ernährungsmedizin, 3. Auflage, Thieme, Stuttgart, 2005.

Biesalski, Hans-Konrad/Grimm, Peter: Taschenatlas der Ernährung, 3. Auflage, Stuttgart, Georg Thieme Verlag, 2004.

Biesalski, Hans Konrad: Vitamine, 2. Auflage, Stuttgart, Trias, 2003.

Brähler, Gabriele: Mangelernährung im Alter, suite101.de, 17.12.2007, abgerufen unter: http://pflege-gesundheitswesen.suite101.de/article.cfm/mangelernaehrung_im_alter#ixzz0IURDR0YA&D, [30.11.2009]

Deutsche Gesellschaft für Ernährung DGE: Adipositas, Aktuelle Studienergebnisse, in: DGE info, Nr. 12/2007, S. 178–179.

Deutsche Gesellschaft für Ernährung DGE: Süßstoffe in der Ernährung, in: DGE info, Nr. 4/2007, S. 55–58.

Deutsche Gesellschaft für Ernährung DGE: Evidenzbasierte Fettleitlinien der DGE e.V., in: Ernährung im Fokus, 7. Jahrgang, 04/2007, S. 114.

Deutsche Gesellschaft für Ernährung DGE: Viszerale Adipositas, in: DGE info, Nr. 3/2007, S. 34–36.

Deutsche Gesellschaft für Ernährung DGE: Fette in der Bewertung der DGE, in: DGE info, Nr. 12/2006, S. 179–181 und in: DGE info, Nr. 11/2006, S. 163–166.

Deutsche Gesellschaft für Ernährung DGE: Cholesterol im Blut, in: DGE info, Nr. 5/2006, S. 68–72.

Deutsche Gesellschaft für Ernährung DGE: Änderung der Hygienevorschriften, in: DGE info, Nr. 1/2006, S. 10.

Deutsche Gesellschaft für Ernährung DGE: Ernährungskreis – Lebensmittelmengen, in: DGE-info 5, 5/2004, S. 73.

Deutsche Gesellschaft für Ernährung DGE (Hrsg.): Die Nährstoffe – Bausteine für Ihre Gesundheit, 2. Auflage, Bonn, 2009.

Deutsche Gesellschaft für Ernährung DGE (Hrsg.): Ernährungsbericht, 2004, Frankfurt/Main.

Deutsche Gesellschaft für Ernährung DGE (Hrsg.): Fallen die Tabus in der Ernährung von Diabetikern?, in: DGE info, Nr. 9/2002, S. 132–133.

Deutsche Gesellschaft für Ernährung DGE (Hrsg.): Körpermaße und Übergewicht in Deutschland, in: DGE info, Nr. 4/2000/ S. 51–54.

Deutsche Gesellschaft für Ernährung DGE (Hrsg.): Lebensmittelhygieneverordnung und die Umsetzung in die Praxis, Bonn, 2000.

Deutsche Gesellschaft für Ernährung DGE (Hrsg.): Referenzwerte für die Nährstoffzufuhr, 1. Auflage, Frankfurt/Main, Umschau Braus, 2000.

Deutsche Gesellschaft für Ernährung DGE (Hrsg.): Ernährungsbericht, 2000, Frankfurt/Main.

Deutsche Gesellschaft für Ernährung DGE (Hrsg.): Margarine mit Pflanzensterinen, in: DGE info, Nr. 1/2000, S. 15.

Deutsche Gesellschaft für Ernährung DGE (Hrsg.): Alkohol in der Ernährung, wie viel? 5. Ernährungsfachtagung, 06.10.1998, Stuttgart Hohenheim, 1. Auflage, 1999.

Deutsche Gesellschaft für Ernährung DGE (Hrsg.): Ernährung Älterer. Referate anlässlich der 6. Ernährungsfachtagung am 22.10.1998, DGE Sektion Thüringen.

Deutsche Gesellschaft für Ernährung, Österreichische Gesellschaft für Ernährung, Schweizerische Gesellschaft für Ernährungsforschung, Schweizerische Vereinigung für Ernährung: Referenzwerte für die Nährstoffzufuhr, 1. Auflage, 3. korr. Nachdruck, Neustadt a. d. Weinstraße, Neuer Umschau Buchverlag, 2008.

Deutsche Seniorenliga e. V.: Mangelernährung erkennen und vermeiden, Leitfaden für Angehörige, Gartenstraße 164, 53175 Bonn, 2006, S. 4.

Dickau, Kirsten: Nährstoffe, hrsg. von DGE Deutsche Gesellschaft für Ernährung e. V., Godesberger Allee 18, 53175 Bonn, 2004.

Elmadfa, Ibrahim, Hrsg.: Die große GU Nährwert Kalorien Tabelle, 1. Auflage, München, Gräfe und Unzer, 2007.

Elmadfa, Ibrahim: Ernährungslehre, Stuttgart, Verlag Eugen Ulmer, 2004.

Ernährung im Fokus: Kaffeetrinken schützt vor Hautkrebs, in: Ernährung im Fokus, 8. Jahrgang, Nr. 3/2008, S. 110.

Ernährung im Fokus: Aktuelle Salzverzehrdaten, in: Ernährung im Fokus, 2. Jahrgang, Nr. 1/2002, S. 12 f.

Ernährungsumschau: Fette in der Bewertung der DGE: Wissenschaftliches Symposium 2006, in: Ernährungsumschau, 53. Jahrgang, 12/2006, S. 496–498.

Ernährungsumschau: Ernährungsempfehlungen für Diabetiker 2000, in: Ernährungsumschau 5, Jahrgang 47, Nr. 5/2000, S. 182–186.

Fröleke, Hartmut: Kleine Nährwerttabelle der DGE, 43. Auflage, Neustadt/Weinst., Neuer Umschau Buchverlag GmbH, 2002.

Gaßmann, Berthold: Calcium, in: Ernährungsumschau, Jahrgang 43, 8/1996, S. 300.

Hahn, Andreas/Ströhle Alexander/Wolters, Maike: Ernährung, Stuttgart, Wissenschaftliche Verlagsgesellschaft, 2006.

Hassel, Iris: Mit Herz und Verstand, 2. Auflage, Weeze, JOMO GV-Partner Beratungs- und Software GmbH & Co. KG, 2003.

Häußler, Angela: Wie kommt der Mensch zu seinem Ernährungsstil?, in: DGE info, 10/2005, S. 150.

Heseker, Helmut: Häufigkeit, Ursachen und Folgen der Mangelernährung im Alter, in: Ernährungsumschau 11, Jahrgang 50, 11/2003, S. 444–446.

Heseker, Helmut/Schmid, Almut: Ernährung im hohen Alter und in der Geriatrie, Teil 1, in: Ernährungsumschau 5, Jahrgang 49, 5/2002/ B17–B 20.

Heseker, Helmut/Schmid Almut: Ernährung im hohen Alter und in der Geriatrie, Teil 2, in: Ernährungsumschau 6, Jahrgang 49, 6/2002/ B21–B24.

Jahreis, Gerhard/Hiller, Susann: Pflanzenöle und Fettstoffwechsel, Eine Auswertung von Interventionsstudien, in: Ernährung im Fokus, Jahrgang 3, 12/2003/ S. 361–364.

Kasper, Heinrich: Ernährungsmedizin und Diätetik, 10. Auflage, München, Jena, Elsevier, Urban & Fischer, 2004.

Kasper, Heinrich: Magen- und Darmerkrankungen, 1. Auflage, Hannover, Schlütersche Verlagsgesellschaft GmbH, 2000.

Keweloh, Heribert: Mikroorganismen in Lebensmitteln, 2. Auflage, Hahn-Gruiten, Fachbuchverlag Pfannenberg, 2008.

Koelsch, Claudia/Brüggemann, Sonja: Die aid-Ernährungspyramide, hrsg. von Auswertungs- und Informationsdienst der Bundesregierung (aid), Friedrich-Ebert-Str. 3, 53177 Bonn, 2005.

Krämer, Johannes: Lebensmittel-Mikrobiologie, 4. Auflage, Stuttgart, Verlag Eugen Ulmer, 2002.

Küpper, Claudia: Ernährung älterer Menschen, Sulzbach/Taunus, Umschau Zeitschriftenverlag, 1997.

Lindner, Martin: Gentechnik im Einkaufskorb, 4. Auflage, hrsg. v. Auswertungs- und Informationsdienst der Bundesregierung (aid), Friedrich-Ebert-Str. 3, 53177 Bonn, 2005.

Nestlé Deutschland: Kalorien mundgerecht, 12. Auflage, Frankfurt/Main, Umschau Buchverlag Breidenstein GmbH, 2003.

Petermann, Franz/Pudel, Volker: Übergewicht und Adipositas, 1. Auflage, Göttingen, Hogrefe, 2003.

Pflege Zeitschrift, 62. Jahrgang, März 2009, Verlag W. Kohlhammer GmbH, 70549 Stuttgart.

Richter, Werner O.: Taschenbuch der Fettstoffwechselstörungen, 2. Auflage, Stuttgart, Wissenschaftliche Verlagsgesellschaft mbH, 2005.

Schek, Alexandra: Ernährungslehre kompakt, Frankfurt/Main, Umschau Zeitschriftenverlag, Breidenstein GmbH, 1998.

Schreier, Maria. M./Bartholomeyczik, Sabine: Mangelernährung bei alten und pflegebedürftigen Menschen, Hannover, Schlütersche Verlagsgesellschaft, 2004, S. 43, Tab. 15.

Sinell, Hans-Jürgen: Infektionen und mikrobielle Vergiftungen durch Lebensmittel, Teil 1, in: Ernährung im Fokus, Jahrgang 2, 8/2002/ S. 198–203.

Sinell, Hans-Jürgen: Infektionen und mikrobielle Vergiftungen durch Lebensmittel, Teil 2, in: Ernährung im Fokus, Jahrgang 2, 9/2002, S. 226–229.

Sinell, Hans-Jürgen: Einführung in die Lebensmittelhygiene, Berlin, Hamburg, Parey, 2003.

Singer, Peter: Was sind, wie wirken Omega-3-Fettsäuren?, 3. Auflage, Frankfurt/Main, Umschau Zeitschriftenverlag, 2000.

Singer, Peter/Wirth, Manfred: Omega-3-Fettsäuren marinen und pflanzlichen Ursprungs: Versuch einer Bilanz, in: Ernährungsumschau 8, Jahrg. 50, 8/2003, S. 296–304.

Süßstoff-Verband e.V. (Hrsg.): Süßstoff – mit Sicherheit von Nutzen, Süßstoff-Verband e.V., Nikolas-August-Otto-Alle 6, 51149 Köln.

Schwandt, Peter/Richter, Werner O.: Fettstoffwechselstörungen, 2. Auflage, Stuttgart, Wissenschaftliche Verlagsgesellschaft mbH, 1998.

Tummel, Brigitta: Zucker, Sirupe, Honig, Zuckeraustauschstoffe und Süßstoffe, hrsg. v. Auswertungs- und Informationsdienst der Bundesregierung (aid), 2007.

Volkert, Dorothee: Leitlinien enterale Ernährung der DGEM und DGG, Ernährungszustand, Energie- und Substratstoffwechsel im Alter, in: Akutelle Ernährungsmedizin, 29/2004, S. 190–197.

Volkert, Dorothee: Ernährung im Alter, Wiesbaden, UTB, 1997.

Warburg, M.: Aktuelle Entwicklungen in Bereich diätetischer Lebensmittel, in: Ernährungsumschau 9, Jahrgang 48, 9/2001, S. 376–377. (Stellungnahme der Diabetes und Nutrition Study Group of European Association für the Study of Diabetes 2000
und des Ausschusses Ernährung der Deutschen Diabetes-Gesellschaft).

Wagner, Heidemarie/Plsek, Karl/Thies, Christine: Fit und gesund durch richtige Ernährung, 1. Auflage, Troisdorf, Bildungsverlag Eins, 2008.

Wolfram, Günter: Aktuelles Interview. Richtwerte zur Fettzufuhr, in: Ernährungsumschau 4. Jahrgang 49, 4/2002/ B13–B14.

Wolfram, Günter: Vollwertige Ernährung schützt vor Herzinfarkt, in: Biologie in unsere Zeit, 31. Jahrgang, 6/2001, S. 388–396.

Bildquellenverzeichnis

Bilderbox, Thening: Umschlagfoto

MEV Verlag, Augsburg: 10, 38.1, 38.2, 111, 163, 197.1, 197.2

Elisabeth Galas, Bad Neuenahr / Bildungsverlag Eins, Troisdorf: 12, 179.2, 180, 181, 213, 214.1

Cornelia Kurtz, Boppard / Bildungsverlag Eins, Troisdorf: 14, 108.1

Getty Images: 17

Bildungsverlag Eins, Troisdorf: 20.1, 29, 109, 222.1–3

Medical Pictures, Köln: 21, 50.4, 80.1, 86.2, 90.2, 95.1, 128.1, 139

BS Design, Birgitt Biermann-Schickling, Hannover / Bildungsverlag Eins, Troisdorf: 24.2, 31.1–2, 34, 35.1, 50.1–2, 54.1, 69.1, 69.2, 78, 86.1, 88, 89, 90.1, 92, 95.2, 95.4, 119.1–2, 120, 133.1–2, 134, 158.1–2, 215.1

Stockfood Ltd.: 25.2 Maximilian Stock, 28.2, 61

Toonsup.de, Johannes Hartmann: 26

Sciene Photo Library / Agentur Focus, Hamburg: 30, 80.2 Martin, 130, 143 Dr. Marazzi

Bundesanstalt für Landwirtschaft und Ernährung (BLE), Bonn: 36.1

Hoffmann La Roche, Basel: 37.1–2

Jodmangel.de: 50.3

Sandoz, Nürnberg: 51.1–2

Necton S.a.; Portugal: 52.2

aid infodienst, Bonn: 59.1, 76

Neuform International / Zarrentin: 62.2–3

dpa Infografik: 66, 138, 209

picture-alliance / Süddeutsche Zeitung Photo: 70

Basis GmbH, München: 91

Deutsche See: 102.4

Schweizerische Brotinformation, SBI: 110.1

Johann Mayr, Jetzendorf, www.johannmayr.de: 117

Lindemann Fotodesign, Köln / Bildungsverlag Eins, Troisdorf: 125, 136.4, 175, 177.2, 201.1–2, 201.3, 223, 179, 214.3, 221.1

Wikimedia Commons: 128.2 Norbert Schnitzler; 178.2 Centers for Disease Control and Prevention's; 179.1 Rocky Mountain Laboratories, NIAID, NIH; 190.3 Bundesarchiv

Pfrimmer Nutrication, Erlangen: 142, 168, 172

picture-alliance / BSIP / AUBERT: 145

Werner Krüper Fotografie, Steinhagen / Bildungsverlag Eins, Troisdorf: 151.1, 159.1–2, 160, 191.2

picture-alliance / dpa / Karl-Josef Hildenbrand: 166

Janssen-Cilag, Neuss: 185

akg-images: 187.1, 190.2

picture-alliance / Ingo Wagner: 194

Ökolandbau.de: 199.1

Behr Verlag, Hamburg: 205

Angelika Brauner, Hohenpeißenberg / Bildungsverlag Eins, Troisdorf: 206, 207

IDM – Informationszentrale Deutsches Mineralwasser: 210.1–2

Fotolia com: Layoutfoto Yasemin: pressmaster; Layoutfoto Marco: Stepanov; Layoutfoto Julia: Yuri Arcurs; 9.1 jamstock; 9.2 Dean Mitchell; 11 deanm1974; 13.1 Petra Schlösser; 13.2 Peter Galbraith; 18 Xavier; 19 Bruce Shippee; 20.2 Levente Janos; 22.1 NiDerLander; 22.2 lantapix; 22.3, 22.4 Alex Vasilev; 22.5 Svenja98; 24.1 flucas; 25.1 Ernst Fretz; 28.1a Barbara Pheby; 28.1b Karl Bolf; 28.3a Elena Leonova; 28.3b Alexander Yakovlev; 28.3c Elena Schweitzer, 33 Denis Pepin; 35.2 Swetlan Wall; 35.3 Herbie; 36.2 Oliver Rüttimann; 36.3 Michael Hieber; 52.1 chanelle; 53 Bernd S.; 54.2 caraman; 57 bilderbox; 59.2 cem orter; 59.3 Mittep; 59.4 percent; 59.5 Sergey Gavrilov; 59.6 Sergey Gavrilov; 59.7 Sergey Gavrilov; 62.1 Ovidiu Lordachi; 79.1 A. Wilhelm; 79.2 Ralf Kabelitz; 82 protosom; 83 bonnpixel; 84 A. Wilhelm; 85 bilderbox; 93.1 Herbie; 93.2 lantapix; 93.3 edifo; 93.4 Smileus; 93.5 Sven Hoppe; 93.6 Petra Gurtner; 93.7 Thomas Francois; 93.8 Barbara Pheby; 94 Petra Schlösser; 95.3 Lisa F. Young; 96.1 K.-U. Häßler; 96.2 Maria Brzostowska; 96.3 chiyacat; 96.4 Tatyana Nyshko; 96.5 ExQuisine; 96.6 gandolf; 98 Sebastian Kaulitzki; 100.1 Valery Sibrikov; 100.2 Silvia Bogdanski; 100.3 Dron; 100.4 Jörg Beuge; 100.5 Fatman; 101 Igor Dutina; 102.1 Teamarbeit; 102.2 MJPHOTO; 102.3 Alexander Yakovlev; 103.1 Roman Dekan; 103.2 hakan çorbacı; 103.3 Bilderbox; 104.1 Uwe Grötzner; 104.2 Monster; 105 morepictures; 107.1 Ronny; 107.2 Food; 108.2 Ljupco Smokovski; 110.2 Mikhail Tolstoy; 113 fotofrank; 114.1 Torsten Schon; 114.2 kmit; 115 Alfred Wekelo; 118 M&S Fotodesign; 123 Martin Allinger; 124.1 Thomas Brugger; 124.2 Visionär; 124.3 Radu Razvan; 129.1 geliph; 129.2 K.-U.Häßler; 135 UFOP e.V.; 136.1–136.3; 140.1 Monster; 140.2 Denis Pepin; 141 view7; 144 a. aperture; 151.2 Claudia Otte; 152.1 Pawel Strykowski; 152.2 Liv Friis-larsen; 152.3 robynmac; 152.4 Olga Lyubkina; 152.5Cyan; 152.6 Alexander Mirokhin; 152.7 Maksim Shebeko; 158 GordonGrand; 161 Gina Sanders; 167.2 rafer76; 176, 177.1 niceday; 178.1 Sebastian Kaulitzki; 187.2 Fotolia; 190.1 GordonGrand; 191.1 MonkeyBuisiness; 193 GordonGrand; 196 deanm1974; 198.1 araraadt; 198.2 Esther Hildebrandt; 199.2 Lisa F. young; 200 Georg Schierling; 203 thautImages; 208 MonkeyBuisiness; 211 LianeM; 214.2 ExQuisine; 215.2 BK; 216 mdi; 219 LUMIERS; 221.2 DanielSchmid; 223 gesine wintsche

Sachwortverzeichnis